U0339497

Min S. Park
M. Yashar S. Kalani
Adam de Havenon
J. Scott McNally

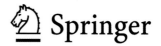
Springer

颈动脉疾病的
评估与治疗

Carotid Artery Disease
Evaluation and Management

主　编　〔美〕米恩·S.帕克 等
主　审　王　硕　张　东　康德智
主　译　郭　庚　赵元立　王　涛

天津出版传媒集团
天津科技翻译出版有限公司

著作权合同登记号：图字：02-2020-366

图书在版编目(CIP)数据

颈动脉疾病的评估与治疗/(美)米恩·S. 帕克
(Min S. Park)等主编;郭庚,赵元立,王涛主译. —
天津:天津科技翻译出版有限公司,2023.10
书名原文：Carotid Artery Disease: Evaluation
and Management
ISBN 978-7-5433-4368-9

Ⅰ.①颈… Ⅱ.①米… ②郭… ③赵… ④王… Ⅲ.
①颈动脉疾病-治疗 Ⅳ.①R543.405

中国国家版本馆 CIP 数据核字(2023)第 106941 号

First published in English under the title
Carotid Artery Disease: Evaluation and Management
edited by Min S. Park, M. Yashar S. Kalani, Adam de Havenon and J. Scott
McNally
Copyright © Springer Nature Switzerland AG, 2020
This edition has been translated and published under licence from
Springer Nature Switzerland AG.
All rights reserved.

授权单位：Springer Nature Switzerland AG
出　　版：天津科技翻译出版有限公司
出 版 人：刘子媛
地　　址：天津市南开区白堤路 244 号
邮政编码：300192
电　　话：022-87894896
传　　真：022-87893237
网　　址：www.tsttpc.com
印　　刷：天津海顺印业包装有限公司
发　　行：全国新华书店
版本记录：787mm×1092mm　16 开本　13.5 印张　260 千字
　　　　　2023 年 10 月第 1 版　2023 年 10 月第 1 次印刷
　　　　　定价：128.00 元

(如发现印装问题,可与出版社调换)

主译简介

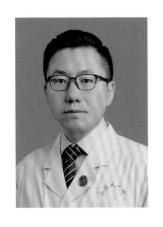

郭　庚　医学博士，博士后，神经外科主任医师，硕士研究生导师，博士后合作导师，山西医科大学第一医院急诊医学中心主任，山西省学术技术带头人，山西省首批"三晋英才"拔尖骨干人才，山西省首届青年医师奖获得者，山西省五一劳动奖章获得者，山西省"四个一批"医学科技创新人才，山西省高等学校131领军人才，山西省高等学校优秀青年学术带头人。曾赴意大利佛罗伦萨大学卡雷基医院、美国巴洛神经科学研究所、日本札幌桢心会病院访问。擅长脑血管病的急诊急救、外科手术与介入治疗。担任国家卫生健康委百万减残工程专家委员会委员，中华医学会神经外科学分会青年委员会委员，中华医学会神经外科学分会脑血管病学组委员，中国研究型医院学会脑血管病专业委员会委员兼青年委员会常务委员，中国老年医学学会脑血管病分会常务委员，山西省卒中学会副会长，山西省医学会急诊医学专业委员会副主任委员，山西省医师协会急诊医师分会候任会长，山西省医学会神经外科学分会委员兼青年委员会副主任委员，山西省医师协会神经外科医师分会委员兼副总干事。兼任9种学术期刊编委及审稿专家。主持国家自然科学基金、中国博士后科学基金等项目共11项。近年来发表学术论文70余篇，其中30篇被SCI收录。主译《血管内神经外科学及介入神经放射学教程》《七种类型搭桥：脑血运重建原理与技术》等著作4部，参编5部。以第一完成人获山西省科技进步二等奖、三等奖各1项。

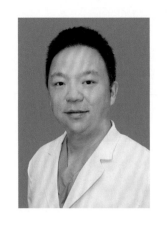

赵元立 医学博士,主任医师,博士研究生导师,博士后合作导师,首都医科大学附属北京天坛医院神经外科脑血管病三病区行政副主任。从事神经外科临床、科研和教学工作近 30 年,在国内率先开展"神经导航引导下神经外科微创手术"并推广应用,极大程度上推动了"精准神经外科手术"的发展;在国内率先提出"神经外科围术期止血共识",为各级医院神经外科术后管理提供了参考规范;在国内率先使用术中磁共振技术治疗复杂颅内疾病,显著提高病灶全切率,并推广至国内多个中心参考应用;在国内率先使用介入和开颅相结合的"复合手术"技术治疗复杂脑血管病,建立了复合手术的诊疗新规范;在国内率先提出"脑心同治同防"诊疗新理念,对高危患者进行重点筛查,显著降低了心脑血管不良事件的风险及医疗系统的负担;2020 年率先提出神经外科针对 COVID-19 感染应急流程管理及防控策略,为神经外科面对新冠肺炎的规范化诊疗提供参考。担任国家卫生健康委能力建设和继续教育神经外科学专家委员会委员,中华医学会神经外科学分会第五、第六、第七届青年委员会副主任委员,第八届全国委员会委员兼秘书,中国卒中学会医疗质量管理与促进分会副主任委员,中国中西医结合学会神经外科专业委员会副主任委员,海峡两岸医药卫生交流协会神经外科专业委员会脑血管病学组副组长,中国卒中学会复合介入神经外科分会委员会顾问。兼任中国神经外科第一本英文期刊《中华神经外科杂志英文版》编辑部主任。主持或参与国家自然科学基金、国家科技攻关计划、国家科技支撑计划、国家神经系统疾病临床医学研究中心重要任务等多项国家级和省部级重大科研项目,研究主要涉及脑血管病发病机制及微创治疗技术。在 *Lancet* 等期刊发表 SCI 论文 100 余篇,近 5 年发表 30 余篇。主编并出版专著 5 部。曾三次荣获"国家科技进步奖"二等奖并多次荣获"北京市科技进步奖",获得"国家百千万人才工程有突出贡献中青年专家""茅以升青年科技奖""国之名医优秀风范奖"等多项荣誉称号。

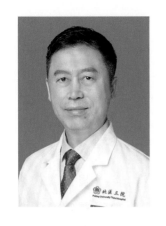

王　涛　医学博士，主任医师，博士研究生导师，北京大学第三医院神经外科教授、脑血管病中心副主任、神经外科脑血管病学组组长。日本、澳大利亚访问学者。擅长颈动脉内膜切除术（CEA）和颈动脉体瘤手术，包括大量复杂和高危颈动脉手术、外院转诊的疑难手术、同期颈动脉内膜切除术联合冠状动脉搭桥术，在国内颈动脉狭窄手术治疗方面名列前茅，主刀 CEA 近 5000 例、颈动脉体瘤手术约 200 例。连续多次在中国脑卒中大会进行颈动脉手术演示并实况转播。每年帮助国内数十家医院开展 CEA 手术，培养了大量来自全国各地的颈动脉外科专项进修生。担任中国卒中学会脑血管病高危人群管理分会副主任委员，国家卫生健康委脑卒中防治工程委员会缺血性卒中外科分会副主任委员，中国老年医学学会脑血管病分会副会长，中国心胸血管麻醉学会脑与血管分会副主任委员，北京神经内科学会脑血管病专业委员会副主任委员，海峡两岸医药卫生交流协会神经外科专业委员会脑缺血外科治疗学组秘书长，欧美同学会医师协会脑血管病分会副秘书长，中国中西医结合学会神经外科专业委员会常务委员，国家卫生健康委脑卒中防治工程委员会常务委员，中国研究型医院学会脑血管病学专业委员会常务委员，中国老年医学学会神经外科分会常务委员，中国老年保健医学研究会慢性病防治管理分会常务委员，中国医药教育协会神经外科专业委员会常务委员，世界华人神经外科协会委员，中国卒中学会脑血管病外科分会委员，中国医师协会颈动脉疾病专家委员会委员，中国卒中专科联盟委员。兼任澳大利亚悉尼大学 Westmead 医院及国内多家医院客座教授。兼任《中国卒中杂志》等 12 个期刊编委或审稿专家，*Global Journal of Neuroscience* 副主编。主编、主译专著 5 部。先后主持国家自然科学基金、北京自然科学基金等 10 余项课题。发表论文 90 余篇，其中 20 篇被 SCI 收录。荣获国家卫生健康委脑卒中防治工程突出贡献专家奖、优秀中青年专家奖、国家卫生健康委脑卒中防治工程十周年精英楷模奖。

译者名单

主　审

王　硕　张　东　康德智

主　译

郭　庚　赵元立　王　涛

副主译

谌燕飞　王　嵘　刘浩波

秘　书

任叶青

译　者 (按姓氏汉语拼音排序)

陈晓霖　首都医科大学附属北京天坛医院

谌燕飞　首都医科大学宣武医院

郭　庚　山西医科大学第一医院

郭　毅　清华大学附属北京清华长庚医院

韩芸峰　北京大学第三医院

贺剑绗　山西医科大学第一医院

康德智　福建医科大学附属第一医院

林　伟　空军军医大学西京医院

刘　强　晋城大医院

刘　翼　四川大学华西医院

刘浩波　阳煤集团总医院

钱　海　首都医科大学三博脑科医院

任叶青　首都医科大学宣武医院

王　林　浙江大学医学院附属第二医院

王　泷　首都医科大学三博脑科医院

王　嵘　首都医科大学附属北京天坛医院

王　硕　首都医科大学附属北京天坛医院

王　　涛　北京大学第三医院

王灯亮　福建医科大学附属第一医院

吴日乐　内蒙古自治区人民医院

吴勇强　山西医科大学第一医院

徐　　涛　海军军医大学长征医院

杨　　彪　山西医科大学第一医院

杨咏波　南京鼓楼医院

叶　　迅　首都医科大学附属北京天坛医院

尹晓亮　北京大学第三医院

张　　东　北京医院

张华楸　华中科技大学同济医学院附属同济医院

张文举　山西医科大学第一医院

赵元立　首都医科大学附属北京天坛医院

郑秉杰　哈尔滨医科大学附属第一医院

朱　　卿　苏州大学附属第二医院

编者名单

Isaac Josh Abecassis, MD Department of Neurological Surgery, University of Washington, Seattle, WA, USA

Karl R. Abi-Aad, MD Department of Neurological Surgery, Neurovascular and Skullbase Program, Precision Neuro-therapeutics Innovation Lab, Neurosurgery Simulation and Innovation Lab, Mayo Clinic, Phoenix, AZ, USA

Felipe C. Albuquerque, MD Department of Neurosurgery, Barrow Neurological Institute, St. Joseph's Hospital and Medical Center, Phoenix, AZ, USA

Matthew Alexander, MD University of Utah, Department of Radiology, Salt Lake City, UT, USA

Rami O. Almefty, MD Department of Neurosurgery, Barrow Neurological Institute, St. Joseph's Hospital and Medical Center, Phoenix, AZ, USA

M. Ali Aziz-Sultan, MD Brigham and Women's Hospital, Harvard Medical School, Department of Neurosurgery, Boston, MA, USA

Bernard R. Bendok, MD Department of Neurological Surgery, Neurovascular and Skullbase Program, Department of Otolaryngology, Precision Neuro-therapeutics Innovation Lab, Neurosurgery Simulation and Innovation Lab, Mayo Clinic, Phoenix, AZ, USA

Joseph F. Carrera, MD Department of Neurology, University of Virginia, Charlottesville, VA, USA

Leonardo Rangel Castilla, MD Departments of Neurosurgery and Radiology, Mayo Clinic, Rochester, MN, USA

Karen S. Chen, MD Brigham and Women's Hospital, Harvard Medical School, Department of Neurosurgery, Boston, MA, USA

Lynda M. Christel, MD Department of Neurological Surgery, Neurovascular and Skullbase Program, Mayo Clinic, Phoenix, AZ, USA

Dale Ding, MD Department of Neurosurgery, Barrow Neurological Institute, St. Joseph's Hospital and Medical Center, Phoenix, AZ, USA

Alexander J. Doud, MD, MS Department of Neurology, University of Washington School of Medicine, Seattle, WA, USA

Andrew F. Ducruet, MD Department of Neurosurgery, Barrow Neurological Institute, St. Joseph's Hospital and Medical Center, Phoenix, AZ, USA

Nathan Gaines, MD Highland Hospital Division of Neurology, Alameda Health System, Oakland, CA, USA

Bradley A. Gross, MD Department of Neurosurgery, University of Pittsburgh School of Medicine, Pittsburgh, PA, USA

Adam de Havenon, MD Department of Neurology, University of Utah Health System, Salt Lake City, UT, USA

Department of Neurology, University of Utah, Salt Lake City, UT, USA

Benjamin K. Hendricks, MD Department of Neurosurgery, Barrow Neurological Institute, St. Joseph's Hospital and Medical Center, Phoenix, AZ, USA

Mariam Ishaque, MD, PhD Department of Neurosurgery, University of Virginia Health System, Charlottesville, VA, USA

M. Yashar S. Kalani, MD, PhD, FAANS, FAHA Department of Neurosurgery, University of Virginia Health System, Charlottesville, VA, USA

University of Oxford, Oxford, U.K.

Cory M. Kelly, BS Department of Neurological Surgery, University of Washington, Seattle, WA, USA

Chandan Krishna, MD Department of Neurological Surgery, Neurovascular and Skullbase Program, Precision Neuro-therapeutics Innovation Lab, Neurosurgery Simulation and Innovation Lab, Mayo Clinic, Phoenix, AZ, USA

Michael R. Levitt, MD Departments of Neurological Surgery, Radiology, and Mechanical Engineering, University of Washington, Harborview Medical Center, Seattle, WA, USA

David S. Liebeskind, MD, FAAN, FAHA, FANA Neurovascular Imaging Core, UCLA Department of Neurology, Los Angeles, CA, USA

Yince Loh, MD Swedish Neuroscience Institute, Seattle, WA, USA

Jamal McClendon Jr., MD Department of Neurological Surgery, Neurovascular and Skullbase Program, Precision Neuro-therapeutics Innovation Lab, Neurosurgery Simulation and Innovation Lab, Mayo Clinic, Phoenix, AZ, USA

Michael McLaughlin, MD Department of Radiology, University of Utah Health System, Salt Lake City, UT, USA

J. Scott McNally, MD, PhD Department of Radiology, University of Utah Health System, Salt Lake City, UT, USA

Chelsea Meyer, MD Department of Neurology, University of Utah, Salt Lake City, UT, USA

Stephen J. Monteith, MD Swedish Neuroscience Institute, Seattle, WA, USA

Andrew Montoure, MD Medical College of Wisconsin, Department of Neurosurgery, Milwaukee, WI, USA

Peter Nakaji, MD Department of Neurological Surgery, Barrow Neurological Institute, St. Joseph's Hospital and Medical Center, Phoenix, AZ, USA

Pedro Norat, MD Department of Neurological Surgery, University of Virginia Health System, Charlottesville, VA, USA

Kamil W. Nowicki, MD, PhD Department of Neurosurgery, University of Pittsburgh School of Medicine, Pittsburgh, PA, USA

Min S. Park, MD Department of Neurological Surgery, University of Virginia Health System, Charlottesville, VA, USA

Devi P. Patra, MD MCH Department of Neurological Surgery, Neurovascular and Skullbase Program, Precision Neuro-therapeutics Innovation Lab, Neurosurgery Simulation and Innovation Lab, Mayo Clinic, Phoenix, AZ, USA

Lorenzo Rinaldo, MD, PhD Department of Neurosurgery, Mayo Clinic, Rochester, MN, USA

Jerdan Ruff, MD Department of Neurology, University of Utah, Salt Lake City, UT, USA

Paul J. Schmitt, MD Swedish Neuroscience Institute, Seattle, WA, USA

Rajeev D. Sen, MD Department of Neurological Surgery, University of Washington, Seattle, WA, USA

Yilin Shek, MD Cedars-Sinai Medical Center, Department of Neurology, Los Angeles, CA, USA

Cody Smith, MD Department of Neurological Surgery, Barrow Neurological Institute, St. Joseph's Hospital and Medical Center, Phoenix, AZ, USA

Sauson Soldozy, BA Department of Neurological Surgery, University of Virginia Health System, Charlottesville, VA, USA

Shlee S. Song, MD Cedars-Sinai Medical Center, Department of Neurology, Los Angeles, CA, USA

Andrew M. Southerland, MD, MSc Departments of Neurology and Public Health Sciences, University of Virginia, Charlottesville, VA, USA

Ali Sultan-Qurraie, MD University of Washington, Valley Medical Center, Renton, WA, USA

David L. Tirschwell, MD, Msc Department of Neurology, University of Washington School of Medicine, Seattle, WA, USA

Ali Turkmani, MD Department of Neurological Surgery, Neurovascular and Skullbase Program, Mayo Clinic, Phoenix, AZ, USA

Juan Vicenty-Padilla, MD Brigham and Women's Hospital, Harvard Medical School, Department of Neurosurgery, Boston, MA, USA

Matthew E. Welz, MS Department of Neurological Surgery, Neurovascular and Skullbase Program, Precision Neuro-therapeutics Innovation Lab, Neurosurgery Simulation and Innovation Lab, Mayo Clinic, Phoenix, AZ, USA

Robert T. Wicks, MD Department of Neurological Surgery, Barrow Neurological Institute, St. Joseph's Hospital and Medical Center, Phoenix, AZ, USA

Christopher C. Young, MD, PhD Department of Neurological Surgery, University of Washington, Seattle, WA, USA

Osama O. Zaidat, MD Mercy Health System, St. Vincent Medical Center, Toledo, OH, USA

中文版序言

颈动脉既是串联心脑之枢纽,又是神经内科、神经外科、血管外科、头颈外科等诸多专科的交叉领域,其重大意义不言而喻。早在2000多年前,古希腊人便认识到颈动脉的重要性及其与神经功能障碍的关系。公元100年,希腊医生Rufus发现压迫颈动脉会出现意识丧失等症状,并将其命名为"karos"(意为"昏迷或沉睡"),随着时间的推移演变为如今的"Carotid"一词。1936年,葡萄牙神经病学家Egas Moniz在进行其发明的脑血管造影术时发现了首个颈动脉闭塞病例。1953年,美国医生Michael DeBakey成功地完成了世界首例颈动脉内膜切除术,点燃了颈动脉外科领域的燎原星火,推动了颈动脉相关疾病诊疗的飞速发展。

系统学习颈动脉疾病,往往需要参阅、提练不同书籍中记录的经验。对广大初学者而言,这是一个冗长而枯燥的过程。《颈动脉疾病的评估与治疗》基于神经内科、神经外科和影像科等诸多学科带头人丰富的临床与科研经验,借助大量病理研究、流行病学资料与前沿文献数据,以严谨、科学、求实的态度为广大读者介绍了各类颈动脉疾病的概念、临床表现、诊断及治疗方案。书中图文并茂,影像图谱丰富、翔实,总结图表纲举目张,有助于读者深入理解内容,找到所有涉及颅外段颈动脉粥样硬化、创伤、炎症,以及肿瘤相关疾病的评估和治疗建议,具有很高的学术价值。

在我国,随着人们生活方式的改变,高血压、糖尿病等颈动脉病变的高危因素愈发常见,颈动脉疾病的发病率也随之显著升高,且患病人群呈年轻化趋势,其已成为我们必须关注的重要问题。自2000年以来,中国颈动脉外科迅速发展,颈动脉粥样硬化狭窄的诊治水平不断提高,颈动脉内膜切除术(CEA)与颈动脉支架置入术(CAS)等技术在全国范围内不断普及和推广。此外,人工智能辅助、超微血流成像等技术不断进步,更助力了颈动脉外科诊疗水平的提升。

郭庚、赵元立、王涛教授联合国内颈动脉疾病领域专家在繁忙的临床与科研工作之余翻译本书,正是他们凭着孜孜不倦的工作精神、词严义密的翻译态度,将《颈动脉疾病的评估与治疗》中文版呈现在读者面前。由衷希望本书可以成为各位同道与作者对话的工具，为我国颈动脉疾病的诊疗提供思维启迪与实干建议。

赵继宗

中国科学院院士

国家神经系统疾病临床医学研究中心主任

首都医科大学神经外科学院院长

首都医科大学附属北京天坛医院教授

中文版前言

随着人们的生活方式和社会年龄结构的改变，颈动脉疾病的发病率不断升高，疾病负担也越来越重。过去几十年间，我国在颈动脉疾病方面的预防及诊疗水平迅速提高，对疾病的认知也与时俱进。但我们仍需时刻关注国际新观点、新理论和新技术，力求提高我国医生的颈动脉疾病诊疗能力，造福广大患者。

Min S. Park 教授是美国弗吉尼亚大学血管神经外科主任，在专业领域造诣颇深。在他的倡导下，多学科专家共同撰写了一部涉及颅外段颈动脉粥样硬化、创伤、炎症、肿瘤等疾病的跨学科书籍《颈动脉疾病的评估与治疗》。本书共分 19 章，详细讲解了颈动脉相关医学历史、解剖、影像等领域发展，涵盖了颈动脉狭窄、闭塞、夹层等常见颈动脉疾病，还囊括颈动脉颅外段动脉瘤、动脉炎等罕见病，对相关疾病的发病机制、评估方法和治疗指征进行了简明扼要的总结。本书彰显了作者的思想脉络与诊治理念，目录、章节编排合理，思路清晰，论点考究，由浅入深，依颈动脉疾病发展之趋势、临床工作之思路编写，字字珠玑，汇作者心血佳成。

经过译者团队一年多的共同努力，我们终于将这部凝聚了国际著名专家颈动脉疾病诊治经验的专著翻译完成。为了避免生搬硬套，力求原意，我们字斟句酌，仔细推敲，对全文进行反复翻译审核。由衷希望本书能为广大从事颈动脉疾病诊疗及研究工作的神经外科、神经内科、介入医学科、血管外科、头颈外科、影像科等临床医生及科研人员提供快捷、实用的参考，成为众多奋斗于治疗颈动脉疾病一线同仁的一本系统、全面的工具书。最后，由于译者对中外语言的表述习惯各有不同，译文难免有不妥及疏漏之处，望各位同仁不吝批评指教，以期共同进步！

前　言

　　我们编写这本书的初衷是解决颈动脉疾病评估和治疗各个方面的临床实际需求,并避免华而不实的长篇大论。我们试图编写一本实用的书,在书中可以找到涉及颅外颈动脉所有疾病的治疗建议,包括动脉粥样硬化、创伤、炎症甚至肿瘤。

　　这本书很有特色,目前出版的颈动脉疾病方面的图书很少介绍与外科或介入医学等交叉学科领域,但这些内容对于颈动脉疾病的治疗非常重要。为此,我们特别邀请内科、外科和放射学科的权威专家共同编写,就这些疾病的表现、评估和治疗提供专家建议。这些疾病的发病机制、治疗方式涉及很多方面,如果没有来自互补医学学科(神经病学、神经外科和神经放射学)的知识,要快速、正确地治疗颈动脉疾病是非常困难的。

　　我们希望这本书对读者的技能提高和临床实践有益。书中介绍的内容可以帮助早期医学培训人员了解疾病过程,也可以帮助经验丰富的临床医生提高技能。我们很荣幸能与跨学科的同仁们一起完成这项工作。

Min S. Park

M. Yashar S. Kalani

Adam de Havenon

J. Scott McNally

目 录

第 1 章　颈动脉疾病治疗简介 ·· 1

第 2 章　颈动脉的解剖 ··· 5

第 3 章　颈动脉的影像 ··· 23

第 4 章　颈动脉粥样硬化的介绍 ·· 35

第 5 章　粥样硬化性颈动脉疾病的药物治疗 ································· 41

第 6 章　颈动脉内膜切除术 ··· 49

第 7 章　颈动脉支架置入术 ··· 65

第 8 章　放射性血管狭窄 ·· 78

第 9 章　急性颈动脉闭塞 ·· 86

第 10 章　慢性颈动脉闭塞 ·· 98

第 11 章　颈动脉夹层 ··· 107

第 12 章　颅外段颈动脉瘤 ·· 119

第 13 章　颈动脉爆裂综合征 ·· 129

第 14 章　颈动脉纤维肌发育不良 ·· 135

第 15 章　巨细胞动脉炎 ··· 150

第 16 章　大动脉炎 ··· 158

第 17 章　颈动脉体瘤：术前处理及文献综述 ······························ 167

第 18 章　颈动脉体瘤的手术治疗与病例解析 ······························ 184

第 19 章　颈动脉痛 ··· 194

索引 ·· 197

共同交流探讨 提升专业能力

智能阅读向导 为您严选以下专属服务

推荐书单

点击后可获取更多
神经、血管外科学
图书推荐。

医学社群

读者入群可与书友
分享阅读本书的心
得体会和神经、血
管外科学相关知识,
提升业务水平,马上
扫码加入!

扫码添加
智能阅读向导

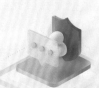

第 1 章

颈动脉疾病治疗简介

Mariam Ishaque，Adam de Havenon，J. Scott McNally，
M. Yashar S. Kalani，Min S. Park

引言

颈动脉疾病是缺血性脑卒中的一个主要原因，也是世界范围内导致死亡和残疾的重要原因。在全球范围内，颈动脉疾病已经十分常见，且预计其发病率将继续增加，并有年轻化趋势[1]。这将会给患者和医疗系统带来严重的健康和经济负担，估计仅在北美每年就要因此花费 300 亿美金[2]。随着预防和治疗措施的发展，我们对颈动脉生理和病理情况下的认识也在与时俱进，即便如此，仍有许多问题有待研究。

历史回顾

两千多年前，古希腊人就认识到颈动脉的重要性及其与神经功能障碍的关系。事实上，一些现代颈动脉疾病医学术语的词根就来源于古希腊医学文献[3]。在公元前 4 世纪，Hippocrates 将脑卒中定义为"击倒"，他还准确地描述了短暂性脑缺血发作和脑卒中的症状和体征，并认识到一侧颈动脉病变可能导致对侧偏瘫[4,5]。他提出，异常发作的麻木和感觉障碍可能预示着脑卒中[6]。

公元 100 年，希腊以弗所的医生 Rufus

最早命名了颈动脉。他注意到，当颈动脉受到机械压迫时，患者会出现意识丧失或昏迷/睡眠状态。"carotid（颈动脉）"一词来源于希腊语单词"karos"，意思是"昏迷或者沉睡"，颈动脉因此被称为"睡眠动脉"[3,4]。

尽管我们很早就对颈动脉及其神经功能进行了描述，但一直到 1500 年后人们才描绘出它们的解剖结构。瑞士的病理学家 Johann Wepfer 在 1658 年《脑卒中的治疗》中描述了颈动脉对大脑半球的血液供应。在文章中，他阐述了颈动脉病变与脑动脉功能不全症状的关系，并首次报道了颈动脉血栓形成[3,4,6]。

与 Wepfer 同时代的，英国顶尖神经解剖学家和内科医生 Thomas Willis，其出版的《大脑解剖》是当时最具影响力的医学著作之一。虽然大脑动脉环（也被称为 Willis 环）的血管解剖以前曾被描述过，但 Willis 是第一个提出其生理重要性和潜在的病理学影响者。通过 Willis 和后来的法国著名解剖学家和外科医生 Jean-Louis Petit 进行的尸检，证实了单侧颈动脉闭塞的患者仍可生存，因为在尸检中发现了无症状和症状轻微的患者单侧颈动脉接近闭塞[6,7]。血管闭塞原因的第一个假设来自 18 世纪中叶的 Van Swieten。

他提出,来自心脏和大血管的栓塞物质可能会向远端血管流动,导致颈动脉闭塞[6,8]。大约在 19 世纪的同一时期,Virchow 出版了《科学医学论文集》。在这本著作中,他描述了一个与同侧单眼失明相关的颈动脉血栓形成病例,并首次使用血栓形成、缺血和栓子等字眼。多年以后,Rokitansky 和 Virchow 都发现动脉粥样硬化与炎症相关,尽管炎症被认为是继发于纤维蛋白沉积,而后者才是罪魁祸首[9]。此外,这些伟大的病理学家认识到动脉粥样硬化斑块不是随机分布在整个血管系统中,而是特别发生在像颈动脉分叉部这样的分叉点,因此猜测机械的或血流相关的作用力在斑块形成中起主要作用。正因如此,他们为机械传递和炎症级联的未来研究奠定了基础[9]。

19 世纪,John Abercrombie 用法语描述了脑卒中的其他原因,他称其为"脑软化"。除了栓塞事件,根据对脑卒中患者的观察,他声称循环衰竭可能是"脑软化"的基础。他在 1828 年的文章中指出,在这些患者中,颈内动脉看起来比平常大而且"它们的外套变厚了"[6]。Robert Carswell 在 1838 年出版的《病理解剖学:疾病的基本形式图解》中提出了"如果颈动脉闭塞,大脑半球的大部分或整个可能会软化"[10]。

颈动脉颅外段闭塞与脑缺血和脑梗死之间的关系问题持续讨论至 20 世纪。奥地利病理学家 Hans Chiari 首先提出颈动脉分叉部潜在的栓子,特别是斑块或血栓,会增加患者发生梗死的风险,从而建立了血栓栓塞假说。他建议对疑似脑卒中患者的颈动脉进行尸检,以评估其是否为脑卒中的潜在病因。20 世纪 50 年代,脑血管造影技术出现大约 30 年后,Carl Fisher 利用这项技术证明了颈动脉分叉部疾病和脑卒中之间的联系,正如 Chiari 之前所主张的那样。Fisher 在他的原始手稿中确定了颈动脉狭窄的等级,并描述了各级对大脑的影响[6,11-13]。他甚至提到了治疗干预措施,提到未来可能绕过血管闭塞部分建立远端血流。

手术发展史

颈动脉的第一次手术主要局限于结扎血管。颈动脉结扎术的最早报道是 Ambroise Pare 在 1552 年提出的。据报道,这一干预措施阻止了一名法国士兵颈部的出血,但导致了他失语和偏瘫[8]。在接下来的 200 年里,其他医生也尝试过颈动脉结扎术,主要是在颈动脉外伤的情况下。这些患者的预后通常很差,并且有严重并发症。

颈动脉瘤手术主要涉及近端结扎,但也有远端结扎的报道。1809 年,Benjamin Travers 第一个为颈动脉海绵窦瘘患者施行颈动脉结扎术。1885 年,英国的 Victor Horsley 第一个成功结扎了颈动脉以治疗颅内动脉瘤[3,8,13]。颈动脉结扎术的适应证包括肿瘤、异常动静脉瘘及其他病变,直到 19 世纪末和 20 世纪初这种手术才被发现是很危险的。

20 世纪 30 年代,一种治疗颈动脉闭塞的新方法获得了应用——切除闭塞段。1938 年,赵教授和他的同事在北京医学院首次进行了这项手术,两名患者的预后良好[3,14]。1948 年,Sciaroni 介绍了一种在颈总动脉和颈内静脉之间形成动静脉瘘的手术,希望能增加脑血流量。他认为这是"大脑循环的逆转"。据报道,Sciaroni 的治疗效果非常好,而且在接下来的几年里,这种手术仍在继续进行[3]。

旨在恢复狭窄和闭塞部位的血流而不结扎或切除血管的外科手术始于 20 世纪 50 年代初。随着血管造影的出现,出现了几种方法,但最终动脉内膜切除术成为首选术式(图 1.1a~d)。第一次成功的颈动脉内膜切

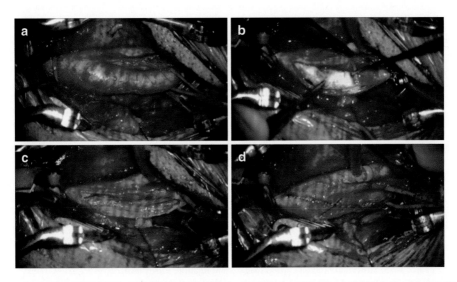

图 1.1 (a)颈动脉内膜切除术中暴露的颈动脉照片,显示颈内动脉(ICA)、颈外动脉(ECA)和颈总动脉(CCA)(阻断)已被孤立。血管分流器应用于颈内动脉和颈总动脉,以便于分流。(b)从颈总动脉到颈内动脉的血管打开后,大的粥样斑块开始松动,并在斑块和内膜之间形成一个空隙,以便于清除。(c)去除斑块后的术中照片。在血管缝合前仔细检查内膜。(d)动脉使用连续缝合修补,以确保密闭。在这个例子中,考虑到动脉的大小,我们选择了不需要补片的方式进行修复。

除术(CEA)是由 Michael DeBakey 于 1953 年 8 月 7 日完成的。他从一名 53 岁男性短暂性脑缺血发作患者的颈动脉分叉部切除了一个粥样硬化斑块和部分新鲜血栓[3,6,15]。

1967 年,DeBakey 和他的同事首次描述了肌纤维发育不良的颈动脉血管成形术,包括对血管狭窄部位的一系列扩张,且预后良好。最初用于此手术的扩张器是普通外科的胆道扩张器。Denton Cooley 报道了在颈动脉阻断期间首次使用血管内分流以维持远端血流[4]。1994 年,Marks 和他的同事在斯坦福大学报道了他们在两名颈内动脉狭窄的患者中使用 Palmaz 支架,也取得了良好的预后[3]。从 20 世纪至今,随着技术的改进和患者的选择,血管成形术和支架置入术的效果在持续改善。

结论

毋庸置疑,目前在对疾病的理解和治疗方面的进步是建立在前几代人的工作基础上的。技术的改进和发展促进了新的诊断和治疗选择,以更好地管理颈动脉疾病,但仍有许多领域需要进一步研究和优化。后文将具体阐述颈动脉疾病的药物和外科治疗,重点介绍疾病当前的综合管理和未来研究方向。

参考文献

1. Sarikaya H, Ferro J, Arnold M. Stroke prevention – medical and lifestyle measures. Eur Neurol. 2015;73:150–7.
2. Kastrup A. Carotid artery disease. In: Toth P, Cannon C, editors. Comprehensive cardiovascular medicine in the primary care setting. Contemporary cardiology. Cham: Humana Press; 2019.
3. Robicsek F, Roush TS, Cook JW, Reames MK. From Hippocrates to Palmaz-Schatz, the history of carotid surgery. Eur J Vasc Endovasc Surg. 2004;27:389–97.
4. Stevanovic K, Sabljak V, Biljana K, et al. A bried history of carotid artery surgery and anesthesia. J Anesthesia Hist. 2016;2:147–50.
5. Adams F. The genuine works of Hippocrates. New York: William Wood; 1886.
6. Munster AB, Thapar A, Davies AH. History of carotid stroke. Stroke. 2016;47:e66–9.
7. Tindall GT, Goree JA, Lee JF, Odom GL. Effect of common carotid ligation on size of internal carotid aneurysms and distal intracarotid and retinal artery pressures. J Neurosurg. 1966;25:503–11.
8. Pearce JMS. Historical note on carotid disease and ligation. Eur Neurol. 2014;72:26–9.
9. Mayerl C, Lukasser M, Sedivy R, et al. Atherosclerosis research from past to present–on the track of two pathologists with opposing views, Carl von Rokitansky and Rudolf Virchow. Virchows Arch. 2006;449(1):96–103.
10. Carswell R. Pathological anatomy: illustrations of the elementary forms of disease. London: Longman, Orme, Brown, Green & Longman; 1838.
11. Fisher M. Occlusion of the internal carotid artery. AMA Arch Neurol Psychiatry. 1951;65:346–77.
12. Fisher M. Occlusion of the carotid arteries: further experiences. AMA Arch Neurol Psychiatry. 1954;72:187–204.
13. Drake C. Earlier times in aneurysm surgery. Clin Neurosurg. 1985;32:41–50.
14. Chao W, Kwan S, Lyman R, Loucks H. Thrombosis of the left internal carotid artery. Arch Surg. 1938;37:100–11.
15. DeBakey M. Successful carotid endarterectomy for cerebrovascular insufficiency: nineteen-year follow-up. JAMA. 1975;233:1083–5.

第 2 章

颈动脉的解剖

J. Scott McNally, Michael McLaughlin

颈动脉解剖

颈动脉间隙

左右两侧的颈动脉间隙是对称的管状间隙，包裹在由三层颈深筋膜构成的筋膜鞘内。颈动脉间隙内包含颈动脉、颈动脉体、颈动脉窦、颈内静脉(IJ)和脑神经(CN)Ⅸ-Ⅻ。颈内淋巴结链与鞘膜外层伴行，但是颈动脉间隙内并没有淋巴结。

在舌骨上区，这层鞘膜比舌骨下区更加不完整。包括 CN Ⅸ-Ⅻ 在内的多支脑神经出现在舌骨上区的颈动脉鞘内，但只有 CN Ⅹ 仍然出现在舌骨下区，其位于颈内动脉(ICA)和 IJ 之间的后切迹。交感神经丛沿颈动脉鞘后方走行，紧密贴附于椎前筋膜。颈袢是颈丛神经的一部分，在颈动脉鞘前壁内呈环状走行。颈袢上根是 CN Ⅻ 的延续，含有来自 C1 的脊神经纤维，沿 ICA/颈总动脉(CCA)向下走行，支配肩胛舌骨肌上腹。颈袢下根环绕 IJ 下行，含有 C2-C3 的脊神经纤维，支配肩胛舌骨肌下腹。颈袢下根沿 CCA 向前下方加入颈袢上根并在汇合部形成颈袢，支配胸骨舌骨肌和胸骨甲状肌。

颈动脉鞘内还有另外 2 个重要结构，即颈动脉体和颈动脉窦。颈动脉体为化学感受器，由 2 种受体细胞组成：①Ⅰ型细胞(球细胞)起源于神经嵴，在激活时可释放乙酰胆碱、ATP 和多巴胺；②Ⅱ型细胞(支持细胞)主要起支持作用。颈动脉体监测血 pH 值、pCO_2 和 pO_2，可以分别发现酸中毒、高碳酸血症及低氧血症。颈动脉体可以提高交感神经张力，从而升高血压，加快心率及呼吸频率。颈动脉体的大小在影像学检查上通常≤6mm，在明显增大时应警惕颈动脉体副神经节瘤（图 2.1）[1]。颈动脉体受 CN Ⅸ 的分支——颈动脉窦神经的支配，提供感觉神经传导。神经纤维上行至延髓的孤束核(NTS)，并通过下丘脑间接地调节延髓和脑桥内的交感神经及副交感神经张力。传入神经元的细胞体位于岩神经节，与Ⅰ型细胞构成突触连接。由于这一区域包含重要的压力感受器及化学感受器，在进行颈动脉内膜切除术时，避开颈动脉窦神经和颈动脉体对预防自主神经功能损伤显得尤为重要[2]。颈动脉窦也是颈动脉按摩的靶器官，可以在受压时导致心率及血压下降。尽管刺激颈动脉窦可以引起心动过缓，甚至在某些个体中出现心源性晕厥，但由刺激颈动脉窦诱发的致死性心脏事件还是比较罕见的，而且这些事件常伴有药物滥用和(或)心脏疾病，并且可能是继发于某种潜在的疾病体质而非颈动脉刺激本身[3]。

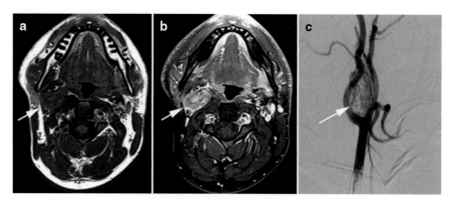

图2.1　颈动脉体副神经节瘤。右侧颈动脉体副神经节瘤的 MRI 检查 TI 平扫(a)、TI 增强(b)及治疗前 DSA(c)显示了一个位于颈内动脉及颈外动脉之间的明显强化团块(箭头所示)。

颈动脉解剖及动脉粥样硬化倾向

　　颈动脉解剖对于理解为何颈动脉斑块好发于分叉部非常重要。与所有的动脉一样,颈动脉由 3 层结构组成(自内向外):内膜、中膜和外膜。内膜由覆盖在胶原基质上面的单层内皮细胞构成。中膜由一层较厚的血管平滑肌细胞(VSMC)和基质构成。外膜由成纤维细胞和脂肪细胞构成。滋养血管可见于颈动脉,主要位于分叉部和球部,可以穿透外膜,进入中膜甚至接近内膜[4]。动脉粥样硬化患者的滋养血管密度更高,这些小血管的内皮层可能成为预防或治疗动脉粥样硬化的靶器官[5]。

　　由于颈动脉内膜细胞所处的特殊位置,它们承受着血流产生的 3 种类型的机械力:压力、周向应力及剪切力(或称为拖拽力)。其中,剪切力因基因调控作用和控制血管活性物质释放显得最为重要[6]。一个世纪以来,病理学家已经认识到动脉粥样硬化不会在整个血管系统中随机发生,而是发生在某些特定的解剖部位,如血管分支点及非直线血管节段。尤其是在颈动脉的外壁,既具有形成动脉粥样硬化斑块的高危因素,又与位于颈动脉分叉部及球部的血流分支导向部位

处在正相反的位置。与直线血管节段不同,血流在颈动脉分叉部是非层流性的。

　　直线血管节段内的血流是层流性的,对动脉粥样硬化具有一定程度的预防作用[7]。层流剪切力诱导内皮产生一氧化氮(NO),这是有氧运动抗动脉粥样硬化的最主要效应[8]。在运动期间,NO 引起血管扩张并增加下游组织的灌注。重要的是,NO 通过抑制诸如血小板聚集、血管平滑肌细胞增殖、白细胞黏附和氧化损伤等方面而发挥抗动脉粥样硬化的作用[9]。通过这种机制,运动可以对抗促进动脉粥样硬化的基础状况, 如高血压、糖尿病及高胆固醇血症等,这些疾病会干扰内皮对层流剪切力的反应[10,11]。

　　与之相反,在收缩期,颈动脉分叉部会产生沿着颈动脉球外壁方向的血流转向及波动剪切力。这一部位特别容易发生内膜-中膜增厚及动脉粥样硬化[12,13]。研究发现,早期颈动脉斑块的形成与单纯正向或者负向的波动剪切力有关, 而不是无序的血液湍流。在细胞培养模型中,这种波动剪切力可以增加氧自由基和氧化酶活性[14-16],并相应地降低 NO 水平[17]。NO 水平降低会通过增加炎性反应、促进血管收缩、促进 VSMC 增殖、增强白细胞黏附、促进凝血和增加氧化性损伤引起动脉粥样硬化。这就是颈动脉球外壁

容易产生斑块的原因。

颅外动脉解剖

主动脉弓解剖

左侧和右侧的颈总动脉（CCA）在颈部的走行相似，但是却有着不同的起源。正常的主动脉弓发出以下 3 个大血管起源（自右向左）：头臂干、左侧 CCA 及左侧锁骨下动脉。头臂干分支成为右侧锁骨下动脉和右侧CCA。这个部位的解剖变异最常与以下几种情况有关：头臂干和左侧 CCA 共干起源（常被称为"牛型"主动脉弓，尽管与牛的主动脉弓并不相同），左侧椎动脉直接起源于主动脉弓或者沿食管后走行的迷走右锁骨下动脉（ARSA）[18]。先天性主动脉弓变异可能具有重要意义，因为其常与血管环、先天性心脏病和染色体异常有关。

CCA 解剖

双侧的 CCA 走行对称，均位于颈动脉鞘内。颈动脉鞘是颈深筋膜的延续，构成颈动脉间隙的边界。男性 CCA 的平均直径为6.5mm，女性为 6.1mm[19]。

颈动脉三角

在把胸锁乳突肌向后牵拉时，可见到颈动脉三角。颈动脉三角的后缘由胸锁乳突肌构成，上缘由茎突舌骨肌和二腹肌后腹构成，下缘由肩胛舌骨肌上腹构成。在颈动脉三角内，CN Ⅻ在颈动脉浅层（有时在颈动脉鞘内）由后上方斜行跨越向前下方。

颈动脉分叉部和颈动脉球

在大多数患者中，颈动脉分叉部大约位于 C4 椎体水平，但有时可以低至 T2，高至C1-C2 水平。CCA 分叉后成为颈内动脉（ICA）和颈外动脉（ECA）。ICA 在大多数患者中起源于后外侧，而 ECA 起源于前内侧，但是相反的情况见于大约 10% 的患者。颈动脉分叉部是可以移动的，在吞咽或说话时可以在颈动脉鞘内旋转，在 2 次影像学检查期间也可以发生 ICA-ECA 方向的改变（图2.2）。在颈动脉分叉部上方有一个正常的解剖学扩张，即颈动脉球。在罕见的情况下，可以无颈动脉球，并且 ECA 分支直接起源于CCA。

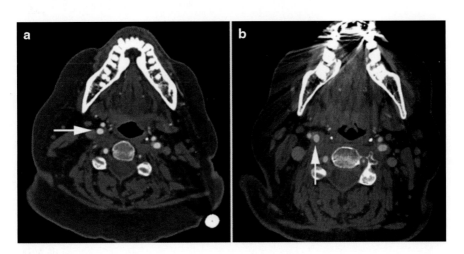

图 2.2　颈动脉分叉部旋转。间隔 6 个月的 2 次 CTA 扫描发现右侧颈动脉分叉部在颈动脉鞘内发生了旋转。最初右侧 ICA（箭头所示）位于 ECA 后外侧（a），而在第二次扫描中，右侧颈动脉发生了旋转，ICA（箭头所示）位于 ECA 内侧（b）。

颈外动脉(ECA)

ECA 的命名来源于其走行,可以通过具有多个分支血管而与 ICA 鉴别。在颅外与颅内动脉之间存在潜在的吻合途径,即所谓的"危险"吻合。在累及颅底及眶部的介入治疗中,可能出现意外的中枢神经系统非目标性栓塞,从而引发危险[20,21]。ECA 的 8 个已命名分支有:甲状腺上动脉、咽升动脉、舌动脉、面动脉、枕动脉、耳后动脉、颞浅动脉及颌内动脉。这些分支为面部结构供血,其命名来源于接受其供血的结构或者血管的解剖走行。

甲状腺上动脉

甲状腺上动脉通常是 ECA 的第 1 个分支,但是有时会直接起源于 CCA 分叉部或者分叉部下方。甲状腺上动脉向下走行,提供甲状腺上部及喉部供血,并与甲状颈干发出的甲状腺下动脉形成吻合。图 2.3 是一个罕见的甲状腺上叶梗死病例。

咽升动脉

咽升动脉常为 ECA 的第 2 个分支,但可以变异起源于颈动脉分叉部切迹。血管在 ICA/ECA 之间向上走行,提供鼻咽及口咽部供血。肌支/鼓室支提供咽鼓管、中耳及椎前肌的供血。神经脑膜支提供脑神经Ⅸ–Ⅺ及硬膜的供血。脑膜中动脉/副脑膜动脉、颈鼓动脉和翼管动脉存在潜在危险吻合。图 2.4 显示了一例在 ICA 发生解剖变异时异常扩张的咽升动脉。在这个病例中,咽升动脉经扩张的鼓室下动脉、颈鼓动脉与岩骨水平段 ICA 的后外侧相连。

舌动脉

舌动脉常为 ECA 的第 2 个分支,向前下方走行,为舌、口腔和下颌下腺的主要供血动脉。有时舌动脉和面动脉共干起源于颈外动脉。

面动脉

面动脉起源于舌动脉上方的 ECA,沿面颊走行,提供面部、口唇、面颊和腭的供血。在面颊前部存在与 ICA 发出的眼动脉分支的潜在危险吻合。

枕动脉

枕动脉自 ECA 后方发出并向后走行,

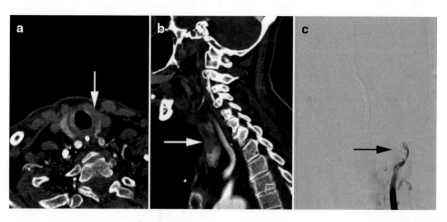

图 2.3　甲状腺上叶梗死。患者因累及 ECA 和 ICA 的左侧颈动脉闭塞导致左侧半球梗死。血栓蔓延至左侧甲状腺上动脉引起甲状腺上叶梗死(箭头所示),参考轴位(a)和矢状位 CTA(b)。延迟显影的 DSA 证实了左侧 ICA 及 ECA 闭塞(c,箭头所示)。

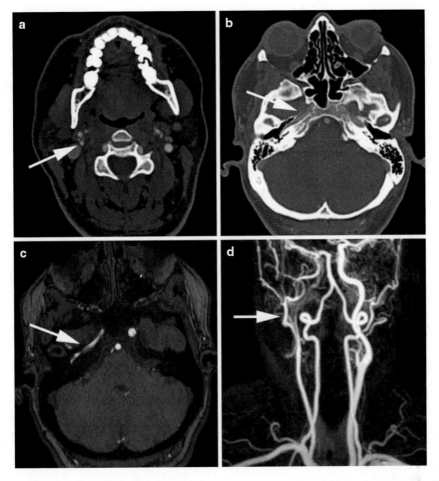

图 2.4　颈内动脉变异。患者右侧 ICA 存在解剖变异。CTA 显示右侧咽升动脉扩张(a,箭头所示)并沿着耳蜗岬部走行,伴有不相称的小颈动脉管(b,箭头所示)。咽升动脉发出扩张的鼓室下动脉、颈鼓动脉,并和岩骨水平段ICA 的后外侧相连。MRA 的 TOF 序列(c)和增强最大密度投影(d)确认了右侧 ICA 变异(箭头所示)。

提供枕部头皮、上颈段肌肉和后颅窝硬脑膜的血供。枕动脉通过肌支与椎动脉形成多处潜在危险吻合。枕动脉是治疗后颅窝脑膜瘤及好发于横窦/乙状窦交界部边缘的硬脑膜动静脉瘘(dAVF)时一个重要的栓塞途径。图 2.5 是一例继发于创伤的枕动脉假性动脉瘤,随后进行了栓塞治疗。

耳后动脉

耳后动脉起源于枕动脉上方的 ECA,向后走行,向耳郭、头皮后部、外耳道和面神经鼓索支供血。

颞浅动脉(STA)

ECA 的小终支为颞浅动脉,向后上方走行,经下颌骨髁突向头皮供血。在怀疑 ECA 血管炎时,常可取颞浅动脉活检以明确诊断。颞浅动脉可以发生假性动脉瘤,如图 2.6。另外一例刺伤所致的颞浅动静脉瘘见图 2.7。

颌内动脉(iMAX)

ECA 的最大终支为颌内动脉,在腮腺间隙下颌骨髁突颈的深部发出。iMAX 的分支包括

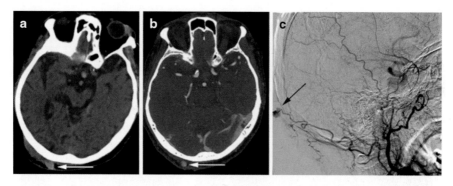

图 2.5　枕动脉假性动脉瘤。患者在地面上跌倒后造成右侧枕部头皮裂伤。CT 平扫可见沿着右侧枕部头皮蔓延的弧形血肿（a，箭头所示）。血肿呈搏动性，CTA 检查发现了假性动脉瘤（b，箭头所示）。DSA 证实了假性动脉瘤由枕动脉供血（c，箭头所示），随后进行了栓塞治疗。

脑膜中动脉（MMA）及蝶腭动脉。MMA 是栓塞治疗硬脑膜肿瘤（如脑膜瘤）或者 dAVF 的重要途径，如图 2.8。位于翼腭窝的蝶腭动脉提供面和鼻深部供血，并且是栓塞治疗此区域肿瘤（如幼年性血管纤维瘤）和鼻出血的途径。此处也可能形成 ECA-ICA 的侧支吻合，如图 2.9 所示。与 STA 非常相似，这个血管也可在面深部血管炎时受累（图 2.10）。

颈内动脉（ICA）

ICA 的命名来源于其在颈部呈更加偏"内侧"的走行路径。ICA 的第 1 段为颈段，自分叉部直至颅底。在这一段，颈动脉球为约 2cm 长的解剖学扩张，沿 ICA 起始部的血管外侧壁走行。颈动脉球特别容易发生动脉粥样硬化，如上文所述。在分叉部以上，ICA 被基于解剖与临床的分类系统进行了广泛的研究。

ICA 解剖

ICA 可被分成多个节段，而且存在多个不同的分段方法。Fischer 在 1938 年提出了第一个 ICA 分段法，但其自上而下命名了

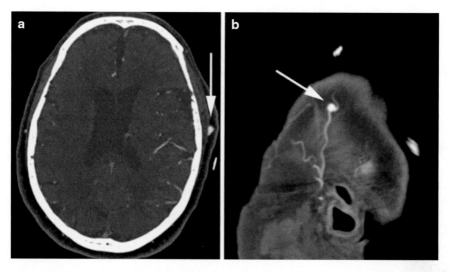

图 2.6　颞浅动脉血管炎及假性动脉瘤。患者因头痛和视力下降接受了 CTA 检查。轴位 CTA（a）和矢状位 CTA 影像（b）可见左侧颞浅动脉存在一个 5mm 的假性动脉瘤，患者随后接受了活检，证实为巨细胞动脉炎。

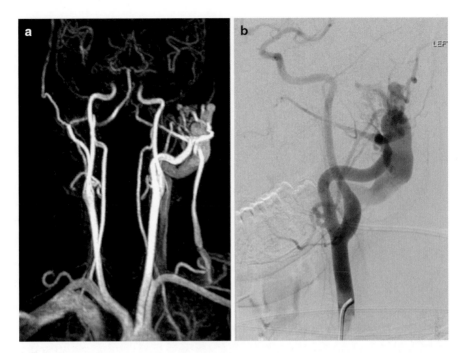

图 2.7　颞浅动静脉瘘。患者在被刺伤之后出现相应部位的搏动性肿块。MRA(a)可见左侧腮腺部位的动静脉分流,这在 DSA 检查中证实为创伤后动静脉瘘(b)。

C1-C5 节段,用于通过血管造影上的占位效应确认颅底病变(在断层影像出现之前)。1996 年,Bouthillier 提出了应用最广泛的"改良 Fischer 分段法"系统,该系统将 ICA 自下而上分成 7 段(C1-C7)。这是今天神经介入医生使用的最主要分段法(图2.11)。

改良 Fischer 分段法　下面是很多机构使用的改良 Fischer 分段法的详细描述。每一分段后有影像学资料举例说明。

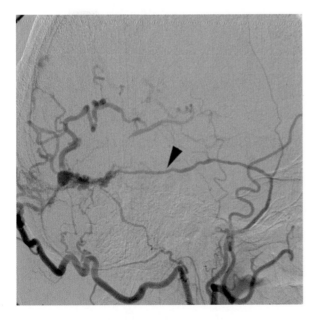

图 2.8　硬脑膜动静脉瘘。患者表现为逐渐加重的左侧头痛及视力下降。DSA 可见左侧硬脑膜动静脉瘘,由包括脑膜中动脉(三角箭头所示)在内的多支动脉供血。

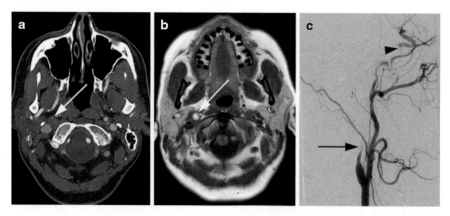

图 2.9　颈外动脉与颈内动脉之间的侧支吻合。患者存在右侧颈段 ICA 夹层。CTA 可见右侧 ICA 夹层伴有管腔重度狭窄（a，箭头所示）。MRI 可见一个巨大的 T1 高信号壁间血肿（b，箭头所示）。DSA 可见 ICA 夹层（箭头所示）及 ECA 至颅内段 ICA 的侧支血流（c，三角箭头所示）。

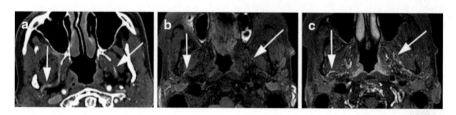

图 2.10　颌内动脉血管炎。患者表现为面部疼痛，活检诊断为嗜酸性血管炎。CTA 可见双侧颌内动脉管腔狭窄，管壁增厚（a，箭头所示）。MRI 也可在 T1 平扫黑血象（b，箭头所示）及增强后影像（c，箭头所示）上发现管壁增厚。

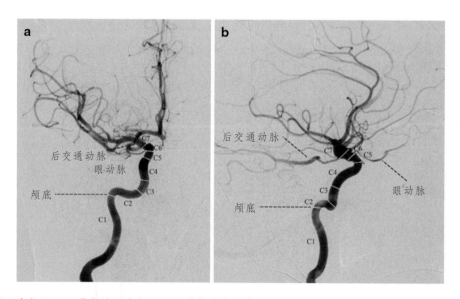

图 2.11　改良 Fischer 分段法。改良 Fischer 分段法在正位（a）和侧位（b）DSA 上显示如下：C1，颈段；C2，岩段；C3，破裂孔段；C4，海绵窦段；C5，床突段；C6，眼段；C7，交通段。颅底、眼动脉及后交通动脉（pComm）作为参考标记。

颈段（C1）

ICA 第 1 段，或者"颈"段，始于颈动脉分叉部，止于颅底颈动脉管。这一节段具有丰富的滋养血管，尤其是颈动脉分叉部和颈动脉球。颈段 ICA 易于形成动脉夹层，直接的内膜撕裂或者滋养血管破裂导致的壁间血肿均可形成夹层。颈段 ICA 也易发生肌纤维发育不良，即胶原血管病的一种类型。图 2.12 是一例双侧颈段 ICA 夹层。

岩段（C2）

ICA 一旦进入颅底，在颞骨岩部的颈动脉管内走行，就成为相对较长的"岩段"。动脉粥样硬化、动脉瘤和动脉夹层均可发生在岩段。在发生高速车祸伤并有相关的颅底骨折时，可以导致岩段血管损伤及动脉夹层。图 2.13 是一例岩段 ICA 动脉瘤，图 2.14 是一例岩段 ICA 夹层。

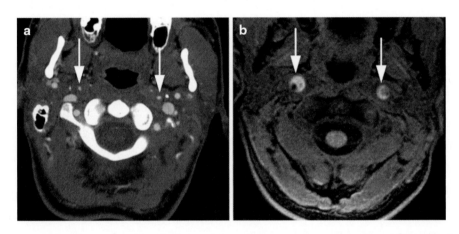

图 2.12 颈内动脉颈段夹层。患者为双侧的 ICA 颈段夹层。CTA（a）可见双侧颈段 ICA 管腔重度狭窄（箭头所示）。MRI T1 加权像（b）可见双侧巨大的壁间血肿（箭头所示）。

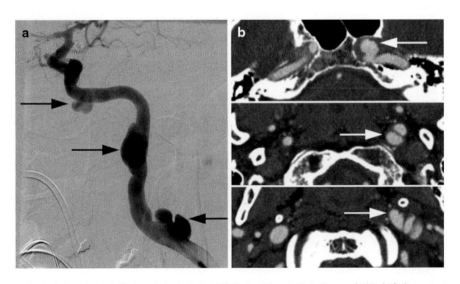

图 2.13 颈内动脉岩段假性动脉瘤。患者存在肌纤维发育不良，以及岩段 ICA 假性动脉瘤。DSA（a）和 CTA（b）可见多处颈段 ICA 管腔波纹状（下面的箭头所示），颈段 ICA 假性动脉瘤（中间的箭头所示）和岩段 ICA 假性动脉瘤（上面的箭头所示）。

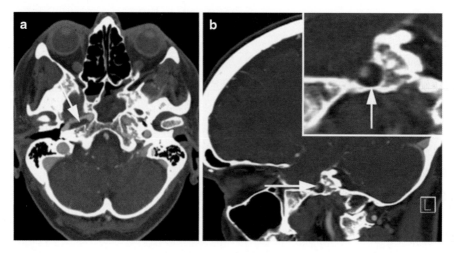

图 2.14 颈内动脉岩段夹层。患者表现为右侧半球脑卒中及右侧岩段 ICA 夹层。轴位(a)和矢状位(b,小图)CTA 显示管腔狭窄 50%并有壁间血肿(箭头所示),提示右侧 ICA 岩段夹层。

破裂孔段(C3)

在岩段之后,ICA 向上进入破裂孔,这部分就是很短的破裂孔段。岩舌韧带包绕着一部分破裂孔段背外侧壁,恰好位于三叉神经憩室前内壁前下部的下方[22]。由于破裂孔段相对较短且邻近破裂孔,这一节段特别好发血管周围扩散性疾病,如头颈部肿瘤或者面深部感染,如图 2.15 所示。

海绵窦段(C4)

ICA 接下来在岩舌韧带下方进入海绵窦,成为相对较长的从后膝到前膝的海绵窦段。海绵窦段有 2 个重要分支,即脑膜垂体干(MHT)及下外侧干(ILT)。这两支血管在 dAVF 或脑膜瘤的治疗中可以作为重要途径及可能的治疗点。

海绵窦段 ICA 最常见的表现之一就是 CT 上的钙化。虽然在钙化的成因上还存在一些争论,但是钙化与糖尿病、高胆固醇血症和高血压之间存在明显的相关性,并且这些疾病均可伴有微血管病[23]。海绵窦段 ICA 钙化也与动脉粥样硬化的危险因素有关,如年龄、性别、血管危险因素、血清 C 反应蛋白、肾小球滤过率和高半胱氨酸[24]。另外,海绵窦段 ICA 钙化甚至可以见于十几岁的青少

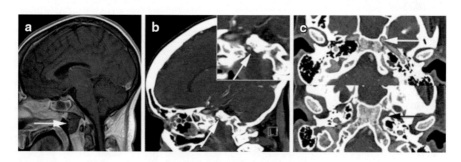

图 2.15 颈内动脉破裂孔段血管周围感染播散。患者为鼻咽黏膜感染颅内播散。矢状位 T1 增强 MRI(a)可见显著的鼻咽黏膜增厚,中央有非强化组织蔓延至斜坡,与血管侵袭性真菌病相吻合(箭头所示)。矢状位(b,小图)CTA 显示感染通过破裂孔向血管周围播散,伴有 ICA 管腔狭窄(箭头所示)。轴位 CTA(c)显示 ICA 非对称性狭窄(c 顶部,白色箭头所示),以及感染通过破裂孔扩散(c 底部,黑色箭头所示)。

年中,取自 9 岁儿童的病理标本显示,这可能与这些年轻但非健康人的内弹力膜钙化有关[25]。这说明至少某些颈动脉虹吸段钙化与动脉粥样硬化改变无关。此外,还有一些有关海绵窦段 ICA 钙化与出现血栓栓塞性风险关系的不同研究结果。有些研究发现高度钙化与急性大小血管梗死有关[26],但另外一些研究表明海绵窦段 ICA 钙化与急性梗死[27]或者白质高信号[28]之间无关。这一节段也会发生因高速伤或者穿刺伤导致的血管损伤,包括动脉夹层和 AVF,这与其在解剖学上独特的被海绵状静脉窦包绕有关。图 2.16 是一例直接的 CCF。

最后,海绵窦段 ICA 动脉瘤占颅内动脉瘤的 2%~9%,具有相对低的蛛网膜下隙出血风险(0.2%~0.4%/年),这与其在海绵窦内的位置有关。另外,新的治疗手段可以治疗此处的巨大动脉瘤。此部位的动脉瘤可以侵袭邻近结构,并通过占位效应引起症状[29]。图 2.17 是一例海绵窦段 ICA 动脉瘤。而且,窦疾病的血管周围播散可以发生在这一节段,图 2.18 是一例蝶窦感染沿海绵窦段 ICA 血管周围播散的情况。

床突段(C5)

在经过海绵窦段前膝以后,ICA 通过近端硬脑膜环,成为位于床突水平相对较短的床突段。在这个部位,ICA 穿过远端硬脑膜环进入蛛网膜下隙。虽然这一节段很短,但也是与一些疾病相关的重要位点,如动脉粥样硬化、血管损伤和动脉瘤,病例如图 2.19 所示。这里应特别关注"颈动脉窝",这是在床突段及眼段之间,ICA 内侧面的一个亚段。远端硬脑膜环的冗长部分在此向下突入海绵窦。这个部位的动脉瘤位于硬脑膜内,但是在血管造影上可以表现为位于硬脑膜外,如图 2.20 所示。

眼段(C6)

眼动脉紧邻远端硬脑膜环发出,从这一点直到后交通动脉发出点称为眼段。这是眼动脉瘤的发生部位,该动脉瘤发生于眼动脉

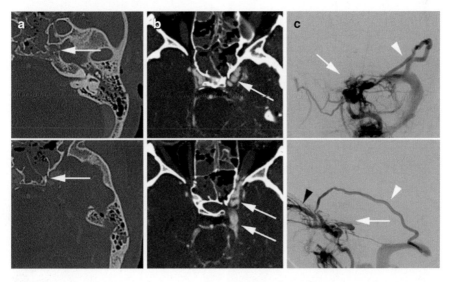

图 2.16　直接的颈动脉海绵窦瘘。患者因车祸导致颅底骨折和左侧颈动脉海绵窦瘘。CT 骨窗像(a,上及下)显示了经蝶窦和颈动脉管的广泛颅底骨折(箭头所示)。CTA(b,上及下)显示非对称性的扩张和左侧海绵窦不规则动脉期强化(箭头所示)。DSA(c,上=正位,下=侧位)颈段 ICA 造影证实存在损伤后直接的颈动脉海绵窦瘘(白色箭头所示)。Labbe 静脉(白色三角箭头所示)出现了即刻的静脉显影,并汇入乙状窦,同时眼上静脉也显影(黑色三角箭头所示)。

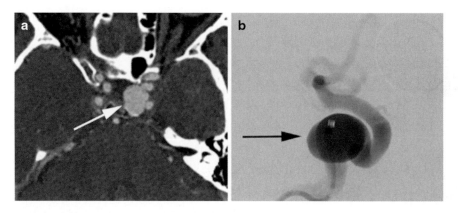

图 2.17　颈内动脉海绵窦段动脉瘤。患者存在一个海绵窦段大动脉瘤。CTA(a)及 DSA(b)可见大囊性动脉瘤累及海绵窦段 ICA(箭头所示)。

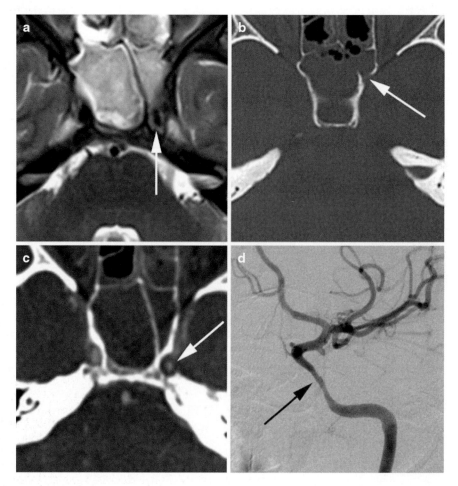

图 2.18　颈内动脉海绵窦段血管周围感染播散。患者因头痛接受了 MRI 平扫检查。MRI T2 加权像(a)可见完全乳白色的蝶窦及紧邻的狭窄左侧海绵窦段 ICA 血管流空影(箭头所示)。CT 骨窗像(b)可见左侧蝶窦开裂(箭头所示),CTA(c,箭头所示)可见紧邻的狭窄左侧海绵窦段 ICA。DSA(d)证实左侧海绵窦段 ICA 梭形狭窄(箭头所示)。进一步检查发现蝶窦存在坏死梭杆菌感染。

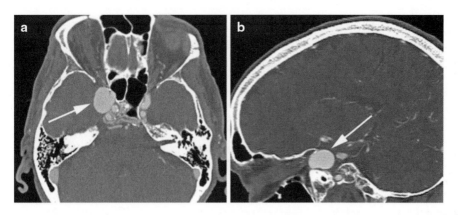

图 2.19 床突段颈内动脉瘤。患者存在床突段颈内动脉瘤。轴位(a)及矢状位(b)CTA 显示了累及颈内动脉床突段的大动脉瘤(箭头所示)。

起始部与邻近的 ICA(图 2.21)。这一节段也可以发生沿背侧 ICA 的损伤,形成重要的不能忽视的"血疱样"动脉瘤或假性动脉瘤。这种动脉瘤可以快速增大并且具有高致残率及死亡率(图 2.22)。

交通段(C7)

ICA 的终段从后交通动脉起始部直到 ICA 终点,这一节段称为交通段。这一节段也发出脉络膜前动脉,向内囊后肢供血[30,31]。

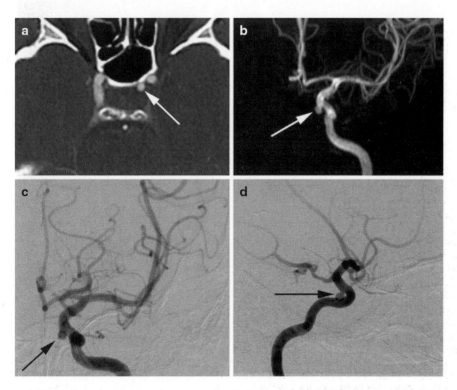

图 2.20 颈动脉窝动脉瘤。患者存在左侧颈动脉窝动脉瘤。CTA(a)、时间飞跃法 MRA 3D 重建(b)、DSA 正位(c)和侧位(d)可见累及颈动脉窝的小 ICA 动脉瘤(箭头所示)。颈动脉窝动脉瘤位于硬脑膜内,但是可以表现为位于硬脑膜外,这与其向下内侧突入海绵窦有关。

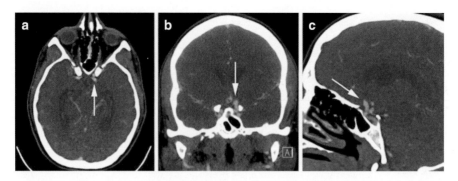

图 2.21　眼动脉段动脉瘤。患者存在左侧眼动脉段动脉瘤。轴位(a)、冠状位(b)和矢状位(c)CTA 可见向上突起的左侧 ICA 眼动脉段动脉瘤(箭头所示)。

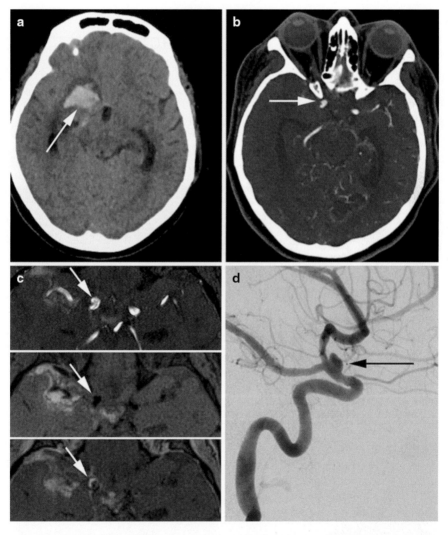

图 2.22　背侧变异的颈内动脉假性动脉瘤。患者初次 CT 扫描(a)发现脑内及蛛网膜下隙出血。轴位 CTA (b)可见右侧 ICA 眼段"血疱样"动脉瘤(箭头所示)。对动脉瘤(箭头所示)行血管壁影像检查,分别为时间飞跃法(c,上)、T1 血流抑制平扫(c,中),以及 T1 血流抑制增强(c,下),后者可见血管壁强化。DSA(d)证实存在背侧变异的 ICA 假性动脉瘤(箭头所示)。

脉络膜前动脉瘤（图 2.23）、后交通动脉瘤（图 2.24）及见于 HIV 血管病的梭形动脉瘤（图 2.25）均可发生于此节段。在 ICA 终点，血管分叉为 MCA M1 段及 ACA A1 段，从这些血管上发出脑深部穿支，包括供应尾状核和豆状核的内侧及外侧豆纹动脉。

ICA 的解剖变异

永存颈内-基底动脉吻合

除了后交通动脉之外，ICA 及椎动脉之间有 4 种可能的变异吻合，其中最常见的是可以在外侧或内侧走行的永存三叉动脉（Saltzman Ⅰ 型或 Ⅱ 型），可见于 0.1%~0.2% 的人群中[32]。第二常见的是永存舌下动脉（0.03%~0.09%），起源于 C1-C2 椎体水平的 ICA，经舌下神经管与基底动脉相连。寰前节间动脉是第三常见的变异，起源于 C2-C3 椎体水平的颈段 ICA，与椎动脉相连；或者更罕见的情况是起源于 ECA，在颅颈交界部与椎动脉相连。第四种变异是永存听动脉，此种变异极为罕见，其将岩段 ICA 通过内耳

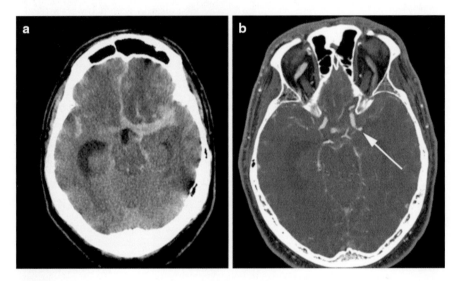

图 2.23 脉络膜前动脉瘤。患者在 CT 平扫上（a）表现为左侧不对称的急性蛛网膜下腔出血。CTA（b）可见一个刚刚破裂的脉络膜前动脉瘤（箭头所示）。

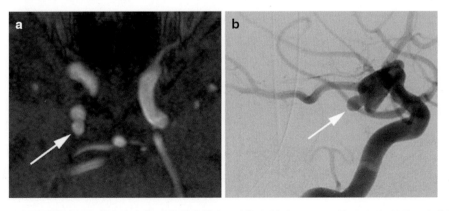

图 2.24 后交通动脉瘤。患者存在右侧后交通动脉瘤。时间飞跃法 MRA（a）及 DSA（b）显示一个宽颈、不规则的 7mm×8mm 后交通动脉瘤，且含有子囊（箭头所示）。

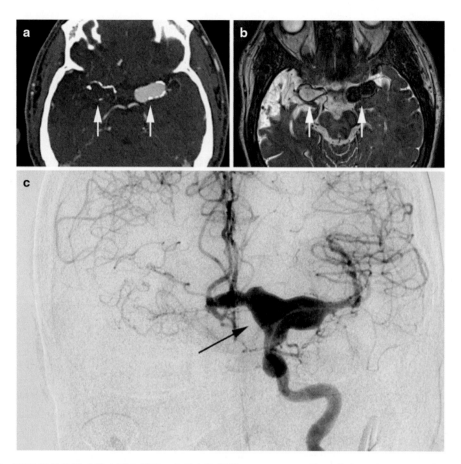

图 2.25　HIV 相关性颈动脉末端血管病。患者有长期的 HIV。CTA(a)及 T2 加权 MRI(b)显示累及双侧颈内动脉末端(箭头所示)的梭形动脉瘤,且右侧颈内动脉闭塞。左侧 ICA 造影的 DSA(c)显示颈内动脉末端、ACA A1 段及 MCA M1 段梭形扩张(箭头所示)。

道与基底动脉相连。

　　通常,存在颈内–基底动脉吻合的一个线索是很小的椎基底系统突然变成正常大小,仔细检查可以发现存在吻合血管。同时,医生必须寻找有无其他变异,因为据报道,动脉瘤可见于多达 15% 的病例,也可伴发其他异常,如开窗畸形、血管缺如或 dAVF。这些异常通常是无症状的且无须治疗,除非伴有动脉瘤或瘘。

变异 ICA

　　ICA 的先天性变异是由于颅外段 ICA 未形成,而实际却形成了从咽升动脉到鼓室下动脉的旁路,然后到颈鼓动脉,最后与岩段 ICA 后外侧相连。在轴位 CTA 上,变异 ICA 自后向前跨过中耳,伴有位于面神经茎乳孔/乳突段前内侧的鼓室小管扩张。30% 的患者在 CT 上有永存镫骨动脉伴棘孔缺如,且面神经鼓室前段扩张。这种变异通常无症状,常在 CTA 及检耳镜检查时被意外发现,但有时会引起搏动性耳鸣及传导性耳聋。

外侧 ICA

　　在这种罕见的变异中,ICA 比常见位置更靠外侧沿颞骨进入中耳前腔,如图 2.26 所示。如果岩段 ICA 在轴位影像上位于中耳蜗外侧,则定义为外侧 ICA。通常,外侧 ICA 的骨性被盖是开裂的,这与变异 ICA 在 MIP 影像上相似。但是外侧 ICA 不伴有永存镫骨动脉,且下鼓室小管并不扩张。虽然某些患者

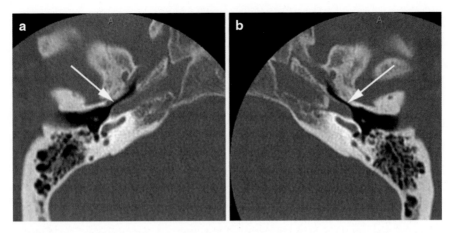

图 2.26 外侧颈内动脉。患者存在无症状的双侧外侧 ICA。颞骨 CT 平扫可见右侧(a)及左侧(b)ICA 沿耳蜗岬部走行(箭头所示),但是无永存镫骨动脉或者扩张的鼓室小管。

可以表现为搏动性耳鸣,但通常外侧 ICA 只是在 CTA 及检耳镜检查时被意外发现。

结论

综上所述,颈动脉是向脑、面部及颈部供血的重要通道。颈动脉解剖构成了斑块形成的基础,并影响着下游组织发生脑卒中的风险。充分理解其复杂的相关知识对于制订合适的外科或血管内治疗方案是必不可少的。

参考文献

1. Nguyen RP, Shah LM, Quigley EP, Harnsberger HR, Wiggins RH. Carotid body detection on ct angiography. AJNR Am J Neuroradiol. 2011;32:1096–9.
2. Rupprecht S, Finn S, Ehrhardt J, Hoyer D, Mayer T, Zanow J, et al. Autonomic outcome is better after endarterectomy than after stenting in patients with asymptomatic carotid stenosis. J Vasc Surg. 2016;64:975–84.
3. Schrag B, Vaucher P, Bollmann MD, Mangin P. Death caused by cardioinhibitory reflex cardiac arrest–a systematic review of cases. Forensic Sci Int. 2011;207:77 83.
4. Bo WJ, McKinney WM, Bowden RL. The origin and distribution of vasa vasorum at the bifurcation of the common carotid artery with atherosclerosis. Stroke. 1989;20:1484–7.
5. Boyle EC, Sedding DG, Haverich A. Targeting vasa vasorum dysfunction to prevent atherosclerosis. Vasc Pharmacol. 2017;96–98:5–10.
6. Harrison DG, Widder J, Grumbach I, Chen W, Weber M, Searles C. Endothelial mechanotransduction, nitric oxide and vascular inflammation. J Intern Med. 2006;259:351–63.
7. Moore JE Jr, Xu C, Glagov S, Zarins CK, Ku DN. Fluid wall shear stress measurements in a model of the human abdominal aorta: oscillatory behavior and relationship to atherosclerosis. Atherosclerosis. 1994;110:225–40.
8. Moyna NM, Thompson PD. The effect of physical activity on endothelial function in man. Acta Physiol Scand. 2004;180:113–23.
9. Traub O, Berk BC. Laminar shear stress: mechanisms by which endothelial cells transduce an atheroprotective force. Arterioscler Thromb Vasc Biol. 1998;18:677–85.
10. Smart EJ, Ying YS, Conrad PA, Anderson RG. Caveolin moves from caveolae to the golgi apparatus in response to cholesterol oxidation. J Cell Biol. 1994;127:1185–97.
11. Koller A, Huang A. Shear stress-induced dilation is attenuated in skeletal muscle arterioles of hypertensive rats. Hypertension. 1995;25:758–63.
12. Ku DN, Giddens DP, Zarins CK, Glagov S. Pulsatile flow and atherosclerosis in the human carotid bifurcation. Positive correlation between plaque location and low oscillating shear stress. Arteriosclerosis. 1985;5:293–302.

13. Asakura T, Karino T. Flow patterns and spatial distribution of atherosclerotic lesions in human coronary arteries. Circ Res. 1990;66:1045–66.

14. De Keulenaer GW, Chappell DC, Ishizaka N, Nerem RM, Alexander RW, Griendling KK. Oscillatory and steady laminar shear stress differentially affect human endothelial redox state: role of a superoxide-producing nadh oxidase. Circ Res. 1998;82:1094–101.

15. McNally JS, Davis ME, Giddens DP, Saha A, Hwang J, Dikalov S, et al. Role of xanthine oxidoreductase and nad(p)h oxidase in endothelial superoxide production in response to oscillatory shear stress. Am J Physiol Heart Circ Physiol. 2003;285:H2290–7.

16. Hwang J, Saha A, Boo YC, Sorescu GP, McNally JS, Holland SM, et al. Oscillatory shear stress stimulates endothelial production of o2- from p47phox-dependent nad(p)h oxidases, leading to monocyte adhesion. J Biol Chem. 2003;278:47291–8.

17. Cai H, McNally JS, Weber M, Harrison DG. Oscillatory shear stress upregulation of endothelial nitric oxide synthase requires intracellular hydrogen peroxide and camkii. J Mol Cell Cardiol. 2004;37:121–5.

18. Hanneman K, Newman B, Chan F. Congenital variants and anomalies of the aortic arch. Radiographics. 2017;37:32–51.

19. Krejza J, Arkuszewski M, Kasner SE, Weigele J, Ustymowicz A, Hurst RW, et al. Carotid artery diameter in men and women and the relation to body and neck size. Stroke. 2006;37:1103–5.

20. Geibprasert S, Pongpech S, Armstrong D, Krings T. Dangerous extracranial-intracranial anastomoses and supply to the cranial nerves: vessels the neurointerventionalist needs to know. AJNR Am J Neuroradiol. 2009;30:1459–68.

21. James RF, Kramer DR, Page PS, Gaughen JR Jr, Martin LB, Mack WJ. Strategic and technical considerations for the endovascular embolization of intracranial meningiomas. Neurosurg Clin N Am. 2016;27:155–66.

22. Liu XD, Xu QW, Che XM, Mao RL. Anatomy of the petrosphenoidal and petrolingual ligaments at the petrous apex. Clin Anat. 2009;22:302–6.

23. Ptak T, Hunter GH, Avakian R, Novelline RA. Clinical significance of cavernous carotid calcifications encountered on head computed tomography scans performed on patients seen in the emergency department. J Comput Assist Tomogr. 2003;27:505–9.

24. Kim JM, Park KY, Shin DW, Park MS, Kwon OS. Relation of serum homocysteine levels to cerebral artery calcification and atherosclerosis. Atherosclerosis. 2016;254:200–4.

25. Bergevin MA, Daugherty CC, Bove KE, McAdams AJ. The internal carotid artery siphon in children and adolescents. Hum Pathol. 1991;22:603–6.

26. Erbay S, Han R, Baccei S, Krakov W, Zou KH, Bhadelia R, et al. Intracranial carotid artery calcification on head ct and its association with ischemic changes on brain mri in patients presenting with stroke-like symptoms: retrospective analysis. Neuroradiology. 2007;49:27–33.

27. Babiarz LS, Yousem DM, Bilker W, Wasserman BA. Middle cerebral artery infarction: relationship of cavernous carotid artery calcification. AJNR Am J Neuroradiol. 2005;26:1505–11.

28. Babiarz LS, Yousem DM, Wasserman BA, Wu C, Bilker W, Beauchamp NJ Jr. Cavernous carotid artery calcification and white matter ischemia. AJNR Am J Neuroradiol. 2003;24:872–7.

29. Ambekar S, Madhugiri V, Sharma M, Cuellar H, Nanda A. Evolution of management strategies for cavernous carotid aneurysms: a review. World Neurosurg. 2014;82:1077–85.

30. Alqahtani SA, Luby M, Nadareishvili Z, Benson RT, Hsia AW, Leigh R, et al. Perfusion deficits and association with clinical outcome in patients with anterior choroidal artery stroke. J Stroke Cerebrovasc Dis. 2017;26:1755–9.

31. Nadaf S, Chakor RT, Kothari KV, Patel BA. Anterior choroidal artery infarction. BMJ Case Rep. 2018;2018:bcr-2017.

32. Alcala-Cerra G, Tubbs RS, Nino-Hernandez LM. Anatomical features and clinical relevance of a persistent trigeminal artery. Surg Neurol Int. 2012;3:111.

第 3 章

颈动脉的影像

Michael McLaughlin, J. Scott McNally

数字减影血管造影(DSA)

背景

数字减影血管造影(DSA)起源并发展于 20 世纪 70 年代，可以通过高分辨率成像详细显示头部和颈部的动脉血管系统。高空间分辨率是指区分终末结构的能力，通常用每毫米的线对表示。与其他成像方式相比，DSA 中运用的 X 线技术可呈现最高空间分辨率。DSA 曾是检测颈动脉狭窄的主要方法[1,2]，现在仍然被认为是测量颈动脉狭窄的金标准[3,4]。

DSA 操作过程中需要进行动脉内通路搭建，一般采用股动脉的血管鞘。具体操作为：一根导管穿过血管鞘，进一步逆血流方向进入头部和颈部动脉，再进行对比剂的注射。初始呈现的预注射"mask"图像是减去背景软组织、骨骼结构和硬件后的注射减影图像。在"mask"图像的基础上通过导管注射碘化造影剂，可同时获得连续的透视图像。减去"mask"图像后，剩下的即为由动脉造影剂填充的高分辨率图像。DSA 中运用的像素移动技术在患者注射造影剂前后进行少量运动时仍可使用。

解释

连续的透视影像不仅可以描绘动脉和静脉中注射的造影剂，而且可以检查动脉和静脉中的病理变化。

DSA 可用于检查动脉血管是否狭窄，腔内是否有血栓或闭塞，腔内是否存在结构不规则、夹层或动脉瘤。在无创横断面成像问世之前，DSA 也用于检测占位级肿瘤血管充盈状况。

DSA 静脉相影像也可用于评估或寻找静脉窦狭窄或血栓状况。

DSA 动脉相影像可发现静脉结构中的造影剂混浊，这种动静脉分流预示存在动静脉瘘或畸形。

优点/缺点

DSA 除可提供最高分辨率的血管成像外，还允许操作者在手术过程中进行实时干预。具体操作包括：在动脉狭窄的血管置入支架，对动脉瘤、血管畸形或活动性出血血管进行栓塞，以及对大血管闭塞患者进行除栓或动脉内溶栓治疗。

DSA 凭借其高分辨率，一度作为颈动脉管腔成像的金标准。但 DSA 也存在固有程序性风险，包括可在患者检查中、检查后引发血管损伤、出血和脑卒中。一般来讲,DSA的辐射剂量也高于其他颈动脉成像方法[5]。随着时间的推移,DSA 在多种情况下被无创的管腔成像方法所取代,包括超声、CTA 和 MRA。当然,它仍然是有疑问病例的金标准,并且主要用于介入病例。

超声(US)

背景

颈动脉的双功超声的命名原因是其使用了两种方法。第一种,B 超,产生与斑块组成相对应的灰度图像。第二种,多普勒超声,评估血流速度,通过比较 US 和 DSA 的数据来判断血管狭窄占比。

解释

多普勒超声可根据收缩峰值流速(PSV),与 ICA 和 CC 收缩期峰值流速比值(PSV ICA/CC)间接检测血流速度和血管狭窄情况。除了 PSV 之外,光谱展宽和混叠是支持血管高度狭窄的附加标准(图 3.1)。检测血管狭窄的主要标准为 SRU 标准,如表 3.1 所示。SRU标准相当于 NASCET 标准,涵盖 70%~99%狭窄程度的标准:PSV>230cm/s,收缩比>4。

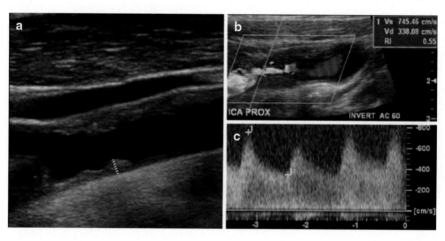

图 3.1 颈动脉斑块超声显像。颈动脉重度狭窄患者的超声检查。右侧颈总动脉近端颈动脉分叉部的纵向平面 B 超(灰度)影像(a)显示轻度回声的沿血管壁的动脉粥样硬化斑块,虚线测量了内膜–中膜的厚度(IMT)。重度狭窄的彩色多普勒超声(b)显示高收缩速度 745.46cm/s。M 型超声(c)还可显示 PSV 升高、光谱展宽和混叠,可作为支持重度狭窄的附加标准。

表 3.1 超声放射医师学会(SRU)一致通过的超声测量颈动脉狭窄标准

	狭窄程度 无狭窄	狭窄程度 ICA < 50%	狭窄程度 ICA 50%~69%	狭窄程度 ICA≥70%	狭窄程度 ICA=100%
ICA PSV	< 125cm/s	< 125cm/s	125~230cm/s	> 230cm/s	不可检测
ICA/CCA PSV 比值	< 2.0	< 2.0	2.0~4.0	> 4.0	不可检测
ICA EDV	< 40cm/s	< 40cm/s	40~100cm/s	> 100cm/s	不可检测
斑块或内膜增厚	无	可见	可见	可见血管腔狭窄	血管腔不可显示

解读 B 超影像依赖于斑块复合物的回声强度。B 超可用于检测疾病早期的内膜–中膜厚度(IMT)(图 3.1),也可用于检测疾病晚期的钙化、富脂质坏死核(LRNC)和潜在的斑块内出血(IPH),尽管其敏感性和特异性远低于病理和 MRI。钙化可通过高回声线结合后部声学阴影进行检测。

优点/缺点

与其他颈动脉成像方式相比,超声有其自身独特的优势。因超声价格低廉,并不会给医疗保健系统带来不必要的负担,所以在美国使用超声作为一种筛查颈动脉疾病的方法。超声也是一种不需要造影剂的检测方法,没有造影剂过敏、肾脏清除困难或组织沉积等问题。此外,超声的成像原理决定了此种检测方法并不涉及辐射剂量问题。超声凭借可呈现血管功能障碍、评估未来心血管疾病风险和认知缺陷等相关疾病的高分辨率影像,成为美国测量 IMT 的首选方法。此外,超声可通过实时测量收缩期和舒张期血管腔直径的变化并与同期的血压测量进行比较,以此测量血管壁的异常程度和弹性情况。

B 超和多普勒超声都有一些缺点。与 DSA、CTA 和 MRA 相比,超声的一个主要缺点是其缺乏对任何颅内血管系统下游狭窄或其他病理异常的评估。超声的另一个固有缺点则与钙化有关。当钙化较厚或围绕血管壁,其后部声学阴影则可能限制对斑块成分的评估质量和速度[6]。超声的另一个局限性是其对于操作者的熟练度要求较高。超声学医生需要经过特殊的训练才能准确地测量,这是高度依赖于声波的入射角度的。此外,与 CTA 和 MRA 相比,多普勒超声在计算血管狭窄占血管直径百分比方面并不准确。Anzidei 在 2012 年的一项研究中比较了 336 条颈动脉[7]的 MRA、CTA 和 US,并以 DSA 为参考标准。研究发现,CTA(97%)和 MRA(95%)狭窄测量的准确性与 DSA 相比几乎没有差异,两者都优于超声(76%)。与诊断颈动脉斑块的金标准 MRI 相比,超声的深层次缺点是对易损斑块成分(包括富脂质坏死核和斑块内出血)的成像较差。

CT 血管造影(CTA)

背景

颈动脉的 CT 血管造影(CTA)是颈部在静脉注射碘化造影剂后获得的螺旋 CT 图像。对比剂跟踪技术可优化血管系统中的混浊度并可控制对比剂使用时间。此技术可以详细检查颈动脉腔隙、动脉粥样硬化斑块钙化、边缘结构和界限。

多探测器 CT 扫描仪的问世实现了亚毫米级的薄层获取,这使得重建图像在所有平面(轴面、冠状面和矢状面)无可见间隙。最高强度投影(MIP)和 3D 成像还可以生成重新格式化的图像。

解释

CTA 可用 NASCET 标准测量血管腔狭窄。与 DSA 一样,在横切面(b)中测量颈内动脉变窄段的直径,并与颈内动脉(ICA)无狭窄的下游段(a)进行比较(图 3.2)。狭窄表示为 ICA 的百分比狭窄 [100×(a−b)/a]。如 Bartlett 和 Fox 在 2006 年和 2008 年所示,NASCET 的阈值 ≤1.3mm 相当于 ≥70% 狭窄,而 1.4~2.2mm 阈值相当于 50%~70% 狭窄[8,9]。

在测量颈动脉狭窄时要特别考虑一种为"近端闭塞"的情况。Fox 博士将此情况描述为 NASCET 试验的一部分,满足以下标准为"近端闭塞"[10]:①血管可见狭窄;②下游血管 ICA 直径<3mm;③ECA/ICA<1.25;④DSA 出现明显的造影剂交叉填充。

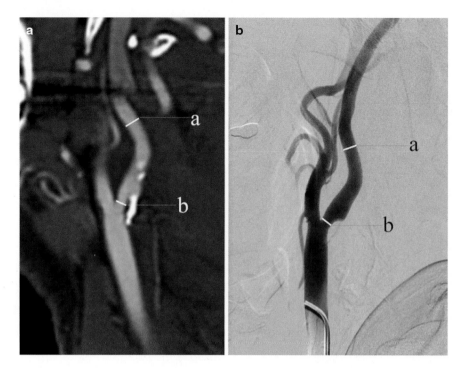

图 3.2　CTA 和 DSA NASCET 标准测量颈动脉狭窄。矢状位 CTA 图像通过右侧颈动脉分叉演示部分钙化的动脉粥样硬化斑块导致的近端右侧颈内动脉狭窄腔(a)。使用 NASCET 标准直径狭窄百分比计算,在狭窄的直径(b)与下游段未狭窄的 ICA(颈动脉球以上)(a)进行比较。狭窄按公式 100×(a-b)/a 计算。同一例患者的 DSA 显示管腔狭窄,NASCET 测量同样显示狭窄(b)。值得注意的是,该病例的 DSA 仅可观测管腔狭窄程度,没有关于斑块组成的信息。

CTA 还可显示关于斑块成分[11]的信息。医生可以此区分严重钙化斑块和"软"粥样硬化斑块,因为后者更易发生斑块破裂[12]。

除了血管腔狭窄,还有许多其他的 CTA 标志物可以显示斑块的硬化程度,包括斑块溃疡、最大斑块厚度、腔内血栓和钙化类型。诊断颈动脉源性脑卒中的"金标准"是腔内血栓,此种血栓虽罕见,但与急性缺血性脑卒中高度相关(图 3.3)。Menon 等[13]根据其特征把这种血栓命名为"甜甜圈征"。此外,溃疡已被证明是颈动脉斑块易损性[14]的重要标志。在多变量回归分析中,识别斑块内出血的特定 CTA 影像学标志包括 CTA "边缘征",其定义为厚度>2mm 的厚软动脉粥样硬化斑块,周围是<2mm 的薄钙化边缘[15] (图 3.4)。这是斑块不稳定的征象并高度预

示斑块内出血,也预示着潜在的与狭窄无关的颈动脉源性脑卒中。

CTA 还可显示周围软组织,以评估颈动脉所受的外源性压迫或任何其他头部或颈部病理结构,包括颈动脉间隙肿块,如副神经节瘤(图 3.5)。

优点/缺点

CTA 的优点之一是操作快捷,成为美国各大医疗中心进行即时脑卒中检查的工具。

CTA 可以准确测定任何伴有动脉粥样硬化斑块(含钙化)的管腔狭窄,而此类管腔狭窄用超声检测时常受到限制。此外,与超声相比,CTA 可以更准确地鉴别因骨骼影像干扰的血管近端和远端狭窄。

CTA 的主要缺点是相关的辐射剂量,其

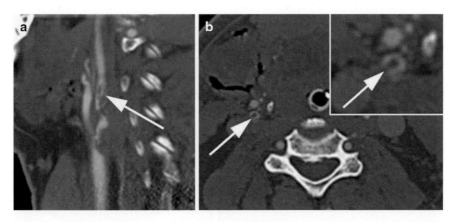

图 3.3　颈动脉腔内血栓。通过右侧 ICA 的矢状位(a)CTA 图像显示管腔内血栓伴管腔内低衰减血块(箭头所示)。在轴位图像(b,插图)上具有特征性的"甜甜圈征",中央血块(箭头所示)被高衰减对比度包围。

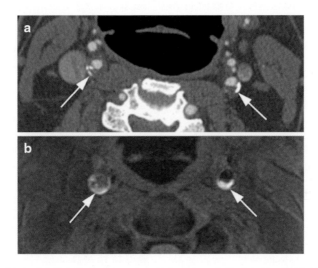

图 3.4　CTA"边缘征"提示颈动脉斑块内出血。此患者在观察 3 个月后出现双侧颈动脉急性梗死,但无心脏栓塞源,颈动脉狭窄<50%。然而,CTA(a)显示双侧"边缘征"(箭头所示)表明可能是颈动脉 IPH。MRI 与 MPRAGE(b)一起证实双侧颈动脉 IPH(箭头所示)。

通常高于头颈部[16]的非对比 CT 检查。医疗辐射极大地增加了美国人均辐射剂量,此数值从 20 世纪 80 年代的约 3.6mSv(360mrem)增加到 2006 年的约 6.2mSv(620mrem)[16,17]。急性脑卒中 CTA 和 CT 灌注检查造成的平均有效剂量为 16.4mSv,约为头部非对比 CT[18] 剂量的 6 倍。在此辐射剂量下,可稍微提高诱发的恶性肿瘤的概率,概率虽小但却值得关注。虽然个体罹患 CT 相关癌症的风险很小,但当 CT 检查应用于大量人群时,可能会

在未来几年形成一个公共健康问题。根据对广岛、三里岛和切尔诺贝利核电站的工作人员受辐射情况的研究并对目前 CT 的使用情况数据进行推断,据估计,美国有 1.5%~2.0% 的癌症病例可归因于 CT 检查有关的辐射[19]。CT 扫描中各器官特定受辐射剂量的数据库已经被开发出来,并可在未来用于大规模的流行病学研究,基于此类研究来解决关于 CT 的辐射问题[20]。

　　然而,在没有边缘征的情况下,CTA 对

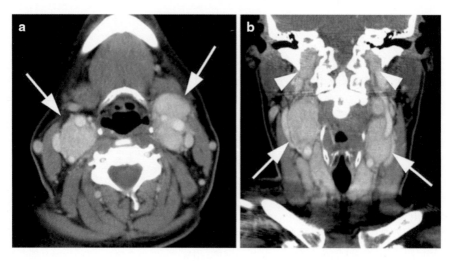

图 3.5　颈动脉体副神经节瘤。通过颈部的轴位对比增强的 CTA 图像显示位于颈动脉鞘内的双侧增强肿块（箭头所示），并突出与颈动脉体副神经节瘤相容的颈内外动脉。本例患有琥珀酸脱氢酶–b（SDH–B）遗传性副神经节瘤综合征的患者,除双侧颈动脉体瘤外,在冠状位 CTA（b,三角箭头所示）上还可见双侧颈动脉血管球副神经节瘤。

颈动脉 IPH 的检测并不敏感，因为 CTA 对斑块密度的检测并不敏感。

　　有急性肾功能受损或造影剂过敏史的患者可能无法接受碘化造影剂注射。造影剂过敏的患者可在进行 CTA 检查之前接受预过敏药物治疗,以减少过敏反应的可能性,但预过敏药物需要几个小时才可见效,所以通常在急诊中无法达到预期效果。最有效的预处理方案需要提前 13 小时（注射对比剂前 13 小时、7 小时、1 小时口服泼尼松 50mg,注射对比剂前 1 小时口服苯海拉明 50mg）实施。

磁共振血管成像（MRA）

背景

　　磁共振血管成像（MRA）涉及使用静态磁场和多个射频脉冲来操纵体内的质子,接着质子根据组织成分发出信号,然后将组织发出的信号重建成图像。MRA 可不使用钆造影剂。

　　非对比 MRA 利用飞行时间（TOF）技术对血管进行成像。TOF 通过对同一薄片或平板施加多个激发脉冲,在流动的血液和周围软组织之间形成图像对比。固体组织示饱和的脉冲信号,而其中流动的血液则很少出现脉冲。因此,与周围固体组织相比,流动的血液保持相对高的信号[21]。此原理可显示关于管腔直径和血管内流动方向的情况。

　　增强 MRA 为在静脉注射钆造影剂后连续采集的 MR 图像,可定时评估动脉血管系统。与非对比 TOF 相比,增强 MRA 可显示更好的对比度分辨率和更低的成像伪影。但是,其不能显示有关血液流动方向的情况。许多标准的临床方案同时包含了这两种技术。

　　在颈动脉 MRA 中使用的其他序列,包括脂肪饱和的 T1 加权像等相关技术[即磁化准备的快速采集梯度回声（MPRAGE）],有助于检测颈动脉夹层或颈动脉斑块内出血或壁内血肿（图 3.6）。

解释

与 CTA 一样，MRA 可以测量颈内动脉管腔直径，并以血管下游段为标准进行比较，并根据 NASCET 标准计算狭窄百分比。

MRA 上也可显示动脉粥样硬化斑块溃疡和腔内血栓，此作用类似于 CTA。

MRA 的另外一个优点为，T1 加权序列和 MPRAGE 序列在检测硬脑膜内血肿或颈动脉斑块内出血方面较有优势，这两种与同侧血管脑卒中独立相关[22,23]。

优点/缺点

与 CTA 相比，MRA 的主要优点是其治疗过程中并无电离辐射。

如前所述，MRA 能够检测颈动脉血管壁特征（如硬脑膜内血肿和斑块内出血），这些重要的临床特征在 CTA 检查中却并不常见。

非造影剂 MRA 技术可用于那些因过敏或急性肾功能受损而无法接受碘化或钆造影剂的患者，以检查他们是否存在严重管腔狭窄区域，以及他们的颈动脉和椎动脉内血流方向。

与 CT 相比，MRA 的主要缺点包括成像时间过长，以及 MR 成像的成本过高。

MRI 可能不适用于已植入心脏起搏器等医疗设备的患者，现有的各种医疗设备可能不允许其使用者进行 MRI 检查。

血管壁(vw)MRI

背景

MR 技术已经取得长足发展，可显示颈动脉粥样硬化斑块更为详细的特征，而不仅仅显示管腔狭窄、表面不规则或斑块溃疡的程度。

添加到标准 MRA 协议中的其他序列包括重 T1 加权序列（即 MPRAGE）、薄切片 T2 加权像和动态对比增强 T1 加权像。

解释

动脉粥样硬化斑块内出血(IPH)

颈动脉 IPH 的存在已被证明是斑块不稳定的标志，是同侧缺血性事件的独立危险因素，即使是非狭窄性颈动脉斑块中也是如此[22]。研究表明，IPH 反映了拉伸和剪切力导致的分层相关的斑块内破裂[24]。IPH 代表一

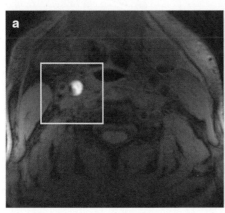 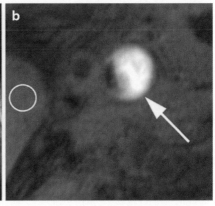

图 3.6　颈动脉斑块内出血。经颈部轴位 MPRAGE 图像显示右侧颈动脉斑块内高信号(a)。放大视图(b)显示右侧颈动脉斑块内邻近的胸锁乳突肌(圈)内信号大于正常值的 2 倍(箭头所示)，与颈动脉斑块内出血(IPH)的信号一致。

种医学上的难治状态,经常可累积数月至数年,并不断刺激斑块进展[25]。最重要的是,IPH已被证明与未来脑卒中高度相关,每年脑卒中的风险为15%~45%,危险比为4.59~12.2[26-28]。尽管有标准的药物治疗方案,包括他汀类药物、血小板抑制药物、降压药物和改变生活方式,但IPH造成的风险依然存在。

颈动脉IPH可以在重T1加权序列上检测到(图3.6)。使用MPRAGE最容易检测到IPH,胸锁乳突肌内信号增加2倍以上定义为IPH,敏感性和特异性>90%[29]。这一序列与组织学相比良好,也区别于其他斑块成分,即富脂质坏死核(LNRC)[30]。其他的序列显示也可以检测IPH,包括同时进行的非对比造影和斑块内出血(SNAP)[31]。但是,与MPRAGE[32]相比,3D TOF和常规脂肪饱和T1等其他序列诊断IPH的准确性较差。

检测IPH非常重要。IPH是急性同侧脑卒中相关的重要颈动脉因素之一,并独立于

狭窄[22]发挥作用。在狭窄程度<50%的患者中,IPH成为引发脑卒中的主要因素,且可用于诊断隐源性[33]患者潜在的脑卒中源。

富脂质坏死核(LRNC)

LRNC是指动脉粥样硬化斑块中的主要成分的纤维脂肪,其中包括巨噬细胞和其他炎症细胞。研究表明,出现大型LRNC是斑块脆弱性和破裂倾向的标志[34,35]。

在T2加权MR图像上,动脉粥样硬化斑块[36]内的低信号强度区域就是LRNC(图3.7),但在对比度增强T1加权MR图像上,LRNC是最容易被检测到的,表现为血管壁内未增强的区域[37,38]。

与IPH一样,可通过LRNC的体积进一步区分那些需要更积极的降脂治疗的患者。

薄破裂纤维帽(TRFC)

除了IPH和大体积LRNC外,在动脉粥

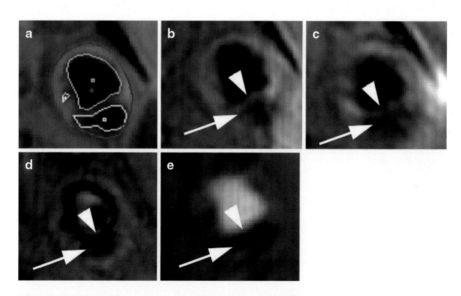

图3.7 颈动脉斑块血管壁成像:富脂质坏死核和纤维帽。左侧颈动脉分叉部斑块在2D T1加权像(a)上有管腔(绿色示踪)、外壁(蓝色示踪)和富脂质坏死核(LRNC,白色示踪)。3D T1加权像(b)显示LRNC内低信号(箭头所示)和变薄的纤维帽(三角箭头所示)。同样,3D T2加权像(c)显示LRNC内的低信号(箭头所示)和变薄的纤维帽(三角箭头所示)。3D MPRAGE(d)还显示LRNC内的低信号(箭头所示)和难以看到的纤维帽(三角箭头所示)。在TOF图像(e)上,不容易看到LRNC(箭头所示)和纤维帽(三角箭头所示)。

样硬化斑块上覆盖有破裂区薄纤维帽(图 3.7)是斑块易损性的另一个标志。

在对比度增强的 T1 加权像上,可以看到一个较厚、较稳定的纤维帽,形成了毗邻血管腔的高信号强度带。

如果此增强带未显示或中断,则表明存在薄纤维帽。这条带的缺失和邻近管腔的亮灰色区域的存在表明纤维帽断裂或破裂[37,39]。

外膜新生血管功能障碍

颈动脉 IPH 与来源于外膜的新生血管的渗血或破裂相关(图 3.8)。颈动脉斑块动态增强 MRI(DCE-MRI)是检测斑块新生血管渗血的一种方法[40-42]。造影剂泄漏可通过 DCE-MRI 指标 K^{trans}(造影转移常数)来检测(图 3.9),该指标以微血管密度和巨噬细胞密度作为炎症的测量标准。

重要的是,K^{trans} 与颈动脉 IPH 相关,表明外膜新生血管功能障碍和斑块易损性之间存在病理生理联系[43]。该方法也可用于监测高强度降脂治疗的效果[44]。

优点/缺点

为评估血管壁和颈动脉斑块成分而优化的 MR 序列可以在有或无专用颈动脉线圈的 1.5T 和 3.0T MR 扫描仪上进行,因此可以在大多数临床实践中实施。

磁共振血管壁成像的主要缺点包括成像时间较长和成本较高。此外,评估 LRNC 和纤维帽需要使用钆造影剂,而这种造影剂不适用于有过敏史或严重肾衰竭的患者。

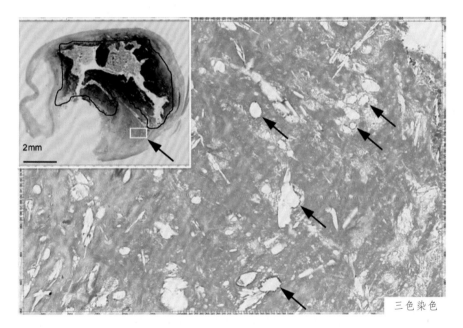

图 3.8　颈动脉斑块内出血和斑块新生血管增多。颈动脉内膜切除术标本的三色染色显示,LRNC 内可见大面积 IPH(插图,黑色箭头所示的深紫色区域)。邻近大体积 IPH 和 LRNC(矩形)内有多个斑块内的新生血管(箭头所示),大部分起源于血管外膜。

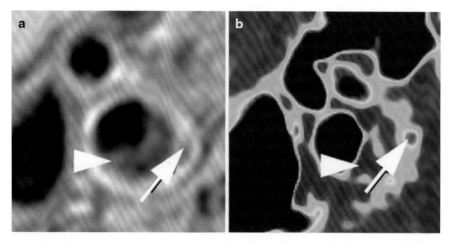

图 3.9　颈动脉斑块动态增强 MRI。颈动脉斑块动态增强造影(DCE)–MRI 可以量化斑块新生血管的密度和通透性。一个 DCE 度量是对比传递常数 K^{trans}，它是组织血流量($F\rho$)和毛细血管渗透性表面积乘积($PS\rho$)的度量。在左侧颈动脉斑块的 3D T1 加权像(a)中，可见一个大的中心脂质核(三角箭头所示)和沿外膜的高信号边缘(箭头所示)。相应的 DCE–MRI K^{trans} 图显示外周 K^{trans} 升高(箭头所示)，且与微血管密度、巨噬细胞密度和易损斑块特征(如 IPH)相关。

参考文献

1. Croft RJ, Ellam LD, Harrison MJ. Accuracy of carotid angiography in the assessment of atheroma of the internal carotid artery. Lancet. 1980;1:997–1000.
2. Wardlaw JM, Chappell FM, Best JJ, Wartolowska K, Berry E, NHS Research and Development Health Technology Assessment Carotid Stenosis Imaging Group, et al. Non-invasive imaging compared with intra-arterial angiography in the diagnosis of symptomatic carotid stenosis: a meta-analysis. Lancet. 2006;367:1503–12.
3. North American symptomatic carotid endarterectomy trial. Methods, patient characteristics, and progress. Stroke. 1991;22:711–720.
4. Fox AJ. How to measure carotid stenosis. Radiology. 1993;186:316–8.
5. Manninen AL, Isokangas JM, Karttunen A, Siniluoto T, Nieminen MT. A comparison of radiation exposure between diagnostic cta and dsa examinations of cerebral and cervicocerebral vessels. AJNR Am J Neuroradiol. 2012;33:2038–42.
6. Schminke U, Motsch L, Hilker L, Kessler C. Three-dimensional ultrasound observation of carotid artery plaque ulceration. Stroke. 2000;31:1651–5.
7. Anzidei M, Napoli A, Zaccagna F, Di Paolo P, Saba L, Cavallo Marincola B, et al. Diagnostic accuracy of colour doppler ultrasonography, ct angiography and blood-pool-enhanced mr angiography in assessing carotid stenosis: a comparative study with dsa in 170 patients. Radiol Med. 2012;117:54–71.
8. Bartlett ES, Walters TD, Symons SP, Fox AJ. Quantification of carotid stenosis on ct angiography. AJNR Am J Neuroradiol. 2006;27:13–9.
9. Bartlett ES, Walters TD, Symons SP, Aviv RI, Fox AJ. Classification of carotid stenosis by millimeter ct angiography measures: effects of prevalence and gender. AJNR Am J Neuroradiol. 2008;29:1677–83.
10. Fox AJ, Eliasziw M, Rothwell PM, Schmidt MH, Warlow CP, Barnett HJ. Identification, prognosis, and management of patients with carotid artery near occlusion. AJNR Am J Neuroradiol. 2005;26:2086–94.
11. Eesa M, Hill MD, Al-Khathaami A, Al-Zawahmah M, Sharma P, Menon BK, et al. Role of ct angiographic plaque morphologic characteristics in addition to stenosis in predicting the symptomatic side in carotid artery disease. AJNR Am J Neuroradiol. 2010;31:1254–60.
12. Nandalur KR, Baskurt E, Hagspiel KD, Phillips CD, Kramer CM. Calcified carotid atherosclerotic plaque is associated less with ischemic symptoms than is noncalcified plaque on mdct. AJR Am J Roentgenol. 2005;184:295–8.
13. Menon BK, Singh J, Al-Khataami A, Demchuk AM, Goyal M, Calgary CTA Study Group.

The donut sign on ct angiography: an indicator of reversible intraluminal carotid thrombus? Neuroradiology. 2010;52:1055–6.

14. U-King-Im JM, Fox AJ, Aviv RI, Howard P, Yeung R, Moody AR, et al. Characterization of carotid plaque hemorrhage: a ct angiography and mr intraplaque hemorrhage study. Stroke. 2010;41:1623–9.

15. Eisenmenger LB, Aldred BW, Kim SE, Stoddard GJ, de Havenon A, Treiman GS, et al. Prediction of carotid intraplaque hemorrhage using adventitial calcification and plaque thickness on cta. AJNR Am J Neuroradiol. 2016;37:1496–503.

16. Smith-Bindman R, Lipson J, Marcus R, Kim KP, Mahesh M, Gould R, et al. Radiation dose associated with common computed tomography examinations and the associated lifetime attributable risk of cancer. Arch Intern Med. 2009;169:2078–86.

17. Poggi MM, Suh WW, Saltz L, Konski AA, Mohiuddin M, Herman J, et al. Acr appropriateness criteria on treatment of anal cancer. J Am Coll Radiol. 2007;4:448–56.

18. Mnyusiwalla A, Aviv RI, Symons SP. Radiation dose from multidetector row ct imaging for acute stroke. Neuroradiology. 2009;51:635–40.

19. Brenner DJ, Hall EJ. Computed tomography–an increasing source of radiation exposure. N Engl J Med. 2007;357:2277–84.

20. Kim KP, Berrington de Gonzalez A, Pearce MS, Salotti JA, Parker L, McHugh K, et al. Development of a database of organ doses for paediatric and young adult ct scans in the United Kingdom. Radiat Prot Dosim. 2012;150:415–26.

21. Boujan T, Neuberger U, Pfaff J, Nagel S, Herweh C, Bendszus M, et al. Value of contrast-enhanced mra versus time-of-flight mra in acute ischemic stroke mri. AJNR Am J Neuroradiol. 2018;39:1710–6.

22. McNally JS, McLaughlin MS, Hinckley PJ, Treiman SM, Stoddard GJ, Parker DL, et al. Intraluminal thrombus, intraplaque hemorrhage, plaque thickness, and current smoking optimally predict carotid stroke. Stroke. 2015;46:84–90.

23. McNally JS, Hinckley PJ, Sakata A, Eisenmenger LB, Kim SE, De Havenon AH, et al. Magnetic resonance imaging and clinical factors associated with ischemic stroke in patients suspected of cervical artery dissection. Stroke. 2018;49:2337–44.

24. Daemen MJ, Ferguson MS, Gijsen FJ, Hippe DS, Kooi ME, Demarco K, et al. Carotid plaque fissure: an underestimated source of intraplaque hemorrhage. Atherosclerosis. 2016;254:102–8.

25. Takaya N, Yuan C, Chu B, Saam T, Polissar NL, Jarvik GP, et al. Presence of intraplaque hemorrhage stimulates progression of carotid atherosclerotic plaques: a high-resolution magnetic resonance imaging study. Circulation. 2005;111:2768–75.

26. Hosseini AA, Kandiyil N, Macsweeney ST, Altaf N, Auer DP. Carotid plaque hemorrhage on magnetic resonance imaging strongly predicts recurrent ischemia and stroke. Ann Neurol. 2013;73:774–84.

27. Gupta A, Baradaran H, Schweitzer AD, Kamel H, Pandya A, Delgado D, et al. Carotid plaque mri and stroke risk: a systematic review and meta-analysis. Stroke. 2013;44:3071–7.

28. Saam T, Hetterich H, Hoffmann V, Yuan C, Dichgans M, Poppert H, et al. Meta-analysis and systematic review of the predictive value of carotid plaque hemorrhage on cerebrovascular events by magnetic resonance imaging. J Am Coll Cardiol. 2013;62:1081–91.

29. Yamada N, Higashi M, Otsubo R, Sakuma T, Oyama N, Tanaka R, et al. Association between signal hyperintensity on t1-weighted mr imaging of carotid plaques and ipsilateral ischemic events. AJNR Am J Neuroradiol. 2007;28:287–92.

30. McNally JS, Yoon HC, Kim SE, Narra KK, McLaughlin MS, Parker DL, et al. Carotid mri detection of intraplaque hemorrhage at 3T and 1.5T. J Neuroimaging. 2015;25:390–6.

31. Wang J, Bornert P, Zhao H, Hippe DS, Zhao X, Balu N, et al. Simultaneous noncontrast angiography and intraplaque hemorrhage (snap) imaging for carotid atherosclerotic disease evaluation. Magn Reson Med. 2013;69:337–45.

32. Ota H, Yarnykh VL, Ferguson MS, Underhill HR, Demarco JK, Zhu DC, et al. Carotid intraplaque hemorrhage imaging at 3.0-t mr imaging: comparison of the diagnostic performance of three t1-weighted sequences. Radiology. 2010;254:551–63.

33. Freilinger TM, Schindler A, Schmidt C, Grimm J, Cyran C, Schwarz F, et al. Prevalence of nonstenosing, complicated atherosclerotic plaques in cryptogenic stroke. J Am Coll Cardiol Img. 2012;5:397–405.

34. Xu D, Hippe DS, Underhill HR, Oikawa-Wakayama M, Dong L, Yamada K, et al. Prediction of high-risk plaque development and plaque progression with the carotid atherosclerosis score. J Am Coll Cardiol Img. 2014;7:366–73.

35. Ota H, Yu W, Underhill HR, Oikawa M, Dong L, Zhao X, et al. Hemorrhage and large lipid-rich necrotic cores are independently associated with thin or ruptured fibrous caps: an in vivo 3t mri study. Arterioscler Thromb Vasc Biol. 2009;29:1696–701.

36. Trivedi RA, Jean-Marie U, Graves MJ, Horsley J, Goddard M, Kirkpatrick PJ, et al. Mri-

derived measurements of fibrous-cap and lipid-core thickness: the potential for identifying vulnerable carotid plaques in vivo. Neuroradiology. 2004;46:738–43.

37. Cai J, Hatsukami TS, Ferguson MS, Kerwin WS, Saam T, Chu B, et al. In vivo quantitative measurement of intact fibrous cap and lipid-rich necrotic core size in atherosclerotic carotid plaque: comparison of high-resolution, contrast-enhanced magnetic resonance imaging and histology. Circulation. 2005;112:3437–44.

38. Wasserman BA, Smith WI, Trout HH 3rd, Cannon RO 3rd, Balaban RS, Arai AE. Carotid artery atherosclerosis: in vivo morphologic characterization with gadolinium-enhanced double-oblique mr imaging initial results. Radiology. 2002;223:566–73.

39. Yuan C, Zhang SX, Polissar NL, Echelard D, Ortiz G, Davis JW, et al. Identification of fibrous cap rupture with magnetic resonance imaging is highly associated with recent transient ischemic attack or stroke. Circulation. 2002;105:181–5.

40. Kerwin WS, Oikawa M, Yuan C, Jarvik GP, Hatsukami TS. Mr imaging of adventitial vasa vasorum in carotid atherosclerosis. Magn Reson Med. 2008;59:507–14.

41. Kerwin WS, O'Brien KD, Ferguson MS, Polissar N, Hatsukami TS, Yuan C. Inflammation in carotid atherosclerotic plaque: a dynamic contrast-enhanced mr imaging study. Radiology. 2006;241:459–68.

42. Mendes J, Parker DL, McNally S, DiBella E, Bolster BD Jr, Treiman GS. Three-dimensional dynamic contrast enhanced imaging of the carotid artery with direct arterial input function measurement. Magn Reson Med. 2014;72:816–22.

43. Sun J, Song Y, Chen H, Kerwin WS, Hippe DS, Dong L, et al. Adventitial perfusion and intraplaque hemorrhage: a dynamic contrast-enhanced mri study in the carotid artery. Stroke. 2013;44:1031–6.

44. Dong L, Kerwin WS, Chen H, Chu B, Underhill HR, Neradilek MB, et al. Carotid artery atherosclerosis: effect of intensive lipid therapy on the vasa vasorum–evaluation by using dynamic contrast-enhanced mr imaging. Radiology. 2011;260:224–31.

第 4 章

颈动脉粥样硬化的介绍

Chelsea Meyer，Jerdan Ruff，Adam de Havenon

引言

颈动脉的历史可追溯到古希腊的古典时期。Hippocrates（公元前 400—200 年）是目前所知对颈动脉进行描述的第一人，而且也描绘了脑卒中的表现，意思是"击倒"[1]。颈动脉的命名源于古希腊语"睡觉/昏睡"[2]。公元 100 年，以弗所的 Rufus（译者注：古希腊解剖学家）发现对颈动脉施以外部压力后会使人产生睡意，故以此命名。在对绵羊的试验中，Galen 发现了"细脉网"，即血管网络，他认为人体也拥有血管网，并错误地把意识丧失归咎于同时结扎的颈部动脉与神经。因此，他赞同更换命名，但他说："这条动脉的命名已久，我不想摒弃它现有的名称，目前也不会修改，所以还是保留原叫法"[3]。

直到文艺复兴时期，细脉网这一观念才被推翻，当时 Andreas Vesalius 在对大脑解剖细节进行描述的过程中摒弃了这一观念[4,5]。但是，颈动脉承载着向大脑输送精与气的观念延续了下来。15 世纪，Ambroise Pare 将颈动脉描绘为承载着动物精气的"休眠动脉"，是由大脑的动、静脉创造而来。他注意到有一种体液阻碍了精气的传递，引发脑卒中和瘫痪，让患者受尽折磨且垂死挣扎，有时难以动弹，有时丧失了感觉与运动能力。当时的普遍认知是这种体液流动受阻使脑室内产生脓液。Pare 认识到颈动脉是"起源于左心房"大动脉的一个分支，并追踪其在颈静脉与气管周围的走行。他发现了颈内、颈外动脉分支，写道："有许多分支向颈部、面部和颅骨供血。"之后，Thomas Willis 经由向血管腔注射墨水并观察其播散，首次描述了侧支循环的概念，但却是 Gabriel Fallopio 率先描述了 Willis 环[6-10]。事实上，Willis 在对一位"非重疾"的男性进行解剖后，因发现右侧椎动脉和颈动脉均闭塞而怀疑脑卒中的原因是闭塞性血管病[8,9]。

1628 年，William Harvey 对血液循环进行了描述，摒弃了颈动脉是动物精气管道的理念。这样的描述为 Johann Wepfer 首次将脑卒中归结于脑部血流中断奠定了基础[11]。尽管他更加闻名于脑内出血所致脑卒中的发现，但 Wepfer[4,5]建立了脑卒中可能是因小纤维体引发颈动脉闭塞的理论（阻碍充足的血流到达大脑）[12,13]。

Leonardo Da Vinci 是最早对动脉粥样硬化进行组织学描述的人之一[14]，他写道："在年长人群中，管壁增厚的血管阻碍了血流。"1677 年，Francois Bayle 描述了动脉粥样硬化与脑卒中之间存在联系[9,10,15]。而直到

1769 年，在 Giambattista Morgagni 所著的《解剖学研究疾病的位置与原因》一书中，才把脑卒中细分为血性或浆液性，为时下脑卒中的缺血性或出血性分类打下基础[9,16,17]。

流行病学

在美国，每年有 79.5 万人发生脑卒中，它是造成长期残疾的首要原因，同时也是排名第 5 位的死亡原因[18]。对于那些患有缺血性脑卒中的患者而言，15%~20% 由动脉粥样硬化引起[19]。在缺血性脑卒中患者中，颈动脉狭窄的发生率为 13/100 000[20]。由于在治疗方式上，首选药物治疗还是介入治疗存在差异，所以必须将动脉粥样硬化划分为颅内和颅外两类。高脂血症和吸烟是动脉粥样硬化最主要的危险因素，但在不同人群中其流行程度存在差异。例如，相较于白人，颅内动脉粥样硬化在亚洲人和黑人中的发病率更高[21]。

对症状性动脉粥样硬化进行评估时，以前关注于狭窄程度。当动脉粥样硬化所致血管的狭窄程度 >50% 时，就需要引起关注。但已有研究显示，斑块特性更能预测缺血性脑卒中。伴有新生血管形成、溃疡、光亮回声或斑块内出血的斑块被定义为复杂性斑块，其发生缺血性脑卒中的风险是普通斑块的 4 倍[22]。

临床表现

颈动脉粥样硬化患者的临床表现各有不同，而且可能无症状。随着年龄的增长，颈动脉粥样硬化的发病率呈现上升趋势，而且相较于 60 岁以下的人群（男性：0.7%；女性：0.5%）[23]，80 岁以上人群中无临床症状且狭窄程度 >50% 的颈动脉狭窄患病率为 7.5%（男性）和 5%（女性）。当颈动脉粥样硬化引起短暂性或永久性神经功能表现时，考虑为症状性颈动脉狭窄。

根据缺血性损伤的程度不同，颈动脉粥样硬化相关的神经表现也各不相同。患者可能出现同侧单眼失明（一过性黑蒙）、对侧偏身感觉缺失或偏瘫。如果视辐射受损，患者也表现为对侧同向性偏盲或象限盲。如果优势半球缺血，患者可能有言语障碍，包括表达性（运动性）或理解性（感觉性）失语。如果非优势半球受累，患者更可能有对侧忽视或视空间障碍。除非双侧颈动脉严重狭窄，否则颈动脉粥样硬化很少引发晕厥。

查体时可能在患者狭窄侧的颈部闻及颈动脉杂音。对于颈动脉狭窄程度 ≥70% 者，颈动脉杂音的敏感性和特异性仅为 53% 和 83%，故其预测价值有限[24]。若在患者闭眼处能闻及眼部杂音，则有助于评估颅内动脉狭窄。狭窄侧能够闻及眼部杂音，或因代偿性血流增多，可能杂音在对侧尤为明显，特别是伴颈内动脉闭塞时[25]。

颈动脉粥样硬化引起脑卒中的机制有 2 种：血栓栓塞或低灌注。以前像是北美症状性颈动脉内膜切除术试验（NASCET）和无症状性颈动脉粥样硬化研究（ACAS），把关注点放在了颈动脉粥样硬化性变的狭窄程度上，该因素与受累血管所致的低灌注风险相关[26,27]。随着影像技术的进步，作为评估血栓栓塞风险及斑块稳定性的标志物，斑块的性质已成为更新研究的关注点。

病因是流经狭窄动脉的血流减少还是斑块栓塞，患者的表现可能大相径庭。如果是流经狭窄管腔而产生的灌注下降，患者的症状也许可逆，表现为短暂性脑缺血发作（TIA）。一旦升高血压或是改变体位（如平卧）而使血流恢复，这些症状能够改善。影像学上最先提示分水岭区存在缺血性损伤，即大血管之间的供血区域。就颈动脉疾病而言，缺血性损伤通常发生在大脑中、后动脉之间的供血区，即顶后区和枕前区。因斑块栓塞性事件引发的症状,不易通过升高血压或改变体位来缓解。基于患者的侧支代偿程度,患者闭塞侧血管的血流可能得以代偿,并因此而改善临床症状,但这种情况并不常见。

影像所见

在临床上,通常使用 4 种影像手段来协助判定动脉粥样硬化斑块的稳定性与血流动力学特征。其包括颈动脉多普勒超声(CUS)、CT 血管造影(CTA)、磁共振血管成像(MRA)和数字减影血管造影(DSA)。尽管DSA 是诊断颈动脉粥样硬化的金标准,同时也是颈动脉支架置入术中必要的一部分,但由于侵袭性更小的(检测)技术已变得非常精准且并发症风险更低,DSA 在常规诊断及随访中并不常用[28]。

狭窄

DSA 能够直接观察颈动脉的狭窄程度,并且可以直视流经狭窄区域及到达颅内血管的造影剂流量。而颈动脉多普勒超声能够测定血流经过狭窄病变处的速度,而且通过流速可估计血管的狭窄程度[28,29]。

以前,用于检测颈动脉狭窄的 CTA 缺乏敏感性和特异性,但随着双源 CT 的出现、探测器敏感性的提高,以及图像处理软件的升级,CTA 的敏感性和特异性分别达到93%和 94%[28]。普通的磁共振血管成像能够借助造影剂(CE-MRA)或不使用造影剂但借助时间飞跃技术(TOF MRA)来完成。对于颈动脉狭窄,造影剂强化型磁共振血管成像已显示出高度的敏感性与特异性,但是在 1.5T和 3.0T 磁共振中,已显示出时间飞跃型磁共振血管成像会过度评估颈动脉狭窄程度[30,31]。

尽管颈动脉的狭窄程度仍然是衡量疾病严重程度的标准指标,并用于指导实施干预的治疗措施,但是现在我们对于那些对症状性颈动脉粥样硬化有影响的,而且在轻、中度狭窄患者中能够通过标准评价准则解释缺血性脑卒中原因的一些因素,有了更多的认识,如斑块成分与形态[29,32]。也就是说,尽管血管腔狭窄部位与(发生)缺血性脑卒中的风险相关,但也有研究发现偏心性管腔狭窄要比同心性管腔狭窄(发生缺血性脑卒中)的风险更高[33]。

腔内血栓

在缺血性脑卒中的患者血管中很少发现腔内血栓,但是一旦产生,就是很危急的病症。在 CTA、MRA 或 DSA 上,致塞性血栓的典型特征为血管的急性截断。管腔内的非致塞性血栓可能表现为充盈缺损,并可见"甜甜圈征",即描绘为血栓周围的环状血流影[34]。在 CT、超声或 DSA 上,难以发现附着于管壁上的小块血栓,并可能单纯地解释为狭窄。但借助先进的磁共振技术,更容易描绘出动脉粥样硬化斑块的成分。急性期血栓富含红细胞,而且在 T2 加权像上较周围肌肉的信号更高[35]。由于急性期血栓富含高铁血红蛋白,因此血栓会在铁敏感序列中发生磁敏感效应,如梯度回波(GRE)或磁敏感加权成像(SWI)。陈旧性机化血栓以 T2 低信号为特征[35,36]。在用于直视血栓的磁共振影像中,使用特定造影剂的先进技术已经出现,但是这些技术还未常规应用于临床,大部分用于动物研究中[35]。

溃疡

溃疡性颈动脉斑块表示管腔内斑块出现破裂,产生凹陷、裂痕或腐蚀,并将富脂质坏死核直接暴露于循环血流中。基于斑块表面的波动幅度，颈动脉斑块的特征或是光滑、不规则，或是钙化。在各种影像学检查中，溃疡在动脉粥样硬化斑块区域内显示为凹陷，且测量值>1mm[29,37,38]。

富脂质坏死核

随着斑块增殖，其内的局部氧分缺失致使斑块内坏死[39]。磁共振是一种可用于检测富脂质坏死核的影像手段，其在T1加权像上是等信号，在T2加权像上是低信号，而且富脂质坏死核在增强型磁共振血管成像上的强化程度弱于纤维组织[36]。

纤维帽

纤维帽(FC)是动脉粥样硬化斑块管腔侧的一层纤维结缔组织，其对斑块的稳定性发挥着重要作用。含有薄层纤维帽和大量脂质核的斑块并不稳定，而且斑块破裂的风险高[40,41]。已发现薄层纤维帽和斑块破裂均与新发脑卒中和短暂性脑缺血发作高度相关[42,43]。在多普勒超声上，尽管能够在低回声的动脉粥样硬化斑块核心与无回声的动脉内腔之间看到发生回波的纤维帽结构，但借助超声多普勒和CT技术来测定纤维帽厚度仍很有限[44]。磁共振成像需要借助脂质核信号的强度差异来检出纤维帽，而且这种差异一旦缺失则限制其检出率。可将厚层纤维帽看作是明亮的血管内腔与昏暗(斑块)核心之间的低密度带，而且薄层纤维帽是以这层"带"的缺失为特征。因广泛钙化性斑块能够产生越过纤维帽的低密度阴影，因而将其检出的可能性并不大。增强型磁共振血管成像能够借助更好的信号识别性提高检出率，因为相较于斑块核心，纤维帽的信号强度更低。

斑块内出血

随着斑块增长，斑块内部的局部缺氧促使管壁出现新生血管，其出现是血管内皮生长因子(VEGF)介导使血管滋养层萌发导致的。这些发育不良且脆弱的血管，伴有结构不全性基膜，故血液易外渗至周围组织，类似于肿瘤内的新生血管[39]。已经证实斑块内出血是易损性颈动脉斑块的一部分，而且已经发现斑块内出血明显增加了对颈动脉源性脑卒中的认定效度[48]。

由于软组织对比度不佳，借助CT检测斑块内出血的效用很有限[49,50]。采用T1加权像或磁化强度预备梯度回波(MPRAGE)的磁共振序列，在颈动脉粥样硬化病变区域内可见到呈高信号的斑块内出血[50-54]。

测量标准

北美症状性颈动脉内膜切除术试验(NASCET)与无症状颈动脉粥样硬化研究(ACAS)是分别用于评估颈动脉内膜切除术对于症状性和非症状性颈动脉中度至重度狭窄患者获益程度的两项主流研究。就北美症状性颈动脉内膜切除术试验而言，狭窄程度的测定是通过血管造影完成的，即狭窄段最窄处管径/颈动脉球远端但是距狭窄处较近的正常动脉管径[26]。对于那些位于颈动脉球后、狭窄处近端无正常颈内动脉者，此方法受到限制。该研究还使用了血管造影的测量值，此法相较现有测定方式(如颈动脉超声、CT和磁共振血管成像)的侵入性更大。

与北美症状性颈动脉内膜切除术试验相比，无症状颈动脉粥样硬化研究采用了不同的研究方法及测量标准。如果是在发病60天以内，无症状颈动脉粥样硬化研究也是在血管造影上进行测量,但如果发病超过60天,则需要结合多普勒超声才能确定狭窄。在无症状颈动脉粥样硬化研究中,超声测定结果呈异质性且数值是基于仪器特异性频率或速率得出的,有90%的阳性预测临界值。在血管造影上,狭窄的测量值是:最窄处管径/狭窄处以远平行于动脉壁的第一处管径。在北美症状性颈动脉内膜切除术试验中,分母是狭窄近端的正常动脉(但位于颈动脉球以远),而在无症状颈动脉粥样硬化研究中的分母是狭窄处以远的正常动脉,因此两者不同。

参考文献

1. Hippocrates. The aphorisms of hippocrates, from the Latin version of Verhoofd, with a literal translation on the opposite page. New York: Collins & Co; 1817.
2. Robicsek F, Roush T, Cook J, Reames M. From hippocrates to palmaz-schatz, the history of carotid surgery. Eur J Vasc Endovasc Surg. 2004;27:389–97.
3. Coxe JR. The writings of hippocrates and Galen. Epitomized from the original latin tranlations. Philadelphia: Lindsay and Blakiston; 1846.
4. Vesalii Bruxellensis, A. scholae medicorum Patavinae professoris, de Humani corporis fabrica Libri septem. 1543. https://doi.org/10.3931/e-rara-20094.
5. Vesalius A. The fabric of the human body: an annotated translation of the 1543 and 1555 editions. Basel: Karger; 2014.
6. Pare A. The workes of that famous chirurgion ambrose parey. London: Th. Cotes and R. Young; 1634.
7. Fallopio G. Observationes anatomicae. Venice: Marcus Antonius Ulmus; 1561.
8. Willis T. Dr Willis's practice of physick, being the whole works of that renowned and famous physician. London: T. Dring, C. Harper, and J. Leigh; 1684.
9. Storey CE, Pols H. Chapter 27 A history of cerebrovascular disease. In: Aminoff MJ, Boller F, Finger S, Tyler KL, editors. History of neurology, vol. 95. Edinburgh: Elsevier; 2009. p. 401–15.
10. Roach ES, Bettermann K, Biller J. Toole's cerebrovascular disorders. Cambridge, NY: Cambridge University Press; 2010.
11. Gurdjian ES, Gurdjian ES. History of occlusive cerebrovascular disease: I. From Wepfer to Moniz. Arch Neurol. 1979;36:340–3.
12. Wepfer JJ. Joh. Jacobi VVepferi Observationes anatomicae, ex cadaveribus eorum, quos sustulit apoplexia: cum exercitatione de eius loco affecto. Schaffhusii: Suter; 1658.
13. Fields WS, Lemak NA. A history of stroke: its recognition and treatment. New York: Oxford University Press; 1989.
14. Slijkhuis W, Mali W, Appelman Y. A historical perspective towards a non-invasive treatment for patients with atherosclerosis. Neth Heart J. 2009;17:140–4.
15. Bayle F. Tractatus de apoplexia. Toulousse: B. Guillemette; 1677.
16. Morgagni G, Cooke W, Dunbar JRW. The seats and causes of diseases, investigated by anatomy; containing a great variety of dissections, and accompanied by remarks. Boston: Wells and Lilly; 1824.
17. Caplan L. Caplan's stroke. Philadelphia: Elsevier Inc; 2009.
18. Benjamin EJ, Blaha MJ, Chiuve SE, on behalf of the American Heart Association Statistics Committee and Stroke Statistics Subcommittee, et al. Heart disease and stroke statistics—2017 update: a report from the American Heart Association. Circulation. 2017;135:e229–445.
19. Petty GW, Brown RD, Whisnant JP, et al. Ischemic stroke subtypes: a population-based study of incidence and risk factors. Stroke. 1999;30:2513–6.
20. Flaherty ML, Kissela B, Khoury JC, et al. Carotid artery stenosis as a cause of stroke. Neuroepidemiology. 2013;40(1):36–41.
21. Kim JS, Kang DW, Kwon SU. Intracranial atherosclerosis: incidence, diagnosis, and treatment. J Clin Neurol. 2005;1(1):1–7.
22. Brinjikji W, Rabinstein AA, Lanzino G, et al. Ultrasound characteristics of symptomatic carotid plaques: a systematic review and meta-analysis. Cerebrovasc Dis. 2015;40(3–4):165–74.
23. De Weerd M, Greving JP, Hedblad B, et al. Prevalence of asymptomatic carotid artery stenosis in the general population: an individual participant data meta-analysis. Stroke. 2010;41(6):1294.
24. McColgan P, Bentley P, McCarron M, Sharma P. Evaluation of the clinical utility of a carotid bruit. QJM. 2012;105(12):1171–7.
25. Hu HH, Liao KK, Wong WJ, et al. Ocular bruits in ischemic cerebrovascular disease. Stroke. 1988;19:1229–33.

26. North American Symptomatic Carotid Endarterectomy Trial Collaborators. Beneficial effect of carotid endarterectomy in symptomatic patients with high-grade stenosis. N Engl J Med. 1991;325:445–53.

27. Walker MD, Marler JR, Goldstein M, et al. Endarterectomy for asymptomatic carotid artery stenosis. JAMA. 1995;273(18):1421–8.

28. Adla T, Adlova R. Multimodality imaging of carotid stenosis. Int J Angiol. 2014;24:179–84.

29. Saba L, et al. Imaging of the carotid artery. Atherosclerosis. 2012;220:294–309.

30. Debrey SM, et al. Diagnostic accuracy of magnetic resonance angiography for internal carotid artery disease: a systematic review and meta-analysis. Stroke. 2008;39:2237–48.

31. Platzek I, Sieron D, Wiggermann P, Laniado M. Carotid artery stenosis: comparison of 3D time-of-flight MR angiography and contrast-enhanced MR angiography at 3T. Radiol Res Pract. 2014;2014:1–5.

32. Choi YJ, Jung SC, Lee DH. Vessel wall imaging of the intracranial and cervical carotid arteries. J Stroke. 2015;17:238–55.

33. Ohara T, et al. Eccentric stenosis of the carotid artery associated with ipsilateral cerebrovascular events. AJNR Am J Neuroradiol. 2008;29:1200–3.

34. Menon BK, et al. The donut sign on CT angiography: an indicator of reversible intraluminal carotid thrombus? Neuroradiology. 2010;52:1055–6.

35. Kim J, Park JE, Nahrendorf M, Kim D-E. Direct thrombus imaging in stroke. J stroke. 2016;18:286–96.

36. Toussaint JF, LaMuraglia GM, Southern JF, Fuster V, Kantor HL. Magnetic resonance images lipid, fibrous, calcified, hemorrhagic, and thrombotic components of human atherosclerosis in vivo. Circulation. 1996;94:932–8.

37. Yuan J, et al. Imaging carotid atherosclerosis plaque ulceration: comparison of advanced imaging modalities and recent developments. AJNR Am J Neuroradiol. 2017;38:664–71.

38. Rafailidis V, Chryssogonidis I, Tegos T, Kouskouras K, Charitanti-Kouridou A. Imaging of the ulcerated carotid atherosclerotic plaque: a review of the literature. Insights Imaging. 2017;8:213–25.

39. Parma L, Baganha F, Quax PHA, de Vries MR. Plaque angiogenesis and intraplaque hemorrhage in atherosclerosis. Eur J Pharmacol. 2017;816:107–15.

40. Saba L, Potters F, Van Der Lugt A, Mallarini G. Imaging of the fibrous cap in atherosclerotic carotid plaque. Cardiovasc Intervent Radiol. 2010;33:681–9.

41. Ross R. The pathogenesis of atherosclerosis: a perspective for the 1990s. Nature. 1993;362:801–9.

42. Yuan C, et al. Identification of fibrous cap rupture with magnetic resonance imaging is highly associated with recent transient ischemic attack or stroke. Circulation. 2002;105:181–5.

43. Saam T, et al. Comparison of symptomatic and asymptomatic atherosclerotic carotid plaque features with in vivo MR imaging. Radiology. 2006;240:464–72.

44. Devuyst G, et al. Ultrasound measurement of the fibrous cap in symptomatic and asymptomatic atheromatous carotid plaques. Circulation. 2005;111:2776–82.

45. Hatsukami TS, Ross R, Polissar NL, Yuan C. Visualization of fibrous cap thickness and rupture in human atherosclerotic carotid plaque in vivo with high-resolution magnetic resonance imaging. Circulation. 2000;102:959–64.

46. Yuan C, et al. Contrast-enhanced high resolution MRI for atherosclerotic carotid artery tissue characterization. J Magn Reson Imaging. 2002;15:62–7.

47. Wasserman BA, et al. Carotid artery atherosclerosis: in vivo morphologic characterization with gadolinium-enhanced double-oblique MR imaging initial results. Radiology. 2002;223:566–73.

48. McNally JS, et al. Intraluminal thrombus, intraplaque hemorrhage, plaque thickness, and current smoking optimally predict carotid stroke. Stroke. 2015;46:84–90.

49. Eesa M, et al. Role of CT angiographic plaque morphologic characteristics in addition to stenosis in predicting the symptomatic side in carotid artery disease. Am J Neuroradiol. 2010;31:1254–60.

50. U-King-Im JM, et al. Characterization of carotid plaque hemorrhage: a CT angiography and MR intraplaque hemorrhage study. Stroke. 2010;41:1623–9.

51. Ota H, et al. Carotid intraplaque hemorrhage imaging at 3.0-T MR imaging: comparison of the diagnostic performance of three T1-weighted sequences. Radiology. 2010;254:551–63.

52. McNally JS, et al. Carotid magnetization-prepared rapid acquisition with gradient-echo signal is associated with acute territorial cerebral ischemic events detected by diffusion-weighted MRI. Circ Cardiovasc Imaging. 2012;5:376–82.

53. Yamada N, et al. Association between signal hyperintensity on T1-weighted MR imaging of carotid plaques and ipsilateral ischemic events. AJNR Am J Neuroradiol. 2007;28:287–92.

54. Zhu DC, Ferguson MS, DeMarco JK. An optimized 3D inversion recovery prepared fast spoiled gradient recalled sequence for carotid plaque hemorrhage imaging at 3.0 T. Magn Reson Imaging. 2008;26:1360–6.

第 5 章

粥样硬化性颈动脉疾病的药物治疗

Alexander J. Doud, David L. Tirschwell

引言

对于许多不适宜行动脉内膜切除术或动脉支架置入术的患者来说,药物仍然是治疗椎动脉和颈动脉粥样硬化的基石。因此,我们将对药物治疗颈动脉疾病相关的最新进展和临床指南进行回顾。在颅外颈动脉粥样硬化的临床治疗背景下,此综述将讨论以下内容:他汀类药物的效用,行为改善,降压、控制血糖、抗凝及抗血小板药物的使用。

他汀类药物治疗

他汀属于已经证实的一类药物,它通过介导羟甲基戊二酰辅酶 A(HMG–COA)还原酶系统来改善动脉粥样硬化疾病的病程。在许多随机对照试验中,此类药物在血脂调节和抗感染方面已显示出诸多优势[1]。此外,在颈动脉狭窄中使用他汀类药物可促进斑块稳定与消退[2]。对于那些曾患脑卒中或短暂性脑缺血发作的患者,强化降低胆固醇(SPARCL)试验显示,大剂量阿托伐他汀(80mg/d)可降低缺血性脑卒中的 5 年发生风险,该药最明显的不良反应是肝酶水平升高,以及出血性

脑卒中 5 年相对风险的轻度增加[3]。发生在患者身上的其他常见不良反应包括:他汀类肌炎与药物相关性皮疹。Naci 进行的一项大型荟萃分析发现,最可能对患者有良好耐受性的药物是辛伐他汀与普伐他汀[4]。在同一研究中发现,阿托伐他汀和瑞舒伐他汀的停药率增加与这些药物的剂量增加有关。在此项研究中,一项令人惊讶的结果是,使用他汀类药物可增加糖尿病的发病率。另外,尽管这些囊括荟萃分析的研究并非完全具备发现非症状性肌肉毒性的能力,但未显示他汀类药物的使用与罹患肌病有关。鉴于他汀类药物的高度耐受性与极少发生的不良反应,那些曾因肌病或其他不良反应而停用他汀类药物的患者,可合理地尝试使用另一种他汀类药物替代来改善患者的药物耐受性。

根据美国心脏协会(AHA)最近更新的缺血性脑卒中二级预防指南,强有力证据支持将他汀类药物用于被认为是血管间动脉粥样硬化栓塞所致的脑卒中患者[5]。在强化降低胆固醇(SPARCL)试验队列中,高强度他汀类药物治疗组中大部分患者的低密度脂蛋白(LDL)水平能够控制在 100mg/dL 以

下,随后提出这一数值为合理的(降脂)目标。对于糖尿病患者,有人提出应更为积极地把低密度脂蛋白(LDL)降至 70mg/dL 以下,并已经在 CREST 2 试验中用最大的药物剂量实施了这一目标[6,7]。

通过动脉粥样硬化疾病进展的速度来量化动脉粥样硬化疾病的程度,为治疗干预的比较分析提供了一个有用的指标,如他汀类药物或更新的降低胆固醇的单克隆抗体,即称作"血浆前蛋白转化酶枯草杆菌/蛋白酶 9 型(PCSK9)"抑制剂。在一组纳入了 3 名他汀类药物抵抗的动脉粥样硬化患者的队列中,颈动脉斑块磁共振特征的贯续评估已显示出"血浆前蛋白转化酶枯草杆菌/蛋白酶 9 型(PCSK9)"抑制剂阿罗单抗对斑块稳定性有效果。通过单克隆抗体与"血浆前蛋白转化酶枯草杆菌/蛋白酶 9 型(PCSK9)"的耦合,这些制剂可分别降低脑卒中与心肌梗死的风险,此外还能明显降低低密度脂蛋白胆固醇(LDL-C)。目前,它们虽易于耐受,但在没有纳入医保的情况下过于昂贵,在写本部分内容时就已经存在这种矛盾的情况了。尽管如此,在颈动脉粥样硬化斑块治疗中,早期的数据显示"血浆前蛋白转化酶枯草杆菌/蛋白酶 9 型"(PCSK9)抑制剂疗效良好,值得其在更大范围的人群中进行深入研究。

运动疗法、饮食、生活方式

在动脉粥样硬化的治疗中,改善生活方式的治疗作用可能很抽象。但是,在近期的一些研究中,已经将饮食、运动和改善生活方式纳入对颈动脉疾病自然病史影响程度的评估之中。2014 版美国心脏协会指南认为下述的行为学因素与脑卒中发病率降低相关:减重,着重于水果、蔬菜和低脂食物的摄入,以及少量鱼肉或禽肉的摄入(C 级证据)[5]。Venojarvi 研究了有氧运动对患有葡萄糖调节障碍的中年男性人群的影响,并在研究中发现致动脉粥样硬化形成指标与代谢综合征的分值得到改善,而有氧运动对所测得的氧化应激值没有实质性影响[9]。其他研究者已经评估了在工作环境中,行为纠正对于改善心血管健康的作用,包括健身手环追踪器、直立式书桌及周期性激励式会面[10]。

运动与改善生活方式影响着人生中各个阶段的健康状况。在动物模型上实施的基础科学研究表明,与不控制体重的对照组小鼠相比,投喂了西式减肥餐且参与有氧运动的小鼠的粥样硬化性金属蛋白酶活性下降[11]。金属蛋白酶活性与粥样硬化性纤维帽的进展有关,并产生了许多影响其发展的辅助因子。在一项"热量限定"(摄入)与"运动耐力治疗"的随机对照试验中,两者均能产生减重(降低 7%)效果,而且与"热量限定组"相比,"运动耐力组"的最大摄氧量(VO_2)明显增加,类似的变化也见于收缩压/舒张压、非高密度脂蛋白、甘油三酯。在这项纳入 52 名患者的队列研究中,高密度脂蛋白胆固醇的水平没有发现变化[12]。

颈动脉壁的内膜-中膜厚度(cIMT)是衡量动脉粥样硬化疾病严重程度的标准,其作为纵向标志物,用来评估饮食、运动和其他行为学改善后的效果。在改善生活方式的背景下,颈动脉内膜-中膜厚度的变化率已显示出放缓迹象,而且动脉粥样硬化风险的聚集早期标志物与有氧运动中的静脉氧含量相关[13,14]。即便是用于评价效果的正式科学研究还未实施,正念禅修的方法有可能会长期地缓解压力,对交感神经系统和下丘脑-垂体轴产生下游效应[15]。美国心脏协会更新了有关运动和生活方式改善的建议,归纳为"简单生活的 7 要素",总分在 0~14 分之间,概括了患者的多种风险指标(吸烟、高血压、体重指数、身体活动、饮食、总胆固醇及血糖控制），每项的分数划分为 0（差）、1（中等）、2（佳）。在"简单生活的 7 要素"中纳入身体活动和饮食，反映了其在预防脑卒中（包括颈动脉粥样硬化）方面的重要性。需要进一步的研究来向患者具体推荐如何运动与合理饮食。

降压药物

在缺血性脑卒中和短暂性脑缺血发作（TIA）的治疗中，已认定高血压是可以纠正的危险因素。近期在美国的流行病学评估中，高达 7800 万美国人符合高血压的临床诊断，该诊断标准是收缩压超过 140mmHg（1mmHg=0.133kPa）。在诊断脑卒中时，几乎 70% 的患者患有高血压[5]。

2014 版美国卒中协会（ASA）指南推荐收缩压>140mmHg（或舒张压>90mmHg）的患者启动降压治疗（Ⅰ类 B 级证据）。在启动治疗之前，对收缩压<140mmHg 的患者设定更低的血压目标已获Ⅱ B 类 C 级证据支持。对于那些曾接受过药物治疗，重启降压治疗的患者已获Ⅰ类 A 级证据支持。在脑卒中后的数天内重启这些药物治疗与脑卒中的低复发率，以及其他继发性心脏病终点事件的低发病率相关[5]。延迟数天启动降压治疗可能有利于避免缺血半暗带脑组织的低灌注。重启降压治疗的准确时间线与治疗目标取决于患者的情况，并可能要将患者脑卒中出血转化的大小、严重性、侧别和程度考虑在内。重启降压治疗的标准时间线是脑卒中发生后两周内，同时调整上述危险因素。

在颈动脉粥样硬化性改变中，还未具体阐述高血压治疗与脑卒中风险降低之间的相关性，但还是有理由期待类似的脑卒中风险降低出现在颈动脉疾病之中。与降压治疗有关的客观性内膜-中膜厚度（IMT）测定，其粥样硬化性管壁厚度减少的表现与血管紧

张素转换酶（ACE）抑制剂、钙通道阻滞剂相关，而且可能与氯噻酮有关[16]。21 世纪早期，对颈动脉狭窄患者实施了药物治疗与颈动脉内膜切除术的对照研究中，相较于当前标准的抗血小板、他汀类药物或高血压治疗，这些研究的药物干预通常效果不佳。在颈动脉粥样硬化中，截至目前还没有进行最佳药物治疗（包括高血压的积极控制）与外科干预对比的新型研究[16]。正在进行的 CREST 2 试验将会对当前最佳药物治疗方案的效果提供很多必要数据，但这些结果将会在数年后得出。

降低糖化血红蛋白

由于高血糖是一项可以纠正的危险因素，短暂性脑缺血发作（TIA）或缺血性脑卒中的患者应该进行糖尿病筛查。对缺血性脑卒中或短暂性脑缺血发作（TIA）患者进行糖尿病筛查受到Ⅱa 类 C 级证据支持。在 Yokoyama 所著的一篇纳入 11 项研究的荟萃分析中，已显示出血糖控制与颈动脉内膜-中膜厚度（cIMT）显著变薄有关[17]。提示颈动脉斑块风险的生物标志物可用于评价糖化血红蛋白（HbA1c）降低的作用，包括：颈动脉内膜-中膜厚度、管壁体积百分比（PWV），以及是否存在富脂质坏死核（LRNC）。在缺血性脑卒中人群中，使用着重于这些标准对颈动脉粥样硬化 MRA 的评估，可以显示出易损斑块特点与 A1c 水平之间的关联性[18]。类似的多变量分析显示空腹血糖并不利于预测颈动脉疾病的发生，但 A1c 水平与颈动脉内膜-中膜厚度之间呈线性相关[19]。一项前瞻性试验可能会提供更有说服力的证据，此研究阐明：颈动脉内膜-中膜厚度的显著下降是对 A1c 降低做出的反馈，但在血管壁模型中，血糖控制的作用可能只是起效因素之一。根据美国心脏协会

(AHA)指南,对于糖尿病患者而言,血糖控制在 7 以下可能会获益,但还没有具体阐明脑卒中降低的风险。

抗血小板治疗和抗栓治疗

无症状性颈动脉疾病

纳入"无症状性颈动脉杂音研究"的患者,没有临床症状但至少伴有一侧颈动脉的狭窄程度>50%,并随机分为 325mg 的阿司匹林(治疗组)与对照组来预防血管性事件。两组在缺血性血管事件预后或致死方面没有显著差异[20]。尽管如此,2014 版美国卒中协会(ASA)发布的一级脑卒中预防指南建议:阿司匹林应该用于无症状性颈动脉狭窄患者的脑卒中预防[21]。该项证据为Ⅰ类 C 级,这反映出此推荐是基于有限数据与专家共识做出的。2014 版指南还建议:如果对无症状性颈动脉狭窄患者实施了颈动脉内膜切除术,他们应在围术期和术后接受阿司匹林治疗,这一条建议也是Ⅰ类 C 级证据。

新发的症状性颈动脉疾病

就新发的症状性颈内动脉狭窄而言,特别是在出现症状与将要实施外科干预之间的时期,最佳的抗栓治疗药物仍不明确。通常要使用至少一种抗血小板药物,尽管没有任何一种情况是抗血小板治疗的明确适应证。对所有颈动脉狭窄、短暂性脑缺血发作(TIA)或脑卒中的患者来说,2014 版美国心脏协会(AHA)指南指出,所推荐的最佳药物治疗应涵盖抗血小板治疗、他汀类药物治疗并纠正危险因素(Ⅰ类 A 级证据)[5]。2005年,在对颈动脉狭窄程度≥50%、过去 3 个月出现症状及经颅多普勒超声提示微血栓信号(MES)阳性患者的研究中,氯吡格雷联合阿司匹林降低症状性颈动脉狭窄栓子(CARESS)

随机试验对氯吡格雷联合阿司匹林的双抗治疗(DAPT)对照单一应用阿司匹林的有效性进行了报道。在经颅多普勒超声提示微血栓信号阳性的患者中,双抗治疗组中 7 天的脑卒中发病率显著降低,尽管此研究并未纳入临床预后,但双抗治疗组的脑卒中发病率更低,这暗示双抗治疗组的治疗效果可能更佳。如果患者在出现新发症状后未接受颈动脉手术,双抗治疗可能在短期治疗选择方面是合理的,但不应持续服用以作为长期的二级预防。此外,抗血小板治疗已明确优于抗凝治疗[6]。

围术期抗栓治疗

在颈动脉内膜切除术(CEA)或颈动脉支架置入术(CAS)的术前、术中和术后,指南一直推荐使用阿司匹林(81~325mg/d)[6]。阿司匹林与颈动脉内膜切除术随机试验对围术期抗栓的 4 种(81mg/d、325mg/d、650mg/d 及 1300mg/d)阿司匹林剂量进行了对比。在 30 天(5.4%对 7.0%,P=0.07)和 3 个月(6.2%对 8.4%,P=0.03)时,脑卒中、心肌梗死或死亡的综合预后后,低剂量组(81mg/d 或 325mg/d)要优于高剂量组(650mg/d 或 1300mg/d)。这些结果促成了目前所推荐的低剂量抗血小板治疗。尽管一项小型试验指出了颈动脉内膜切除术前行双抗治疗(DAPT)的获益度及其他支持的观察性证据,但此法没有得到广泛认可[24,25]。

对于接受了颈动脉支架置入术(CAS)的患者,鉴于支架可致血栓形成的特性,围术期抗栓治疗推荐用双抗治疗(DAPT)。因此,在很多大规模随机试验(包括 SPACE[26]、EVA-3S[27]、CREST[28]和 ICSS[29])中使用双抗治疗。这种情况反映在 2011 版颅外颈动脉与椎动脉疾病患者管理的多协会指南中,该指南提到:在颈动脉支架置入术的术前及术后至少 30 天,推荐使用阿司匹林(81~325mg/d)

联合氯吡格雷(75mg/d)的双抗治疗[6]。在目前的临床实践中,其他药物有可能代替氯吡格雷,但这已经超出了本书讨论的范畴。

特殊情况

发现颈动脉夹层要实施抗栓治疗,特别是在近期有短暂性脑缺血发作(TIA)或脑卒中的情况下。在 2011 版美国心脏协会指南发布的时候,非随机试验已经抛出这一问题,对于与缺血性脑卒中或短暂性脑缺血发作相关的颅外颈动脉或椎动脉夹层患者,推荐至少接受 3~6 个月的抗栓治疗,即一种抗凝剂(肝素、低分子肝素或华法林)或血小板抑制剂(阿司匹林、氯吡格雷或双嘧达莫缓释片+阿司匹林)(B 级证据)。2015 年发表的颈动脉夹层致脑卒中研究(CADISS)试验,把过去 7 天内出现症状的颅外颈动脉或椎动脉夹层患者,随机分为抗血小板药物或抗凝药物组,评估 3 个月的同侧脑卒中预后或死亡。不良预后的发生率很低,而且两个药物组间没有发现显著差异[30]。即便很多证据可能认定抗血小板药物治疗安全且易于采用,但对颈动脉夹层施行抗血小板或抗凝治疗仍没有强力证据支持。

颈动脉蹼是颈动脉球局部肌纤维发育不良的一种形式,由非粥样硬化性内膜纤维增生构成,影像上表现为充盈缺损,而且通常发生于近端颈内动脉的后外侧壁[31]。人们逐渐认识到这些异常血管引起了不明原因的缺血性脑卒中(特别是在青年患者中),而且一些病例组的出现率高达 30%。与颈动脉蹼有关的缺血性脑卒中已见报道,抗栓治疗的复发率高,开放性或血管内手术干预后的复发率可能很低[31,32]。由于病理生理学认为脑卒中与蹼内血流瘀滞有关,近期有综述推断:华法林抗凝也许是比抗血小板治疗更好的药物治疗方案,此项推断还需要更多的研究来证实[32]。

结论

鉴于共通的病理学基础,即便还没有限定于颈动脉的研究,借用涉及其他动脉研究的共通点似乎是可行的。评估患者病情时,应率先采用微创的诊断形式,如有必要,再升至侵袭性更大的方案。美国心脏协会指南指出:对已知的症状性颈动脉狭窄患者或因发现颈动脉杂音而怀疑狭窄的患者,应该首先行颈动脉超声。伴有多因素脑卒中风险或在其他部位血管存在动脉粥样硬化的患者,颈动脉超声筛查可能有用,但是超声检查对这些患者的获益尚不明确,原因是已存在启动最佳医疗的适应证。一旦明确了颈动脉粥样硬化疾病,目前所推荐的最佳药物治疗细则包括:血压为 140/90mmHg 以下的患者(A 级证据),并且血管紧张素转换酶(ACE)与钙通道阻滞性降压药可能是最有益于重塑颈动脉管腔的药物。采用高浓度他汀类药物来纠正血脂异常,低密度脂蛋白(LDL)的目标值是低于 100mg/dL(B 级证据),伴有糖尿病患者 LDL 降至 70mg/dL 以下。表 5.1 简单总结了颈动脉粥样硬化疾病的药物治疗方法。

我们应该把症状性与无症状性颈动脉疾病患者的最佳药物治疗汇总在一起,制订一种降低可纠正的危险因素,并将用来干预其自身生活方式的多方位的方案提供给患者。此外,对最佳药物的疗效与现代外科干预进行对比是进一步研究的范畴。但可以明确,通过单纯的药物最大化治疗或联合血管干预,仍旧有机会降低脑卒中的潜在风险,减少脑卒中所致的相关并发症,有机会改善患者的生活质量并减轻全球卫生负担。

表 5.1　颈动脉粥样硬化疾病治疗建议总结

他汀类药物治疗	在普通人群中,高强度他汀类药物治疗 LDL 的目标值为<100mg/dL
	糖尿病患者 LDL 的目标值为<70mg/dL
运动疗法、饮食、生活方式	B 级证据支持颅外颈动脉狭窄患者戒烟
	可能从运动和饮食建议中受益
降压药物	推荐的药物包括 ACEI、钙通道阻滞剂和噻嗪类利尿剂,血压目标为<140/90mmHg
降低糖化血红蛋白	虽然 A1c<7 相关的脑卒中风险没有明显降低,但可能获益
	建议使用包括抗高血糖药和饮食建议在内的治疗方案
抗血小板治疗(无症状性颈动脉疾病)	阿司匹林 81mg/d
	如果进行颈动脉内膜切除术,建议围术期服用阿司匹林
抗血小板治疗(新发的症状性颈动脉疾病)	如果患者不能及时进行血管介入治疗,则进行短期双抗治疗
	不建议长期使用双抗治疗。抗血小板单一疗法优于抗凝治疗
围术期抗栓治疗	在动脉内膜切除术前后,始终建议服用 81~325mg 阿司匹林
	如果进行颈动脉支架置入术,则联用 75mg 氯吡格雷
特殊情况	有症状的颈动脉夹层术后 3~6 个月,一致支持 81~325mg 抗血小板治疗
	在这种情况下,没有证据表明抗凝治疗优于抗血小板治疗
	专家支持颈动脉蹼抗凝治疗,尽管现有研究有限

注:LDL,低密度脂蛋白;ACEI,血管紧张素转化酶抑制剂。

参考文献

1. Kang S, Wu Y, Li X. Effects of statin therapy on the progression of carotid atherosclerosis: a systematic review and meta-analysis. Atherosclerosis. 2004;177(2):433–42.
2. Whayne TF Jr. Assessment of carotid artery stenosis and the use of statins. Int J Angiol. 2015;24(3):173–8.
3. Amarenco P, Bogousslavsky J, Callahan A 3rd, Goldstein LB, Hennerici M, Rudolph AE, et al. High-dose atorvastatin after stroke or transient ischemic attack. N Engl J Med. 2006;355(6):549–59.
4. Naci H, Brugts J, Ades T. Comparative tolerability and harms of individual statins: a study-level network meta-analysis of 246 955 participants from 135 randomized, controlled trials. Circ Cardiovasc Qual Outcomes. 2013;6(4):390–9.
5. Kernan WN, Ovbiagele B, Black HR, Bravata DM, Chimowitz MI, Ezekowitz MD, et al. Guidelines for the prevention of stroke in patients with stroke and transient ischemic attack: a guideline for healthcare professionals from the American Heart Association/American Stroke Association. Stroke. 2014;45(7):2160–236.
6. Brott TG, Halperin JL, Abbara S, Bacharach JM, Barr JD, Bush RL, et al. 2011 ASA/ACCF/AHA/AANN/AANS/ACR/ASNR/CNS/SAIP/SCAI/SIR/SNIS/SVM/SVS guideline on the management of patients with extracranial carotid and vertebral artery disease: executive summary. Stroke. 2011;42(8):e420–63.
7. Howard VJ, Meschia JF, Lal BK, Turan TN, Roubin GS, Brown RD Jr, et al. Carotid revascularization and medical management for asymptomatic carotid stenosis: protocol of the CREST-2 clinical trials. Int J Stroke. 2017;12(7):770–8.
8. Ogata A, Oho K, Matsumoto N, Masuoka J, Inoue K, Koguchi M, et al. Stabilization of vulnerable carotid plaques with proprotein convertase subtilisin/kexin type 9 inhibitor alirocumab. Acta Neurochir. 2019;161(3):597–600.
9. Venojarvi M, Korkmaz A, Wasenius N, Manderoos S, Heinonen OJ, Lindholm H, et al. 12 weeks' aerobic and resistance training without dietary intervention did not influence oxidative stress but aerobic training decreased atherogenic index in middle-aged men with impaired glucose regulation. Food Chem Toxicol. 2013;61:127–35.

10. Coffeng JK, van der Ploeg HP, Castellano JM, Fernandez-Alvira JM, Ibanez B, Garcia-Lunar I, et al. A 30-month worksite-based lifestyle program to promote cardiovascular health in middle-aged bank employees: design of the TANSNIP-PESA randomized controlled trial. Am Heart J. 2017;184:121–32.

11. Shon SM, Jang HJ, Schellingerhout D, Kim JY, Ryu WS, Lee SK, et al. Cytokine response to diet and exercise affects atheromatous matrix metalloproteinase-2/9 activity in mice. Circ J. 2017;81(10):1528–36.

12. Weiss EP, Albert SG, Reeds DN, Kress KS, McDaniel JL, Klein S, et al. Effects of matched weight loss from calorie restriction, exercise, or both on cardiovascular disease risk factors: a randomized intervention trial. Am J Clin Nutr. 2016;104(3):576–86.

13. Fernstrom M, Fernberg U, Eliason G, Hurtig-Wennlof A. Aerobic fitness is associated with low cardiovascular disease risk: the impact of lifestyle on early risk factors for atherosclerosis in young healthy Swedish individuals – the Lifestyle, Biomarker, and Atherosclerosis study. Vasc Health Risk Manag. 2017;13:91–9.

14. Wildman RP, Schott LL, Brockwell S, Kuller LH, Sutton-Tyrrell K. A dietary and exercise intervention slows menopause-associated progression of subclinical atherosclerosis as measured by intima-media thickness of the carotid arteries. J Am Coll Cardiol. 2004;44(3):579–85.

15. Zieff G. Ancient roots – modern applications: mindfulness as a novel intervention for cardiovascular disease. Med Hypotheses. 2017;108:57–62.

16. Jusufovic M, Sandset EC, Skagen K, Skjelland M. Blood pressure lowering treatment in patients with carotid artery stenosis. Curr Hypertens Rev. 2016;12(2):148–55.

17. Yokoyama H, Katakami N, Yamasaki Y. Recent advances of intervention to inhibit progression of carotid intima-media thickness in patients with type 2 diabetes mellitus. Stroke. 2006;37(9):2420–7.

18. Sun B, Zhao H, Liu X, Lu Q, Zhao X, Pu J, et al. Elevated hemoglobin A1c is associated with carotid plaque vulnerability: novel findings from magnetic resonance imaging study in hypertensive stroke patients. Sci Rep. 2016;6:33246.

19. Verdoia M, Schaffer A, Cassetti E, Barbieri L, Di Ruocco MV, Perrone-Filardi P, et al. Glycosylated hemoglobin and coronary artery disease in patients without diabetes mellitus. Am J Prev Med. 2014;47(1):9–16.

20. Cote R, Battista RN, Abrahamowicz M, Langlois Y, Bourque F, Mackey A. Lack of effect of aspirin in asymptomatic patients with carotid bruits and substantial carotid narrowing. The Asymptomatic Cervical Bruit Study Group. Ann Intern Med. 1995;123(9):649–55.

21. Meschia JF, Bushnell C, Boden-Albala B, Braun LT, Bravata DM, Chaturvedi S, et al. Guidelines for the primary prevention of stroke: a statement for healthcare professionals from the American Heart Association/American Stroke Association. Stroke. 2014;45(12):3754–832.

22. Markus HS, Droste DW, Kaps M, Larrue V, Lees KR, Siebler M, et al. Dual antiplatelet therapy with clopidogrel and aspirin in symptomatic carotid stenosis evaluated using doppler embolic signal detection: the Clopidogrel and Aspirin for Reduction of Emboli in Symptomatic Carotid Stenosis (CARESS) trial. Circulation. 2005;111(17):2233–40.

23. Taylor DW, Barnett HJ, Haynes RB, Ferguson GG, Sackett DL, Thorpe KE, et al. Low-dose and high-dose acetylsalicylic acid for patients undergoing carotid endarterectomy: a randomised controlled trial. ASA and Carotid Endarterectomy (ACE) Trial Collaborators. Lancet. 1999;353(9171):2179–84.

24. Naylor AR, Sayers RD, McCarthy MJ, Bown MJ, Nasim A, Dennis MJ, et al. Closing the loop: a 21-year audit of strategies for preventing stroke and death following carotid endarterectomy. Eur J Vasc Endovasc Surg. 2013;46(2):161–70.

25. Payne DA, Jones CI, Hayes PD, Thompson MM, London NJ, Bell PR, et al. Beneficial effects of clopidogrel combined with aspirin in reducing cerebral emboli in patients undergoing carotid endarterectomy. Circulation. 2004;109(12):1476–81.

26. SPACE Collaborative Group, Ringleb PA, Allenberg J, Bruckmann H, Eckstein HH, Fraedrich G, et al. 30 day results from the SPACE trial of stent-protected angioplasty versus carotid endarterectomy in symptomatic patients: a randomised non-inferiority trial. Lancet. 2006;368(9543):1239–47.

27. Mas JL, Chatellier G, Beyssen B, Branchereau A, Moulin T, Becquemin JP, et al. Endarterectomy versus stenting in patients with symptomatic severe carotid stenosis. N Engl J Med. 2006;355(16):1660–71.

28. Brott TG, Hobson RW 2nd, Howard G, Roubin GS, Clark WM, Brooks W, et al. Stenting versus endarterectomy for treatment of carotid-artery stenosis. N Engl J Med. 2010;363(1):11–23.

29. International Carotid Stenting Study Investigators, Ederle J, Dobson J, Featherstone RL, Bonati LH, van der Worp HB, et al. Carotid artery stenting compared with endarterectomy in patients with symptomatic carotid stenosis (International Carotid Stenting Study): an interim analysis of a randomised controlled trial. Lancet. 2010;375(9719):985–97.

30. CADISS Trial Investigators, Markus HS, Hayter E, Levi C, Feldman A, Venables G, et al.

Antiplatelet treatment compared with anticoagulation treatment for cervical artery dissection (CADISS): a randomised trial. Lancet Neurol. 2015;14(4):361–7.

31. Zhang AJ, Dhruv P, Choi P, Bakker C, Koffel J, Anderson D, et al. A systematic literature review of patients with carotid web and acute ischemic stroke. Stroke. 2018;49(12):2872–6.

32. Kim SJ, Nogueira RG, Haussen DC. Current understanding and gaps in research of carotid webs in ischemic strokes: a review. JAMA Neurol. 2019;76(3):355–61.

第 6 章

颈动脉内膜切除术

Pedro Norat，Sauson Soldozy，Min S. Park，M. Yashar S. Kalani

适应证

颈动脉疾病是全世界范围内导致脑卒中的重要原因[1]。颈动脉疾病患者血运重建的正确选择取决于颈动脉狭窄的严重程度和临床表现。颈动脉狭窄可分为有症状性或无症状性两种。存在脑卒中或短暂性脑缺血发作(TIA)时，考虑为症状性颈动脉狭窄。如果患者无颈动脉或椎基底动脉相关症状的既往病史，则将其归为无症状性颈动脉狭窄，头晕或轻度头痛被认为是无症状性。因此，决定何时行颈动脉内膜切除术(CEA，又称颈动脉内膜剥脱术)治疗一直是有争议的话题，已有一些随机对照试验(RCT)确定了在有症状性和无症状性患者中 CEA 的有效性和安全性。

北美症状性颈动脉内膜切除术试验(NASCET)和欧洲颈动脉外科试验(ECST)均已证明，对于有症状颈动脉重度狭窄(定义为狭窄程度≥70%)患者，CEA 优于单纯药物治疗。NASCET 将 328 例患者随机分配至 CEA 组，331 例患者分配至单纯药物治疗组，但狭窄程度为 70%~99% 的患者接受 CEA 治疗有明显的获益，因此该试验在 18 个月后停止。CEA 治疗 2 年时患同侧脑

卒中的风险为 9%，而单纯药物治疗 2 年时患同侧脑卒中的风险为 26%[2]。1998 年，NASCET 公布了进一步研究结果，显示狭窄程度为 50%~69% 的患者行 CEA 获益较少，CEA 术后 5 年患同侧脑卒中的风险为 15.7%，而单纯药物治疗 5 年时患同侧脑卒中的风险为 22.2%[3]。在狭窄程度<50% 的患者中，未发现 CEA 的益处。ECST 对 2518 例患者进行了随机分组，并报道了相似的结果，表明 CEA 仅使狭窄程度≥70% 的患者受益，而对狭窄程度为 50%~69% 的患者无益处[4]。目前美国卒中协会和美国心脏协会(ASA/AHA)建议：对于平均或低手术风险的有症状颈动脉狭窄患者，无创影像检查显示狭窄程度≥70%(Ⅰ类 A 级证据)或血管造影显示狭窄程度≥50%(Ⅰ类 B 级证据)，6个月内有症状发作，接受 CEA 治疗的预期围术期脑卒中或死亡率低于 6%。在年龄较大的患者中，如果认为血管内治疗不理想，则建议行 CEA(Ⅱa 类 B 级证据)。对于有 TIA 或脑卒中的患者，如果没有早期血运重建的禁忌证，最好在症状出现后 2 周内进行 CEA，而不是推迟手术(Ⅱa 类 B 级证据)。如果有症状患者由于合并症导致 CEA 的并发症风险很高，那么血运重建是否比单纯药物治疗具有更大的获益尚无充足证据(Ⅱb 类 B

级证据)[5]。有时,患者可能出现双侧颈动脉狭窄,或者症状可能是由单侧颈动脉闭塞引起,而对侧颈动脉也存在狭窄。建议首先对有症状侧进行手术,然后在第一次手术后 1~2 周再进行另一侧手术。如果双侧都有症状,则优先考虑较严重的病变侧。总之,出现严重狭窄和有症状的患者手术干预获益更大。

我们对无症状颈动脉狭窄患者行 CEA 风险的评估主要从疾病的自然病史及接受药物治疗的效果方面进行。无症状颈动脉粥样硬化研究(ACAS)和无症状颈动脉手术试验(ACST)证明,CEA 在狭窄程度>60% 的无症状患者中获益。ACAS 将 1662 例患者随机分为接受 CEA 治疗或单纯接受药物治疗,由于在 CEA 队列中有明确净获益,该试验在 2.7 年后终止,预计患者 5 年的同侧脑卒中、围术期脑卒中和死亡的发生率在 CEA 组为 5.1%,而在药物治疗组为 11%[6]。ACST 纳入了 3120 例颈动脉狭窄>60% 的无症状患者,CEA 组在 5 年内报告脑卒中或死亡的发生率为 6.4%,而在药物治疗组为 11.7%,这进一步证明了 CEA 对颈动脉狭窄程度>60% 的无症状患者有益[7]。选择无症状患者进行颈动脉血运重建时,除了了解患者的倾向,在讨论 CEA 的风险和获益时还应考虑诸如合并症和预期寿命之类的个体因素 (Ⅰ类 C 级证据)。若围术期脑卒中、心肌梗死(MI)和死亡的风险较低,狭窄程度>70% 的无症状患者应行 CEA(Ⅱa 类 A 级证据)。对那些因合并症导致 CEA 高风险的无症状患者,尚不确定 CEA 或单纯药物治疗哪个更有效(Ⅱb 类 B 级证据)。同样值得注意的是,如果发现患者颈内动脉完全闭塞并且仍然没有症状,则 CEA 属禁忌证,这些患者应考虑做搭桥手术。

技术

文献报道行 CEA 手术有多种技术。该手术可以在 3 种不同的麻醉下进行。外科医生可以选择横切口或纵切口。监测方式的选择也由手术医生决定。在手术的颈动脉阻断期间可对患者进行选择性转流,颈动脉可以直接缝合或加用补片缝合。考虑到行 CEA 时有不同技术可供选择,外科医生应使用他们最熟悉的技术。无论采用哪种方法,所有患者均应在术前开始服用阿司匹林。如果术前已经开始应用肝素,则在手术过程中应继续应用肝素。降压药物也应继续使用,因为患者需要在整个围术期保持血压正常。

定位和切口

患者在手术台上采取仰卧位,手臂固定在侧面。对于肥胖患者,可在肩胛骨之间放置一小块方垫以帮助显露。患者头部均应稍微向后伸,并转向对侧,以更好地显露颈动脉。大多数患者 ICA 位于 ECA 的后方。头部向对侧旋转可将 ICA 从侧方移入手术视野,便于解剖(图 6.1)。头部旋转的程度由术前血管造影或磁共振血管成像(MRA)确定,它们可显示 ICA 和 ECA 相对解剖位置。患者颈部轻度后伸会增加手术操作空间(图 6.2),但必须小心,避免对患颈椎病的老年患者过度伸展。

手术部位充分显露后,即可确定切口位置。大多数患者的颈动脉分叉部位于下颌角以下两横指处,但在高位或低位颈动脉分叉的患者中,其变化很大。标记切口后,消毒术区皮肤,然后在手术部位铺无菌巾。沿胸锁乳突肌的内侧缘进行切开,中点在颈动脉球部。横切口则始于下颌角以下约 1cm 处,止于胸锁乳突肌上方(图 6.3)。

显露

切开皮肤后,必须仔细辨认颈部解剖学结构,以防止出血。双极电凝可用于控制浅表出血和保持术野无出血。电刀切开颈阔

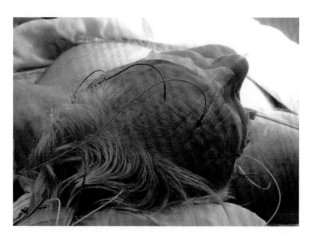

图 6.1　头部向对侧旋转以便将 ICA 由侧方移入术野。

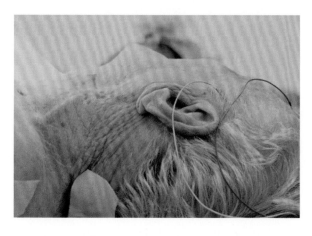

图 6.2　患者颈部轻度后伸可扩大手术操作空间。

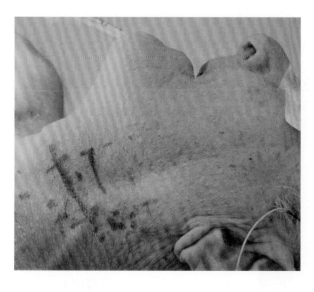

图 6.3　横切口始于下颌角以下约 1cm 处，止于胸锁乳突肌上方。

肌,放置金属牵开器以显露术野。在整个手术过程中,牵开器必须保持在浅层,以防损伤喉返神经,这一点很重要。在切口的上部可能会遇到颈横神经,必要时可切断。

在颈阔肌下方,必须识别出胸锁乳突肌的内侧缘并追溯至颈内静脉(IJV)。在胸锁乳突肌下解剖时,应注意防止损伤脊髓副神经。在分离这一部分时,可能会遇到横跨颈动脉分叉部的面总静脉,必要时可将其切断(图6.4)。颈动脉位于颈内静脉内侧深方。解剖的下界以肩胛舌骨肌为标志,上界为二腹肌后腹,在分离这一部分时应辨别并保护舌下神经,其大部分位于ECA和ICA的浅表,直接位于二腹肌下方。很少病例会牺牲舌下神经降支。还有很重要的一点是要记住动脉粥样硬化是系统性疾病,通常始于主动脉弓内壁,扩展并覆盖CCA和ICA内壁,最终到达ICA颅内段。因此,作者建议根据病变的范围进行解剖,以使颈动脉充分显露。这样就可以方便在CCA近端使用Fogarty血管钳,在ICA以及甲状腺上动脉(STA)上方的ECA处使用"哈巴狗"血管夹(bulldog clamp),以覆盖狭窄区域。在术野范围向上分离颈动脉鞘使外科医生能够辨别斑块的远端范围。

应在CCA和ECA周围环绕柔软的血管吊带。特别是有症状狭窄的患者,在解剖ICA分叉部时应小心,以防止血栓栓塞事件。ICA的远处显露是分离中最困难的部分,该过程对手术的成功至关重要。对于斑块向上延伸至头侧或颈动脉分叉部高于正常值的患者,术者应确保其显露水平高于第三颈椎水平。这需要将切口延长至乳突尖,但是必须注意,不要切开腮腺上方的筋膜,因面神经可能位于颞腮腺筋膜下。显露腮腺后,术者需要识别并显露二腹肌后腹以及舌下神经。然后可以将神经游离,环绕血管吊带分离并轻拉牵开。接下来,切断并牵开二腹肌后腹以显露出茎突舌骨肌,分离该肌肉可以识别和切除较深的茎突韧带,从而使ICA远端完全显露。

作者建议在阻断血流之前确定ICA斑块的远端范围,这可以通过多普勒超声对ICA进行探测(越过斑块后音调变高),肉眼观察动脉壁变色(斑块末端由黄色变为粉红色)以及手指(轻微)仔细地触诊硬化的斑块末端。在ICA、ECA和CCA环绕的血管吊带可以帮助牵拉血管,并且在可能需要放置转流管的情况下,可以固定住转流管。

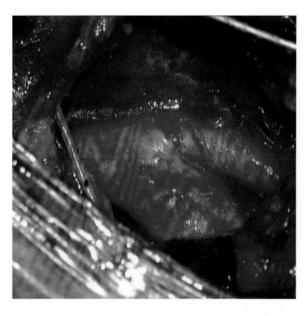

图6.4　颈动脉分叉部显露,面总静脉保留在术野下部。

动脉内膜切除术

在阻断颈动脉分叉部之前，予 5000 IU（或 70 IU/kg）剂量的肝素静脉内注射。使用无菌标记笔从 CCA 过球部并到达 ICA，画出切开动脉的标记线。术者应告知 SSEP 和 EEG 监测人员及麻醉医生即将阻断血管。此刻，麻醉医生将收缩压提高到患者基线血压之上 20~30mmHg，并且通常使用丙泊酚诱导脑电图呈现暴发性抑制，一旦脑电图监测基线得到确定，术者就可以开始颈动脉

阻断了。

首先，术者用小型"哈巴狗"血管夹或动脉瘤夹阻断 ICA。首先阻断 ICA 是为了保护大脑免受栓子脱落的危险（图 6.5）。其次，用 Fogarty 血管钳阻断 CCA，注意不要夹闭过紧，以免对血管造成损伤（图 6.6）。若在 STA 的下方阻断 CCA，那么必须用动脉瘤夹将 STA 也夹住。再次，用稍大的"哈巴狗"血管夹或另一枚动脉瘤夹阻断 ECA（图 6.7）。确保将狭窄区域孤立后，用 11 号刀片切开动脉，并用 Potts 剪向上、向下延长切口（图

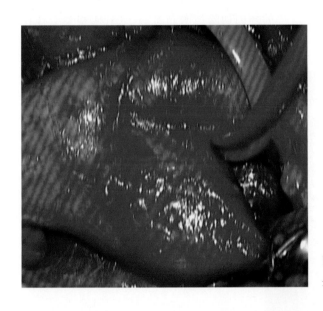

图 6.5　颈动脉分叉部的阻断。首先，用动脉瘤夹阻断 ICA。

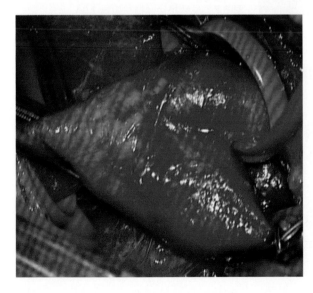

图 6.6　用 Fogarty 血管钳阻断 CCA。

6.8)。动脉切开范围应大于狭窄区域，以显露 ICA 远端的正常内膜。这时，术者应检查夹闭的 ICA 同侧 EEG 是否存在监测变化，并决定是否使用转流管。如果注意到 EEG 变化较大，应立即放置转流管。本章稍后将详细讨论转流管的使用。

动脉内膜切除术始于病变最厚的分叉部。首先，用细血管钳和小剥离子或者 6 号 Rhoton 剥离子将斑块从动脉中膜分离出来（图 6.9）。接下来斑块的切除沿着分叉部的外侧壁向后壁继续进行，在内侧壁重复上述过程，直到斑块被环周切除。在 CCA 近端，应使用 Metzenbaum 剪将斑块切断（图 6.10）。

为了在 ICA 处形成均匀的过渡区，尽管有时可能需要进行锐性剥离，但是术者最好使用精细的技术将斑块从内膜上羽化剥除，以免在 ICA 动脉切开显露范围之外剥离斑块。最好将斑块以环周切除方式去除。斑块通常很容易从正常内膜上剥离，应使用小弯显微剪来剪断斑块，形成远侧切断点。任何在 ICA 内膜-斑块交界处松动的斑块，如果不能通过羽化剥除的，均应使用双针 6-0 Prolene 线将其钉合在动脉壁上，将线结打在血管壁外。动脉内膜切除术的最后一步是剥离 ECA 开口处斑块，以蚊式血管钳采取与先前相同的环周切除技术剥离。斑块碎片很少会残存

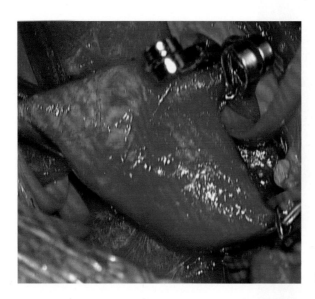

图 6.7　最后用动脉瘤夹阻断 ECA。

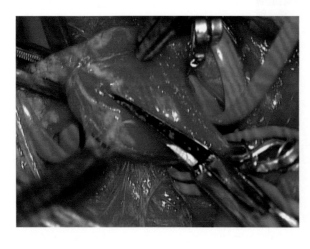

图 6.8　用 11 号刀片切开动脉，用 Potts 剪分别向上、向下延长动脉切口。

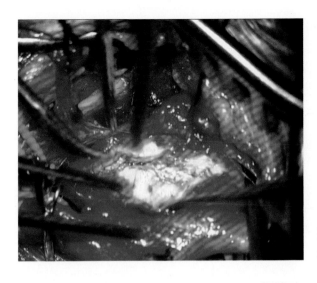

图 6.9　从分叉部开始剥离，用小剥离子将斑块与动脉中膜分离。

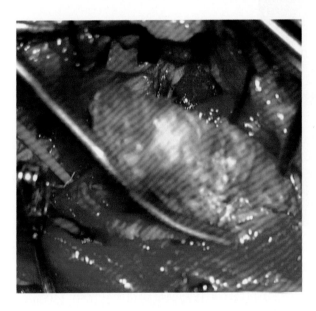

图 6.10　完全剥离后去除斑块。

在 ECA 内。如果发生这种情况，术者应外翻 ECA 或将动脉切口延长到 ECA 中，以充分切除斑块。这样可以防止围术期血栓形成，并确保完全去除斑块。

去除斑块后（图 6.11），需要检查内膜切除范围，并用圈镊剥除动脉壁上残留的斑块。在确保斑块远端平滑过渡的同时，注意清除血管腔中所有残存的碎片。

缝合

作者更喜欢直接缝合，并非所有病例都需要补片，关于补片的使用将在后文进行更详细讨论（图 6.12）。在开始缝合之前，使用肝素盐水冲洗整个术区并再次检查。缝合是在显微镜辅助下进行的，使用双针 6-0 Prolene 缝合线（爱惜康）水密缝合，始于 ICA 远端和 CCA 近端。首先，缝合始于 ICA 的远端向 CCA 的近端进行，直到剩下 CCA 近端 1/4 为止。然后，从 CCA 的近端向 ICA 的远端重新开始缝合，到完全闭合前停止，以便于每个颈动脉的分支依次排血。排血后，将含 1000 IU 纯肝素的注射器通过开口插入

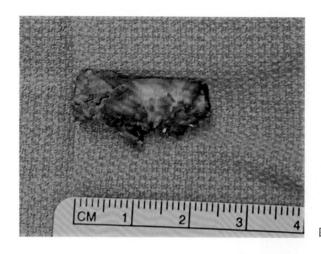

图 6.11　斑块。

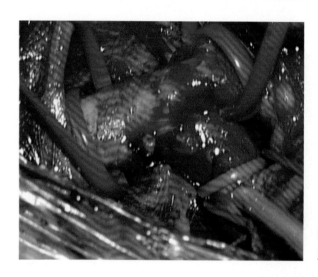

图 6.12　直接缝合后的颈动脉分叉部,我们使用多普勒检查 ICA 的血流。

动脉管腔, 术者将 2 条 6-0 Prolene 线的末端拉紧后冲洗管腔。一旦缝完最后一针, 就可以去除颈动脉阻断钳(夹), 首先松开ECA, 然后是 CCA, 最后是 ICA。这样可以确保任何空气或碎片冲入 ECA 而不是 ICA, 从而保护大脑。手术完成后, 应将患者的血压降低至比基线血压低 10~20mmHg, 以防止再灌注损伤和出血。

术前用药

所有被诊断为颈动脉狭窄的患者均应术前开始服用阿司匹林, 因为这可以降低脑卒中风险。有证据表明, 围术期低剂量的阿司匹林(81~325mg)在降低术后 6 个月内脑卒中风险方面比高剂量阿司匹林(650~1300mg)更有效[8,9]。建议所有接受 CEA 的患者服用阿司匹林, 无论是否有症状。

接受阿司匹林和氯吡格雷联合治疗的患者, CEA 术后出血和再次手术的风险增加[10]。尽管如此, 我们仍可以对使用双重抗血小板药物的患者进行 CEA。华法林的治疗在围术期很大程度上是个体化的, 患者入院时需要改用肝素。肝素滴注可以安全地进行 CEA, 有几个系列的研究表明, 接受肝素滴注的患者术后血肿仅略有增加(0.7%)[11]。他汀类药物的使用已被证明可降低行 CEA 治疗的症状性患者的院内死亡率和合并缺血性脑卒中或死亡的发生率；并且服用他汀类药物的无症状性患者预后更好。还应使用控制血压的药物，以使患者在围术期保持血压正常[12,13]。

清醒或睡眠

患者可以在 CEA 手术过程中选择保持清醒状态或睡眠状态。清醒状态下行 CEA 的主要优点是可以直接评估神经功能，尤其是在颈动脉完全阻断过程中。否则，当患者进入睡眠状态时，术者必须依靠传统的术中监测技术，并等待患者醒来评估其神经系统状态。不建议患有焦虑症或幽闭恐惧症的患者接受清醒状态的 CEA 手术。

麻醉注意事项

有几种麻醉方法可供选择，包括全身麻醉、区域麻醉和局部麻醉。这些麻醉方法有其各自的优点和缺点，颈动脉外科手术全身麻醉与局部麻醉试验（GALA）中，并没有显示一种技术明显优于另一种技术[14]。总体而言，不同的麻醉技术在脑卒中率、并发症、住院时间或总体预后方面无差异。区域麻醉或局部麻醉比全身麻醉的优势，就是术者在手术过程中可以检查患者的精神状态、四肢运动和言语。

我们建议行 CEA 时进行全身麻醉。通常，麻醉医生会联合使用吸入七氟醚、静脉内肌肉松弛剂和阿片类药物。这些麻醉剂显著降低了脑部代谢耗氧率，因此，在颈动脉夹闭过程中起到了保护脑的作用。全身麻醉的另一个优点是，形成可控环境，从而防止术野污染和患者活动[15]。

应用监测

外科医生可以使用多种监测工具来充分评估和应对患者状态的变化。在我们的实践中，我们使用术中颈动脉多普勒进行血管监测，使用标准的 16 通道脑电图（EEG）和体感诱发电位（SSEP）监测。应用监测可实时观察脑电活动。另外，脑电图的变化与脑血流量（CBF）相关[16]。结合这三种方式，我们可以更好地确定 CBF 降低和即将发生的脑缺血的指标。动脉缝合结束后，对颈总动脉（CCA）、ICA 和 ECA 进行术中多普勒检查，以确保通畅。

转流或不转流

如果在 CEA 手术过程中，颈动脉阻断后脑电图发生变化，则术者应毫不犹豫地进行转流。Javid（Bard® Carotid Bypass Shunt，Tempe，Arizona）和 Loftus（Integra Neurocare，Pleasant Prairie，NJ）转流管是最常用的转流设备。应在切除斑块之前放置转流管。插入转流管前，应使用肝素盐水冲洗转流管。转流管放置在 CCA 后，就要收紧 Rummel 止血带，以将转流管固定到位。然后暂时打开 CCA，用血流冲洗清除掉碎屑或空气。之后，将 ICA 临时阻断夹取下，术者轻轻地将转流管另一端插至 ICA 远端。然后用弹簧夹（pinch clamp）将转流管固定在病变上方，打开 CCA 以恢复血流。

手持式多普勒仪置于管壁上用于监测转流管血流。如果血流量低或重新建立 ICA 的血流后脑电图未改善，则可能发生远端栓塞或闭塞。尽管这种情况极为罕见，但在这种情况下应更换转流管。术者必须将动脉重新阻断，取出转流管，并评估 ICA 的反流。如果没有来自 ICA 的血流，则必须使用 Fogarty 球囊导管插入 ICA 以清除可能已形成的血块。

应当指出的是，转流管的应用使得动脉缝合更加困难，因为在最终缝合住动脉之前需要更多步骤。首先，在预留的缺口附近用两把蚊式血管钳夹住转流管，然后将转流管切成两段。接下来，在 ICA 上重新夹上小型"哈巴狗"血管夹，以阻断反流血，并松开 Rummel 止血带，卸下第一部分转流管。在 CCA 端重新夹上 Fogarty 血管钳，然后松开 Rummel 止血带，取出第二部分转流管。上述操作中，很可能会发生 EEG 的变化，所以应尽快恢复血流。

使用或不使用补片

有两项试验表明，当外科医生使用补片缝合时，同侧脑卒中的发生率降低，再狭窄≥50%的发生率降低。作者建议在颈动脉较细及管壁损伤时使用补片。术者可以从以下几种在文献中有记载的不同的补片中进行选择（隐静脉、颈静脉、牛心包、Darcon、聚四氟乙烯等）[17,18]。系统回顾显示，不同材质的补片之间的效果无显著差异[19]。

当我们必须使用 Dacron(Hemashield 补片)时，我们要修剪补片的尖端以适合动脉切开的缺损。用双针 6-0 Prolene 缝线在远端和近端缝合并固定补片。在显微镜放大下，首先沿颈动脉切口的内侧边进行连续缝合，缝针首先穿过补片，然后再穿过动脉。当连续缝合到 CCA 锚定针时，用 6-0 Prolene 双针线的其中一根游离端打结固定，然后在颈动脉切口的外侧边重复同样的操作。应当检查缝合线，确保均匀缝合补片。

术后管理

在进行 CEA 后，应将患者转移到重症监护室(ICU)。术后早期应密切监测患者的神经和血流动力学状况。此外，应进行常规的颈围测量以监测颈部血肿情况。用鱼精蛋白中和肝素是降低出血风险的一种选择，尽管对其使用有争议：一些研究表明其增加脑卒中风险，而另一些研究认为鱼精蛋白的使用与不良后果之间没有关联[20]。患者应继续长期服用阿司匹林，并且建议对所有患者进行血管成像，以判定颈动脉的通畅性和新基线，成像的选择由医生决定。

血压控制

术中颈动脉球部的改变会导致血压波动，并在术后持续存在。这很可能是 Hering 神经受损的结果。Hering 神经是支配颈动脉窦的舌咽神经分支，位于颈动脉球部内[21]。术后早期发生的血压变化通常与心肌梗死或脑血管意外风险的增加相关，因此，避免极端高血压和低血压至关重要[22]。在理想情况下，收缩压应保持在 120~150mmHg。

如果高血压未得到有效控制，可能出现问题。由于许多 CEA 患者长期服用抗血小板药物，高血压可导致颈部血肿扩大。此外，术后高血压可导致脑过度灌注综合征(CHS)。CHS 常表现为持续加重或严重的头痛，可导致脑水肿或脑出血[23]。已有脑动脉瘤的患者应予以特别监测，因为术后脑灌注增加会加大动脉瘤破裂的风险，导致蛛网膜下隙出血[24]。因此，如果观察到 CEA 术后患者血压大幅升高，则必须使用快起效的降压药。

同时，我们还应对低血压进行适当干预，以确保足够的脑血流量。首先，我们要行心电图(ECG)检查以排除心脏原因。静脉内(IV)输注液体或胶体溶液通常足以使血压升高，如果仍不能控制低血压，则建议滴注去氧肾上腺素。如果患者对最初的药物干预没有反应，也可以插入中心静脉导管(CVC)。有时还观察到心动过缓，可给予阿托品处理。

并发症及处理

心肌梗死和脑卒中是 CEA 术后最严重

的两种并发症,通常与血压波动有关,因此,前面讨论的血压监测非常重要。出现新的神经功能缺损提示发生了栓塞事件,应立即进行血管成像检查,因为如果血流迅速恢复,这种缺损在很大程度上是可逆的。其他并发症也会出现,包括颈部血肿、脑神经麻痹、再狭窄,下面将进行详细讨论。

急性闭塞/栓塞

如果患者术后出现新的神经功能缺损并且血流动力学稳定,则应进行头部和颈部的 CT 平扫和 CTA 检查。在没有脑出血的情况下,应进行脑血管造影检查以评估颅内栓塞和侧支循环。如果有远端栓塞的证据,并且动脉内膜切除术后颈动脉通畅,则应进行肝素抗凝治疗,以减少发生进一步血栓栓塞事件的风险。如果 ICA 急性闭塞,需要进行再次手术以恢复血流,但随之而来的是一系列风险,如下所述。

重新探查

如前所述,逐渐恶化的颈部血肿是伤口再探查的指征。再次干预的另一个主要指征是患者在 CEA 后围术期早期出现神经功能缺损。CEA 后最初 24 小时内出现的神经功能缺损可能是因为管腔内血栓形成和栓塞,如果排除其他脑卒中病因,则必须立即进行再次探查[25]。血管壁的瘢痕和纤维化会使二次手术复杂化,使解剖更加困难,从而使患者出现并发症的风险增加,尤其是脑神经麻痹。据报道,接受第二次 CEA 的患者脑神经麻痹的风险更高。

颈部血肿

术后颈部血肿是 CEA 的并发症,最常见的原因是毛细血管渗血,但在某些情况下可能是动脉出血。根据颈部血肿的定义,其发病率可能会有很大差异。如果定义为需要气管插管或伤口探查,则通常报告的发生率为 1%~3%;如果定义为采用放射照相法时气道横截面积或容量减少,则报告的发生率要高得多,为 26.3%。患者的性别也是影响发病率的因素,女性发生颈部血肿的风险明显高于男性[26]。一定程度的颈部血肿常见于 CEA 术后患者,甚至在明显的颈部肿胀之前,已表现出外科急症[27]。如果出现气管压迫和随后的气道受损,则需要重新插管和伤口探查。

由于气道结构变形,使患者再插管变得复杂,使血肿清除变得困难。应首先尝试进行光纤气管插管,然后再进行直接喉镜检查,因为在光纤气管插管失败后,其成功率较高。如果两种方法均失败,则可以通过气管切开术成功完成气道管理[28]。

接受 CEA 的患者同时服用抗血小板药物很常见。虽然在医学上有效,但抗血小板药物,尤其是氯吡格雷和阿司匹林的联合给药,容易引起出血增加。因此,在颈动脉缝合期间必须格外小心,以减少发生血肿的风险,并应放置密闭的引流管。若术后引流液是鲜红色的血液表明缝合线破裂,需要重新探查。需要注意的是,静脉内溶栓治疗并不会显著增加颈部血肿的风险[29,30]。

脑神经麻痹

颈动脉及其分支附近有数条神经,使得脑神经损伤成为 CEA 常见的神经系统并发症。功能障碍的程度取决于损伤的机制,从轻度到严重不等,通常随着时间的推移而消失,术后发生率通常为 3%~27%,部分原因是研究设计的差异和测量误差[31]。神经功能缺损尽管其本质上是短暂的并且通常能耐受，但远端脑神经麻痹是手术风险，应告知患者。

舌下神经　通常，舌下神经在颈动脉分叉部上方 2~4cm 处横跨 ICA 和 ECA，但存在解剖学变异，其可以穿过与颈动脉分叉部同样低的位置，或紧贴在面前部静脉的后面穿过。通常，舌下神经仅在颈动脉分叉部高的时候或者在斑块尾侧遇到。在更严重的情况下，由于牵拉损伤，还会出现舌头笨拙、咬舌、构音困难及咀嚼困难和吞咽困难。虽然单侧舌下神经损伤通常无生命危险，但双侧损伤可导致上呼吸道阻塞[32]。

迷走神经　迷走神经通过颈静脉孔出颅，在颈动脉鞘内下降至颈内动脉和颈外动脉后外侧。有时，迷走神经可位于颈动脉的前内侧，从而增加其受损的风险，尤其是如果术者错误地认为迷走神经是颈袢并进行分离时。颈动脉分离过程应始终靠近动脉壁以防止迷走神经损伤。此外，在 CCA 和 ICA 上放置血管钳时应小心，以减少挤压迷走神经的风险，迷走神经通常会导致声带麻痹[32,33]。

喉返神经　喉返神经通常不在 CEA 的术野内。尽管如此，如果自动固定牵开器放置太深并在气管和气管食管沟上施加压力仍可能导致直接的喉返神经损伤。在极少数情况下，患者可能出现非喉返神经变异，其中分支发自颈动脉分叉部的迷走神经，向 CCA 的内侧和后方走行，并直接进入喉部。因此，在解剖 CCA 和颈动脉分叉部的过程中受伤的可能性更高。喉返神经的损伤导致正中或旁正中的同侧声带麻痹，导致轻度的声音嘶哑和有效的咳嗽机制丧失。由于对侧声带代偿，患者可能无症状[32]。

喉上神经　喉上神经在 ICA 和 ECA 的后面走行，分为内支和外支。由于它们非常靠近近端甲状腺上动脉，因此在解剖血管时必须注意靠近颈动脉-甲状腺上动脉交界处

的动脉壁。外支损伤会导致环甲肌麻痹，从而导致早期发声疲劳和无法发出高调音。内支损伤会导致喉部入口处的感觉降低，从而引起轻微的吞咽问题。在回血过程中松开和重新夹紧血管也会损伤两个分支[32,34]。

面神经下颌支　面神经下颌支从腮腺中穿出，在颈阔肌深方横穿咬肌。有几种因素使该神经存在损伤的风险。在对患者进行定位时，当颈部过度伸展并旋转到另一侧时，神经会被向下拉至更靠近手术区域。横向和纵向皮肤切口若触及乳突尖端也有该神经损伤的危险，但是可以通过在接近下颌角时将纵向切口向乳突后偏移来避免。如果损伤该神经，在严重情况下会出现嘴角下垂、流涎[32,33]。

舌咽神经　由于舌咽神经的位置，在 CEA 术中很少发生该神经的损伤。只有当必须超过舌下神经水平分离 ICA 并且需要切开二腹肌时，才可能对其造成损伤。舌咽神经损伤的症状可为轻度吞咽困难或咽反射消失。严重的症状包括由于吞咽困难引起的慢性误吸和营养不良，需要行气管切开术和空肠造口术[32]。

随访

随访安排各不相同。建议在术后 3~4 周进行多普勒超声检查，然后 6 个月重复一次超声检查，再往后每年进行一次超声检查。也有医生随访时给患者做 CTA。

再狭窄的发生率和治疗

再狭窄（定义为狭窄率> 50%）是 CEA 的并发症，据报道，1%~37% 的患者出现这种并发症，其中 0~8% 的患者有症状。在再狭窄患者中，同侧脑卒中发生率为 5.5%[35]。颈动脉再狭窄分为"早期"（初次手术后≤2 年）

或"晚期"(初次 CEA 后>2 年)。复发的时间提示病变的发病机制。

由于肌内膜增生的炎症反应,早期的再狭窄斑块显示富含成纤维细胞和平滑肌细胞。这种增生反应可能是因为血管钳(夹)或手术技术对内膜的损伤,由于剔蹭造成内皮细胞层的损伤,导致其复制和迁移增加[36]。晚期再狭窄通常与复发性或进行性动脉粥样硬化有关[37]。

先前的研究表明,吸烟史、年龄在 65 岁以下、女性和代谢综合征都是再狭窄的重要危险因素[38-41]。尽管如此,最新的研究报道仍存在矛盾的信息,认为年龄、高脂血症、吸烟和性别不是再狭窄的重要预测指标。相反,有研究发现脑卒中家族史是影响再狭窄的重要因素[42]。在降低风险方面,已经发现降脂药物具有抵抗再狭窄的作用。尽管高脂血症可能是也可能不是再狭窄的危险因素,但已发现降脂药物可起到预防再狭窄的作用[43]。

如果患者出现再狭窄,通常不需要进行治疗干预。尽管如此,如果患者出现无症状性再狭窄>80%或症状性再狭窄>60%,则需要进行治疗干预[44]。再行 CEA 治疗是一种选择,但由于动脉周围瘢痕形成和动脉壁纤维化增厚而变得困难。鉴于上述原因,颈动脉支架置入术(CAS)常用于 CEA 术后再狭窄,因为支架置入术相对容易。尽管如此,在再狭窄的病例中,文献并不支持 CAS 优于 CEA,经 CEA 和 CAS 治疗的合并死亡率和脑卒中发生率分别为 3.7%和 3.1%。CAS 优于 CEA 的唯一明显好处是避免了脑神经损伤[35]。但有相互矛盾的报道,一组采用经皮血管成形术和支架置入术(PTAS)的血管内治疗的队列研究指出,其并发症发生率低于再次 CEA[45]。

EC-IC 搭桥

已有几项研究评估了 EC-IC 动脉搭桥手术对症状性颈动脉闭塞(CAO)患者的治疗效果。一项著名的试验是颅外-颅内动脉吻合国际合作研究(EC/IC 搭桥研究),该研究于 1985 年得出结论,颞浅动脉-大脑中动脉搭桥术(STA-MCA)无法预防症状性 CAO 患者的脑卒中[46]。对 EC/IC 搭桥研究的主要批评是其未能将血栓栓塞性脑卒中与血流动力学性脑卒中区分开[47]。在接下来的 10 年中,随着正电子发射断层成像(PET)的进一步发展,有可能识别出与血流动力学衰竭相关的脑卒中患者。从此以后,开始有证据表明,脑血流动力学衰竭是药物治疗患者脑卒中再发的独立危险因素[48]。结合使用 EC-IC 动脉搭桥可改善闭塞动脉远端的血流动力学这一事实,证实了需要进行一项新的前瞻性随机试验来评估 EC-IC 搭桥及其在减少该亚组患者随后发生脑卒中的作用,这也是颈动脉闭塞手术研究(COSS)的基础,该研究将在下文讨论[49]。

颈动脉闭塞手术研究(COSS)

COSS 是一项前瞻性、平行分组、1:1 随机、开放性以及盲法判别的治疗试验,旨在检验以下假设:STA-MCA 搭桥术联合最佳药物治疗与仅采用最佳药物治疗相比,能够将随后 2 年内发生同侧缺血性脑卒中风险降低 40%[50]。2002 年 6 月至 2010 年 6 月,对患者进行了筛查,以确定他们是否完全患有症状性动脉粥样硬化性颈内动脉闭塞。如果这些患者在筛查后的 120 天内出现同侧半球短暂性脑缺血发作(TIA)或缺血性脑卒中,则应行 PET,以评估是否存在血流动力学衰竭。计算同侧与对侧颈动脉平均区域性氧摄取分数(OEF),要求该比值>1.13 为入选标准。在评估的 4958 名患者中,有 195 名患者符合入选标准,其中 98 名患者被随机分配为非手术组,97 名患者接受手术。

手术组对 STA 分支(通常为顶支或额支)至 MCA 的皮质支进行端–侧吻合。如果 STA 不适合使用(直径<1mm),则用枕动脉(OA)替代。术后,患者在围术期至少 30 天继续服用 81mg 或 325mg 的阿司匹林,然后恢复到其医生确定的首选抗栓治疗。手术组的参与者在术后 30~60 天进行一次 PET 扫描,之后每 3 个月进行一次随访,直至 24 个月。随访期间通过多普勒超声检查确定桥血管的通畅性。手术组的主要终点事件是手术后 30 天内合并的任何类型的脑卒中和死亡,而非手术组的主要终点事件是从随机分组算起后 30 天合并的任何类型脑卒中和死亡及随机分组后 2 年内同侧脑卒中。

由于非手术组主要终点事件的发生率出乎意料的低,导致该研究被提前终止。因为要得出有利于手术的具有临床意义的差异,需要额外增加样本量,而这无法实现。手术组 2 年内同侧脑卒中发生率为 21%,非手术组为 22.7%(P=0.78,z 检验)。尽管手术组具有出色桥血管通畅性和脑血流动力学的改善,同侧缺血性脑卒中的围术期脑卒中发生率在手术组为 14.3%,在非手术组为 2.0%。

结论

颈动脉内膜切除术仍然是颈动脉疾病的首选治疗方式。患者对该手术耐受良好,可有效降低脑卒中风险。尽管症状性重度狭窄的患者临床适应证非常明确,但对于不同狭窄程度和无症状性患者的最佳治疗方式仍存在争议。随着药物治疗和血管内技术的提高,临床决策的制订将继续改进,我们努力确定适用于患者的最佳和最安全的治疗方式。

参考文献

1. Lozano R, Naghavi M, Foreman K, Lim S, Shibuya K, Aboyans V, et al. Global and regional mortality from 235 causes of death for 20 age groups in 1990 and 2010: a systematic analysis for the Global Burden of Disease Study 2010. Lancet. 2012;380(9859):2095–128.
2. North American Symptomatic Carotid Endarterectomy Trial Collaborators, Barnett HJM, Taylor DW, Haynes RB, Sackett DL, Peerless SJ, et al. Beneficial effect of carotid endarterectomy in symptomatic patients with high-grade carotid stenosis. N Engl J Med. 1991;325(7):445–53.
3. Barnett HJ, Taylor DW, Eliasziw M, Fox AJ, Ferguson GG, Haynes RB, et al. Benefit of carotid endarterectomy in patients with symptomatic moderate or severe stenosis. North American Symptomatic Carotid Endarterectomy Trial Collaborators. N Engl J Med. 1998;339(20):1415–25.
4. Randomised trial of endarterectomy for recently symptomatic carotid stenosis: final results of the MRC European Carotid Surgery Trial (ECST). Lancet. 1998;351(9113):1379–87.
5. Brott TG, Halperin JL, Abbara S, Bacharach JM, Barr JD, Bush RL, et al. ASA/ACCF/AHA/AANN/AANS/ACR/ASNR/CNS/SAIP/SCAI/SIR/SNIS/SVM/SVS guideline on the management of patients with extracranial carotid and vertebral artery disease: executive summary: a report of the American College of Cardiology Foundation/American Heart Association Task Force on Practice Guidelines, and the American Stroke Association, American Association of Neuroscience Nurses, American Association of Neurological Surgeons, American College of Radiology, American Society of Neuroradiology, Congress of Neurological Surgeons, Society of Atherosclerosis Imaging and Prevention, Society for Cardiovascular Angiography and Interventions, Society of Interventional Radiology, Society of NeuroInterventional Surgery, Society for Vascular Medicine, and Society for Vascular Surgery. J Am Coll Cardiol. 2011;57(8):1002–44.

6. Endarterectomy for asymptomatic carotid artery stenosis. Executive Committee for the Asymptomatic Carotid Atherosclerosis Study. JAMA. 1995;273(18):1421–8.

7. Halliday A, Mansfield A, Marro J, Peto C, Peto R, Potter J, et al. Prevention of disabling and fatal strokes by successful carotid endarterectomy in patients without recent neurological symptoms: randomised controlled trial. Lancet. 2004;363(9420):1491–502.

8. Goessens BM, Visseren FL, Kappelle LJ, Algra A, van der Graaf Y. Asymptomatic carotid artery stenosis and the risk of new vascular events in patients with manifest arterial disease: the SMART study. Stroke. 2007;38(5):1470–5.

9. Marquardt L, Geraghty OC, Mehta Z, Rothwell PM. Low risk of ipsilateral stroke in patients with asymptomatic carotid stenosis on best medical treatment: a prospective, population-based study. Stroke. 2010;41(1):e11–7.

10. Jones DW, Goodney PP, Conrad MF, Nolan BW, Rzucidlo EM, Powell RJ, et al. Dual anti-platelet therapy reduces stroke but increases bleeding at the time of carotid endarterectomy. J Vasc Surg. 2016;63(5):1262–1270.e3.

11. Eliasziw M, Streifler JY, Fox AJ, Hachinski VC, Ferguson GG, Barnett HJ. Significance of plaque ulceration in symptomatic patients with high-grade carotid stenosis. North American Symptomatic Carotid Endarterectomy Trial. Stroke. 1994;25(2):304–8.

12. Kennedy J, Quan H, Buchan AM, Ghali WA, Feasby TE. Statins are associated with better outcomes after carotid endarterectomy in symptomatic patients. Stroke. 2005;36(10):2072–6.

13. Anderson KM, Odell PM, Wilson PW, Kannel WB. Cardiovascular disease risk profiles. Am Heart J. 1991;121(1 Pt 2):293–8.

14. GALA Trial Collaborative Group, Lewis SC, Warlow CP, Bodenham AR, Colam B, Rothwell PM, et al. General anaesthesia versus local anaesthesia for carotid surgery (GALA): a multi-centre, randomised controlled trial. Lancet. 2008;372(9656):2132–42.

15. Theisen GJ, Grundy BL. Anesthesia and monitoring for carotid endarterectomy. Bull N Y Acad Med. 1987;63(8):803–19.

16. Blume WT, Ferguson GG, McNeill DK. Significance of EEG changes at carotid endarterectomy. Stroke. 1986;17(5):891–7.

17. AbuRahma AF, Hopkins ES, Robinson PA, Deel JT, Agarwal S. Prospective randomized trial of carotid endarterectomy with polytetrafluoroethylene versus collagen-impregnated dacron (Hemashield) patching: late follow-up. Ann Surg. 2003;237(6):885–92; discussion 892-3.

18. Rerkasem K, Rothwell PM. Patch angioplasty versus primary closure for carotid endarterectomy. Cochrane Database Syst Rev. 2009;(4):CD000160. https://doi.org/10.1002/14651858.CD000160.pub3.

19. Bond R, Rerkasem K, Naylor R, Rothwell PM. Patches of different types for carotid patch angioplasty. Cochrane Database Syst Rev. 2004;(2):CD000071. https://doi.org/10.1002/14651858.CD000071.pub2.

20. Dellagrammaticas D, Lewis SC, Gough MJ. GALA Trial Collaborators. Is heparin reversal with protamine after carotid endarterectomy dangerous? Eur J Vasc Endovasc Surg. 2008;36(1):41–4.

21. Ullery BW, Nathan DP, Shang EK, Wang GJ, Jackson BM, Murphy EH, et al. Incidence, predictors, and outcomes of hemodynamic instability following carotid angioplasty and stenting. J Vasc Surg. 2013;58(4):917–25.

22. O'Brien MS, Ricotta JJ. Postoperative treatment of patients undergoing carotid endarterectomy. J Vasc Nurs. 1994;12(1):1–5.

23. Biller J, Feinberg WM, Castaldo JE, Whittemore AD, Harbaugh RE, Dempsey RJ, et al. Guidelines for carotid endarterectomy: a statement for healthcare professionals from a special writing Group of the Stroke Council, American Heart Association. Circulation. 1998;97(5):501–9.

24. Siddiqui A, Vora N, Edgell RC, Callison RC, Kitchener J, Alshekhlee A. Rupture of a cerebral aneurysm following carotid endarterectomy. J Neurointerv Surg. 2012;4(5):e27-2011-010091. Epub 2011 Sep 28.

25. Rockman CB, Jacobowitz GR, Lamparello PJ, Adelman MA, Woo D, Schanzer A, et al. Immediate reexploration for the perioperative neurologic event after carotid endarterectomy: is it worthwhile? J Vasc Surg. 2000;32(6):1062–70.

26. Doig D, Turner EL, Dobson J, Featherstone RL, de Borst GJ, Brown MM, et al. Incidence, impact, and predictors of cranial nerve palsy and haematoma following carotid endarterectomy in the international carotid stenting study. Eur J Vasc Endovasc Surg. 2014;48(5):498–504.

27. Self DD, Bryson GL, Sullivan PJ. Risk factors for post-carotid endarterectomy hematoma formation. Can J Anaesth. 1999;46(7):635–40.

28. Shakespeare WA, Lanier WL, Perkins WJ, Pasternak JJ. Airway management in patients who develop neck hematomas after carotid endarterectomy. Anesth Analg. 2010;110(2):588–93.

29. Ijas P, Aro E, Eriksson H, Vikatmaa P, Soinne L, Venermo M. Prior intravenous stroke thrombolysis does not increase complications of carotid endarterectomy. Stroke. 2018;49:1843.

30. Rosenbaum A, Rizvi AZ, Alden PB, Tretinyak AS, Graber JN, Goldman JA, et al. Outcomes related to antiplatelet or anticoagulation use in patients undergoing carotid endarterectomy. Ann Vasc Surg. 2011;25(1):25–31.

31. Hye RJ, Mackey A, Hill MD, Voeks JH, Cohen DJ, Wang K, et al. Incidence, outcomes, and effect on quality of life of cranial nerve injury in the carotid revascularization endarterectomy versus stenting trial. J Vasc Surg. 2015;61(5):1208–14.

32. Schauber MD, Fontenelle LJ, Solomon JW, Hanson TL. Cranial/cervical nerve dysfunction after carotid endarterectomy. J Vasc Surg. 1997;25(3):481–7.

33. Massey EW, Heyman A, Utley C, Haynes C, Fuchs J. Cranial nerve paralysis following carotid endarterectomy. Stroke. 1984;15(1):157–9.

34. Matsumoto GH, Cossman D, Callow AD. Hazards and safeguards during carotid endarterectomy. Technical considerations. Am J Surg. 1977;133(4):458–62.

35. Bekelis K, Moses Z, Missios S, Desai A, Labropoulos N. Indications for treatment of recurrent carotid stenosis. Br J Surg. 2013;100(4):440–7.

36. Painter TA. Myointimal hyperplasia: pathogenesis and implications. 1. In vitro characteristics. Artif Organs. 1991;15(1):42–55.

37. Texakalidis P, Giannopoulos S, Jonnalagadda AK, Kokkinidis DG, Machinis T, Reavey-Cantwell J, et al. Carotid artery endarterectomy versus carotid artery stenting for restenosis after carotid artery endarterectomy: a systematic review and meta-analysis. World Neurosurg. 2018;115:421–429.e1.

38. Duschek N, Ghai S, Sejkic F, Falkensammer J, Skrinjar E, Huber K, et al. Homocysteine improves risk stratification in patients undergoing endarterectomy for asymptomatic internal carotid artery stenosis. Stroke. 2013;44(8):2311–4.

39. Ladowski JS, Shinabery LM, Peterson D, Peterson AC, Deschner WP. Factors contributing to recurrent carotid disease following carotid endarterectomy. Am J Surg. 1997;174(2):118–20.

40. Williams WT, Assi R, Hall MR, Protack CD, Lu DY, Wong DJ, et al. Metabolic syndrome predicts restenosis after carotid endarterectomy. J Am Coll Surg. 2014;219(4):771–7.

41. Sadideen H, Taylor PR, Padayachee TS. Restenosis after carotid endarterectomy. Int J Clin Pract. 2006;60(12):1625–30.

42. Garzon-Muvdi T, Yang W, Rong X, Caplan JM, Ye X, Colby GP, et al. Restenosis after carotid endarterectomy: insight into risk factors and modification of postoperative management. World Neurosurg. 2016;89:159–67.

43. LaMuraglia GM, Stoner MC, Brewster DC, Watkins MT, Juhola KL, Kwolek C, et al. Determinants of carotid endarterectomy anatomic durability: effects of serum lipids and lipid-lowering drugs. J Vasc Surg. 2005;41(5):762–8.

44. O'Hara PJ, Hertzer NR, Karafa MT, Mascha EJ, Krajewski LP, Beven EG. Reoperation for recurrent carotid stenosis: early results and late outcome in 199 patients. J Vasc Surg. 2001;34(1):5–12.

45. Oszkinis G, Pukacki F, Juszkat R, Weigele JB, Gabriel M, Krasinski Z, et al. Restenosis after carotid endarterectomy: incidence and endovascular management. Interv Neuroradiol. 2007;13(4):345–52.

46. EC/IC Bypass Study Group. Failure of extracranial-intracranial arterial bypass to reduce the risk of ischemic stroke. Results of an international randomized trial. N Engl J Med. 1985;313(19):1191–200.

47. Day AL, Rhoton AL Jr, Little JR. The extracranial-intracranial bypass study. Surg Neurol. 1986;26(3):222–6.

48. Grubb RL Jr, Derdeyn CP, Fritsch SM, Carpenter DA, Yundt KD, Videen TO, et al. Importance of hemodynamic factors in the prognosis of symptomatic carotid occlusion. JAMA. 1998;280(12):1055–60.

49. Vilela MD, Newell DW. Superficial temporal artery to middle cerebral artery bypass: past, present, and future. Neurosurg Focus. 2008;24(2):E2.

50. Powers WJ, Clarke WR, Grubb RL Jr, Videen TO, Adams HP Jr, Derdeyn CP, et al. Extracranial-intracranial bypass surgery for stroke prevention in hemodynamic cerebral ischemia: the Carotid Occlusion Surgery Study randomized trial. JAMA. 2011;306(18):1983–92.

第 7 章

颈动脉支架置入术

Lorenzo Rinaldo, Leonardo Rangel Castilla

适应证

虽然有大量关于颈动脉支架置入术(CAS)的研究,但 CAS 治疗颈动脉狭窄的适应证尚未明确定义。其主要原因是尚未明确是否可以像颈动脉内膜切除术(CEA)一样作为首选治疗。近年来,一项随机临床试验表明 CAS 围术期发生不良反应的风险更高,但同期进行大型随机临床试验显示在随机患者中 CAS 和 CEA 的预后无明显差异[1-3]。由于存在这些差异,一项荟萃分析比较了 CAS 和 CEA 的疗效和安全性,结果显示在某些人群采用 CAS 的风险更高,并强调合理选择 CAS 的重要性[4-6]。在本章节中,根据最新美国心脏病学会/美国心脏协会指南,侧重于 CAS 和 CEA 倾向性的人口统计学和解剖学特征,简要总结了症状性和无症状性的 CAS 的适应证[7,8]。

一般适应证

症状性颈动脉狭窄

通常,对于症状性颈动脉狭窄患者,根据颈动脉狭窄判断标准,如果颈动脉狭窄程度超过 50%,建议采用侵入性手术治疗方式;如果颈动脉狭窄程度超过 70%,强烈建议采用

侵入性手术治疗方式[9-11]。根据近年的指南,如果满足相应条件且围术期脑卒中和死亡风险小于 6%(Ⅱb 级证据),CAS 可以替代 CEA 治疗症状性颈动脉狭窄[7,8]。CEA 围术期脑卒中和死亡风险为 6% 的数据是在一项大型观察性研究中提出的[12]。因此,选择这个指标可以作为采用 CAS 的最低安全标准。

症状性颈动脉狭窄治疗方式的选择与治疗的时机也有关。既往的随机试验中,血运重建前的 120 天内,若患者出现同侧缺血性或栓塞性事件,则归类为症状性狭窄[9-11]。在短期内新发脑卒中诊治和管理中,这类患者通常应该在住院期间或出院后不久考虑进行治疗。事实上,若在症状出现后 2 周内进行手术治疗,血运重建的获益最明显[13]。大型随机研究的大量亚组分析显示,在症状发生 7~14 天内进行 CAS,围术期脑卒中发生率明显高于 CEA。近期有症状的患者可能适合采用 CEA,除非存在其他禁忌证(请参阅下文)。

无症状性颈动脉狭窄

无症状性颈动脉狭窄支架置入术的适应证比症状性颈动脉狭窄更加不明确,这是因为通常对无症状性狭窄的微侵入性治疗适应证不明确。一项里程碑式的随机试验观

察显示,至少 60%无症状性颈动脉狭窄患者获益于 CEA 治疗,术后脑卒中风险较低[16,17]。根据以上结论,制订了一个标准,用于未来 20 年介入开展的指导,但在这些试验中,对照组患者接受所谓最好的内科治疗,但其实每天只使用婴儿剂量的阿司匹林。此外,脑血管疾病中可变的危险因素,如高血压和高脂血症,没有得到规范或积极的治疗[7]。自最初这些试验之后,保守治疗的方案设定取得重大进展,接受药物治疗的无症状性狭窄患者脑卒中风险大幅度降低[18]。因此,早期制订关于无症状性颈动脉狭窄手术治疗的适应证现在已经过时了[19]。在这种情况下,最新指南并没有明确提出无症状性颈动脉狭窄治疗的适应证,而是推荐根据对介入风险预判和生命预期制订个体化治疗方案。正在进行的 CEA 和 CAS 的血运重建 II 期试验(CREST-2)将分别对比 CEA、CAS 与最佳药物治疗的结果。这项试验的结果有望明确无症状性颈动脉狭窄的适应证,以及更明确地定义 CAS 在临床实践中的作用。

治疗选择相关的危险因素

年龄

对当前的一些随机临床研究和相关的荟萃分析持续研究发现,70 岁以上老年患者采用 CAS 比 CEA 围术期脑卒中风险和死亡率更高。这种现象的发生机制尚不明确。因为根据 CEA 和 CAS 的血运重建 I 期试验(CREST-I)纳入的患者特征分析,仅发现颈动脉粥样斑块长度随年龄增加而增长,并且与围术期不良事件增加具有相关性[22]。重要的是,粥样斑块长度只是 CAS 患者风险增加的一小部分因素,说明存在其他未知的年龄相关因素[22]。大量证据表明,高龄对颈动脉支架血运重建后的预后有不利影响,促使最近的指南推荐在没有其他禁忌证的情况

下,将 CEA 作为治疗 70 岁以上患者的首选治疗[7,8]。有趣的是,自从 CREST 的结果发表以来,CAS 在 70 岁以上老人中的使用比 CREST 发表之前有所增加[23],这说明熟悉最新指南的重要性。

患者的合并症

与 CEA 相比,CAS 的明显优势是微创性。因此,对于术中和术后发生心肺事件风险较高的患者,CAS 是一个更受青睐的治疗选择,这已经在 CEA 高危患者支架置入术和血管成形术的保护效果(SAPPHIRE)试验中得到验证。这个研究结果比较了采用 CAS 和 CEA 的患者术后的并发症发生率[24,25]。大量研究证实了可能增加 CEA 相关风险的特定危险因素,包括传统的心血管危险因素,如糖尿病、高脂血症、高血压、脑卒中史、肾脏疾病和吸烟史[26-29]。重要的是,不良事件的发生风险可能随患者合并症增加而增加[26,29]。根据最新的指南,对于包括以上情况在内的严重合并症患者,CAS 被认为是一种合理的 CEA 替代方案(II A 类 B 级证据)[7,8]。然而,应该指出的是,虽然 CEA 可能与围术期心脏事件的风险[1]有关,但与心肌梗死[30]的影响相比,即使是轻微的脑卒中,患者的生活质量似乎也会受到更大的影响。因此,在选择治疗时,应综合考虑以上因素。

解剖相关的危险因素

最新指南描述了一些与患者解剖、既往手术或治疗史相关的情况。在这些情况下,CAS 可能被认为是比 CEA 更安全的治疗选择。位于锁骨低位斑块或第二颈椎水平高位斑块运用传统手术相对难以到达,在这种情况下,CAS 是一种合适的选择[31]。一侧颈动脉闭塞合并对侧狭窄可能也是 CEA 的相对禁忌证。根据北美症状性颈动脉内膜切除术试验患者分析结果显示,存在对侧颈动脉闭

塞的患者围术期脑卒中发生风险显著增加[32]。然而,近期更多资料显示这种风险并不高[33]。同样,尽管很多现代系列研究发现,具有丰富经验的术者进行再次 CEA 的脑卒中风险是在可接受范围内的,但比初次 CEA 显著增加[34,35]。最后,颈部有放射史的患者经常选择 CAS[36],这种情况将在下一章节中讨论。对于解剖复杂的患者,术者 CEA 和 CAS 的操作经验无疑是至关重要的。

技术

　　CAS 是在血管造影导管室进行操作的。这个手术在监护中全身麻醉或局部麻醉下进行。患者镇静仰卧于手术台上,进行腹股沟局部浸润麻醉。用微穿刺套管建立动脉通路,使用标准 Seldinger 技术将一个 6~8F (French)鞘置入股动脉,将 0.035 导丝引导 6F 导管输送到颈总动脉,正侧位造影,测量狭窄段的长度和颈内动脉的宽度,选择大小合适的支架确保最大限度地贴壁。支架置入前,全身肝素化的目标是将凝血激活时间至少延迟到 250 秒。在路线图下,将远端栓塞保护装置放置在大约 C1 水平。然后将支架输送到狭窄的部位并展开。图 7.1 所示为一例右侧颈动脉闭塞基础上出现左侧症状性颈动脉严重狭窄的患者。

术前用药

　　患者通常在支架置入之前接受双重抗血小板治疗。需要紧急支架置入的患者在术前口服 650mg 阿司匹林和 600mg 氯吡格雷或 P2Y$_{12}$ 受体拮抗剂。术前和术后抗血小板治疗的其他详细信息见下文。

麻醉注意事项

　　常规 CAS 通常不需要进行全身麻醉,即使经颈部入路进入颈动脉也可仅使用轻度镇静剂和局部麻醉药[37]。有证据表明,血流动力学不稳定的患者一般不进行全身麻醉,特别是球囊血管成形术和支架置入过程中刺激颈动脉窦会引起心动过缓和低血压[38-40]。

入路

　　可达到颈动脉的入路有经股动脉入路、经桡动脉入路和直接经皮颈动脉穿刺入路。本部分将简要回顾每种入路的优缺点并讨论现有数据中关于相关并发症的发生率。

经股动脉入路

　　通常,经股动脉入路是 CAS 和血管内手术最常见的入路,其耐受性好,且并发症的发生率低[41]。经股动脉入路最常见的并发症是穿刺部位血肿,较少见但较严重的并发症包括腹膜后出血、股动脉分支穿孔、股动脉夹层或闭塞,以及假性动脉瘤或动静脉瘘的形成,在现有的文献中,其发生率有较大差异[42]。穿刺部位血肿会延长住院时间及增加输血需要。因此,减少并发症成为此入路的研究热点[43]。

经桡动脉或肱动脉入路

　　经桡动脉和肱动脉入路是经股动脉入路最常用的替代方法,最常用于主动脉弓解剖复杂难以进入颈总动脉的患者。常规使用经桡动脉入路是否合理尚不清楚。最近的一项随机临床试验比较了经桡动脉入路和经股动脉入路行 CAS 术后并发症的发生率,发现主要入路部位并发症或心脑血管事件的发生率没有差异。相对来说,经桡动脉入路与替代入路的交叉使用频率更高,累计辐射剂量也更高[44]。尽管如此,在 CAS 操作时经桡动脉入路是安全的且有时也是必须的入路。

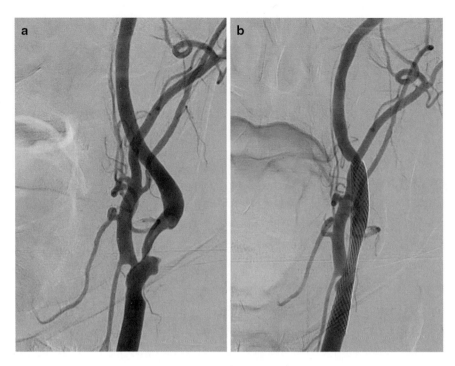

图 7.1　左侧 CAS。患者为 46 岁男性，在右侧颈动脉闭塞的基础上发生左侧症状性颈动脉狭窄。(a)颈部血管造影前后位显示左侧颈内动脉中度至重度狭窄。(b)支架置入后血管造影前后位图像。

经皮颈动脉入路

　　CAS 也可以通过经皮颈动脉入路来做。与经股动脉和经桡动脉入路相比，经皮颈动脉入路的使用频率较低。部分原因是术者对此入路不熟悉。回顾此入路结果显示，与传统入路相比，经验丰富的术者行此入路具有更高的安全性和有效性[45,46]。

远端保护装置

　　远端栓塞保护装置(DEPD)是放置在狭窄远端的过滤器，可防止 CAS 过程中栓塞事件的发生。图 7.2 显示一例 CAS 过程中使用 DEPD 的案例。栓塞保护装置(EPD)应用随机试验结果显示，EPD 装置对脑卒中和(或)死亡具有保护作用[47]，这种差异导致了此装置的常规使用。另一方面，经颅多普勒检测到的微栓塞事件数量增加与 DEPD 放置位置有关[48]，主要发生在 DEPD 穿过狭窄病变的过程中，并且术后 MRI 检查显示缺血性病灶的发生率并未降低[49]。一项随机试验比较了使用 EPD 和未使用 EPD 的 CAS 术后影像，尽管该研究受到样本量的限制，但也未显示使用 DEPD 的益处[50]。然而，大量研究报道了使用 DEPD 减少缺血性事件发生的益处[51]，并且在训练有素的术者中，使用 EPD 并发症或不良事件的发生率在可接受范围内[52]。因此，可能需要更大规模的随机研究来验证其作用。

球囊导管(近端保护装置)

　　CAS 术中栓塞保护的另一种方法是使用球囊导管。与 EPD 的远端保护相反，其通过暂时闭塞颈外动脉和颈总动脉来保护大脑，从而允许在血流反流的情况下展开支架。这种方法避免了保护装置穿过狭窄部

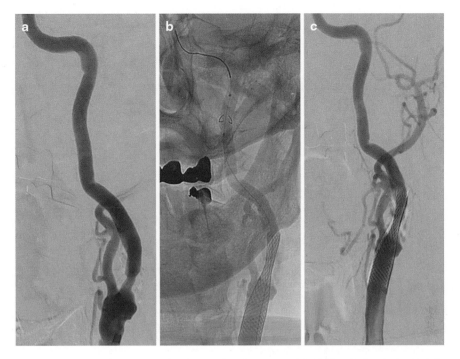

图 7.2　远端保护装置。(a)血管造影显示左侧颈动脉狭窄。(b)远端保护装置就位,随后释放支架。(c)远端保护装置移除后的血管造影。

位,而这个操作常与微栓塞事件发生有关[48]。CAS 术中近端保护装置的使用使得围术期缺血性事件发生率降低[53,54]。例如,在动脉支架置入术中 Mo.Ma 装置近端保护试验中,调查者报告了分别为 98% 和 93% 的装置和手术成功率,30 天内脑卒中发生率为 0.9%[55]。此外,有证据表明,近端保护导管对传统 CAS 高危人群(80 岁以上老年人)可能更安全[56]。然而,一项 CAS 术中使用远端栓塞保护装置和近端栓塞保护装置的大型多中心注册研究数据显示,术后 30 天内的不良事件发生率没有明显差异。尽管没有随机研究数据表明远端保护和近端保护具有等效性,但这两种方法的安全性似乎在经验丰富的术者中都在可接受范围内。

裸金属支架与涂层支架

　　第一代颈动脉支架为裸金属支架,由不锈钢组成。目前,较新的支架通常由镍钛构成的镍钛合金组成,具有超塑性和形状记忆特性,可使支架形状与动脉壁相贴合,最大限度地增加血管壁的支撑力,并能抵抗长时间后的变形[59]。尽管在支架设计上取得重大技术进步,但支架内再狭窄仍然是一个重要问题。在近期大型临床试验中,纳入患者长期随访的支架内再狭窄率超过 10%[2,60]。为了解决再狭窄问题,人们对 CAS 术中使用涂层支架(DES)表现出了极大的兴趣。DES 通常涂有抑制细胞增殖的免疫抑制剂,从而防止新内膜形成,这与支架再狭窄具有相关性[58]。常用药物包括西罗莫司(一种哺乳动物雷帕霉素靶点抑制剂)和紫杉醇(一种微管组装拮抗剂),在动物模型中,两者都显示了预防再狭窄的效果[61,62]。尽管初步研究表明了再狭窄发生率方面的技术可行性和有前景的结果,但关于 DES 置入治疗人类颈动脉狭窄的数据仍有限[63,64]。另外,需要进行更大规模的长期随访研究来验证 DES 的有效性。

术后管理和抗血小板药物时间

CAS 术前，患者应接受双重抗血小板治疗（DAT），即阿司匹林 325mg 和氯吡格雷 75mg；氯吡格雷不耐受的患者可以使用 P2Y$_{12}$ 受体拮抗剂替代，如普拉格雷或替格瑞洛[7,8]。如果术前无法进行 DAT，患者可以在当天术前应用阿司匹林 650mg 和氯吡格雷 600mg。术后，患者住普通病房或重症监护病房都需要密切监测血流动力学和神经系统功能，患者住普通病房的费用低，但不会增加不良事件的风险[65]。虽然，术后 DAT 的最佳持续使用时间尚不明确，但应在术后立即使用 DAT。在 CREST 试验中，术后 DAT 至少持续 4 周，之后终身服用阿司匹林。目前的指南支持这一做法，同期治疗模式的调查显示，尽管持续时间有所不同，但对术后短期使用 DAT 的必要性达成共识，之后是否使用抗血小板单药治疗尚不明确[66]。关于 CAS 术后增加 DAT 使用的时间，目前尚无证据表明这是有益的，某些研究表明与其总死亡率增加有关[67,68]。

患者对特定抗血小板药物的个体反应也可能影响术后抗血小板治疗效果。P2Y$_{12}$ 受体拮抗剂（如氯吡格雷）可以不可逆地拮抗 P2Y$_{12}$ 受体，P2Y$_{12}$ 受体与二磷酸腺苷结合后引发血小板聚集。氯吡格雷经过肝细胞色素 P450 系统代谢为活性形式。P450 系统的多态性，特别是 CYP2C19 酶中的多态性，已被证明在暴露于氯吡格雷后导致临床上血小板反应性的显著差异[69]。根据分解代谢基因型，可将患者分为超速代谢型、快速代谢型、中间代谢型或低代谢型，后两种可能导致活性代谢物含量不足，如果用氯吡格雷治疗，血小板反应性和聚集水平随之增加[70]。

P2Y$_{12}$ 受体激活后在床旁即可评估血小板聚集功能[71,72]。虽然没有随机研究证据支持常规使用这些检测作为术前评估的一部分，但有研究表明 CAS 术后缺血性事件发生率增加与高血小板反应性相关[73,74]。改善 P2Y$_{12}$ 受体拮抗剂低代谢的策略包括将氯吡格雷的剂量从每天 75mg 增加到 150mg，但这种方法缺乏前瞻性研究的验证[75,76]。替代策略包括用其他 P2Y$_{12}$ 受体拮抗剂替代氯吡格雷，如普拉格雷或替格瑞洛[70]，或磷酸二酯酶抑制剂西洛他唑[77]。血小板反应性检测在 CAS 术前评估中的作用有可能在未来的研究中得到进一步的完善。

并发症及其管理

尽管存在许多并发症的可能性，但 CAS 通常耐受性良好。近期的大型临床试验研究数据显示围术期缺血性事件导致严重残疾的发生率为 4.8%，围术期死亡率为 1.9%[1]。非神经系统并发症中常见的是球囊血管成形术和支架置入过程中由于颈动脉窦压力感受器刺激而引起的心动过缓和随后的低血压[38]，但这些事件大多数是短暂的，与围术期缺血性并发症无关[78]。心肌梗死也是其并发症，但比 CEA 术后少见[6]。动脉夹层和血管穿孔是其他潜在的并发症，但幸运的是并不常见[79]。

急性闭塞

急性支架内闭塞是一种罕见的并发症，如果不快速处理，可能造成灾难性的后果。CAS 术后急性闭塞的发生率尚不明确，但估计低于 1%[80]。急性闭塞的危险因素包括抗血小板治疗不达标、术前抗血小板抵抗和遗传性血栓性疾病[80]。引起急性闭塞的因素包括动脉夹层和由支架壁脱落的动脉粥样斑块[80]。DEPD 引起的闭塞也有可能导致急性闭塞和颈内动脉血流中断。虽然这个过程中可能会发生栓塞事件，但通常拔出 DEPD 后血流恢复[81]。急性术中闭塞需要迅速恢复血流，可选择的策略包括溶栓治疗、带或不带溶栓药物的血栓抽吸、机械取栓、再次血管成形术或手术切除血栓[80]。图 7.3 显示患者在首次置入支架后 2 周出现因腔内血栓引起的神经系统症状。无症状患者可通过抗凝治疗进行管理，效果尚可[82]。

随访

除常规临床随访外，患者还应进行影像学随访来评估支架的通畅性和再狭窄的发生率。无创影像学检查（最常用多普勒超声）是一种合适的监测手段，通常根据术者临床经验在 CAS 术后的预定间隔时间内进行随访[7]。对于高分辨率超声评估困难的患者，可选择 CTA 或 MRA。如果没有出现新的神经系统症状，一年后可以延长影像学检查的间隔时间，只要患者有可能再次接受手术干预，就应该进行检查[7]。

再狭窄发生率与管理

虽然 CAS 手术患者的长期随访数据有限，但现有证据表明，在 5~10 年随访的患者中，中度（≥50%）再狭窄和严重（≥70%）再狭窄的发生率可能分别大于 40% 和 10%[2,60]。CAS 术后再狭窄的危险因素可能包括女性、糖尿病、高脂血症和吸烟[83]。CAS 术后再狭窄的临床意义尚不明确。在国际颈动脉支架置入研究（ICSS）纳入患者的长期结果分析中，CAS 的患者再狭窄≥50%的情况比 CEA 的患者更常见，并且与一般人群相比，同侧脑卒中风险增加与其相关[84]。这种风险增加是否有必要再次干预，目前尚不明确，特别是如果常规随访中发现再狭窄且无症状时。CAS 术后无症状颈动脉再狭窄的自然史尚不明确，因此，应慎重考虑再次手术或继续加强药物治疗的风险[85]。另一方面，据观察，再狭窄后再次行 CAS 手术的围术期事件发生率相对较低，因此，再狭窄后再行 CAS 是一个合理的治疗选择，特别是对于有症状

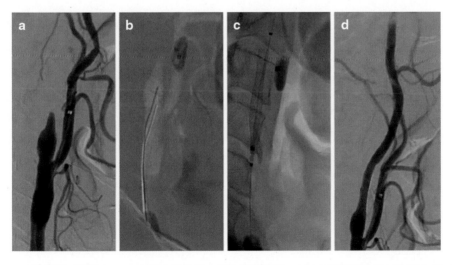

图 7.3 Mo.Ma 近端保护装置。(a)血管造影显示右侧颈动脉闭塞。(b)在用微导丝穿过狭窄前将 Mo.Ma 导管置于颈外动脉和颈总动脉内。(c)支架释放。(d)颈动脉血运重建成功。

的患者。

经皮腔内血管成形术是治疗再狭窄最常用的技术,可能与再狭窄相关,因此需要多次后续治疗[87,88]。药物涂层球囊血管成形术是治疗顽固性再狭窄的一种新兴治疗方法。初步证据表明,药物涂层球囊的使用可能限制其他血管成形术的使用[89],故这种治疗需要进一步验证。CAS 治疗 CEA 术后再狭窄已被证明是安全有效的[90,91],但关于 CAS 术后再次行支架置入的数据有限。图 7.4 是一例首次 CAS 术后发生支架内再狭窄的患者。该患者成功地接受了再次 CAS

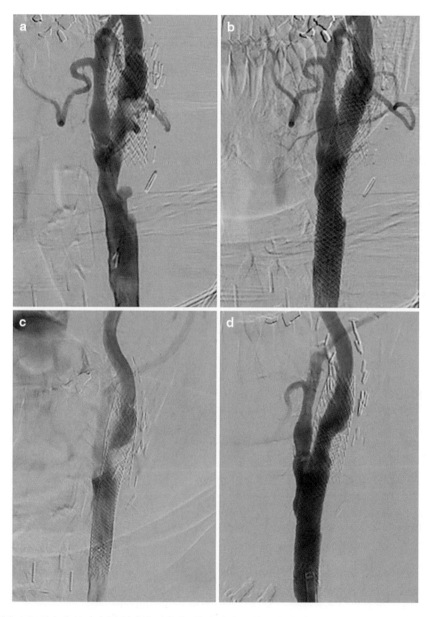

图 7.4　再次支架置入术治疗左侧颈动脉再狭窄,并发腔内血栓。患者为 56 岁女性,左侧 CEA 术后并发再狭窄,行 CAS 治疗。治疗后突发右侧偏瘫,发现左侧颈动脉重度再狭窄。(a)重度再狭窄的正位图。(b)置入重叠支架后的正位图。(c)患者置入支架 2 周后出现重度的再狭窄,很可能是因为腔内血栓形成。(d)患者进行机械取栓,最后正位血管造影检查显示血流恢复。

治疗，第二个支架与第一个支架的近端重叠。患者首次支架置入后 2 周出现支架内血栓形成，需要进行机械取栓。最后，对于有经验的术者来说，CEA 剥除支架也是可行的，但仅仅有少量证据支持[92]。

虽然已经通过多中心随机对照试验确定其为颈动脉疾病治疗适应证，但现代医学实践可以通过药物治疗改善缺血性事件风险的发生。因此，决定进行 CAS 需要仔细评估患者、颈动脉病理和解剖，以及使用的适应证和禁忌证。幸运的是，经验丰富的术者治疗合适的患者时，CAS 是一种相对简单安全的手术。

结论

CAS 是神经介入医生的重要治疗手段。

参考文献

1. Brott TG, Hobson RW 2nd, Howard G, Roubin GS, Clark WM, Brooks W, et al. CREST Investigators. Stenting versus endarterectomy for treatment of carotid-artery stenosis. N Engl J Med. 2010;363:11–23.
2. Brott TG, Howard G, Roubin GS, Meschia JF, Mackey A, Brooks W, et al. CREST Investigators. Long-term results of stenting versus endarterectomy for carotid-artery stenosis. N Engl J Med. 2016;374:1021–31.
3. Eckstein HH, Ringleb P, Allenberg JR, Berger J, Fraedrich G, Hacke W, et al. Results of the Stent-Protected Angioplasty versus Carotid Endarterectomy (SPACE) study to treat symptomatic stenoses at 2 years: a multinational, prospective, randomised trial. Lancet Neurol. 2008;7:893–902.
4. Ederle J, Dobson J, Featherstone RL, Bonati LH, van der Worp HB, de Borst GJ. International Carotid Stenting Study investigators. Carotid artery stenting compared with endarterectomy in patients with symptomatic carotid stenosis (International Carotid Stenting Study): an interim analysis of a randomised controlled trial. Lancet. 2010;375:985–97.
5. Bonati LH, Dobson J, Algra A, Branchereau A, Chatellier G, Fraedrich G. Carotid Stenting Trialists' Collaboration. Short-term outcome after stenting versus endarterectomy for symptomatic carotid stenosis: a preplanned meta-analysis of individual patient data. Lancet. 2010;376:1062–73.
6. Bonati LH, Lyrer P, Ederle J, Featherstone R, Brown MM. Percutaneous transluminal balloon angioplasty and stenting for carotid artery stenosis. Cochrane Database Syst Rev. 2012;(9):CD000515.
7. Brott TG, Halperin JL, Abbara S, Bacharach JM, Barr JD, Bush RL. A report of the American College of Cardiology Foundation/American Heart Association Task Force on Practice Guidelines. Circulation. 2011;124:54–130.
8. Kernan WN, Ovbiagele B, Black HR, Bravata DM, Chimowitz MI, Ezekowitz MD, et al. Guidelines for the prevention of stroke in patients with stroke and transient ischemic attack: a guideline for healthcare professionals from the American Heart Association/American Stroke Association. Stroke. 2014;45:2160–236.
9. Barnett HJM, Taylor DW, Haynes RB, Sackett DL, Peerless SJ, Ferguson GG. North American Symptomatic Carotid Endarterectomy Trial Collaborators. Beneficial effect of carotid endarterectomy in symptomatic patients with high-grade carotid stenosis. N Engl J Med. 1991;325:445–53.
10. European Carotid Surgery Trialists' Collaborative Group. MRC European carotid surgery trial: interim results for symptomatic patients with severe (70-99%) or with mild (0-29%) carotid stenosis. Lancet. 1991;337(8752):1235–43.
11. Mayberg MR, Wilson SE, Yatsu F, Weiss DG, Messina L, Hershey LA, et al. Veterans Affairs Cooperative Studies Program 309 Trialist Group. Carotid endarterectomy and prevention of cerebral ischemia in symptomatic carotid stenosis. JAMA. 1991;266:3289–94.
12. Tu JV, Wang H, Bowyer B, Green L, Fang J, Kucey D. Participants in the Ontario Carotid Endarterectomy Registry. Risk factors for death or stroke after carotid endarterectomy: observations from the Ontario Carotid Endarterectomy Registry. Stroke. 2003;34:2568–73.
13. Rothwell PM, Eliasziw M, Gutnikov SA, Warlow CP, Barnett HJ. Carotid Endarterectomy Trialists Collaboration. Endarterectomy for symptomatic carotid stenosis in relation to clinical subgroups and timing of surgery. Lancet. 2004;363:915–24.

14. Meschia JF, Hopkins LN, Altafullah I, Wechsler LR, Stotts G, Gonzales NR, et al. Time from symptoms to carotid endarterectomy or stenting and perioperative risk. Stroke. 2015;46:3540–2.

15. Rantner B, Kollerits B, Roubin GS, Ringleb PA, Jansen O, Howard G, et al. Carotid Stenosis Trialists' Collaboration. Early endarterectomy carries a lower procedural risk than early stenting in patients with symptomatic stenosis of the internal carotid artery: results from 4 randomized controlled trials. Stroke. 2017;48:1580–7.

16. Hobson RW 2nd, Weiss DG, Fields WS, Goldstone J, Moore WS, Towne JB, et al. The Veterans Affairs Cooperative Study Group. Efficacy of carotid endarterectomy for asymptomatic carotid stenosis. N Engl J Med. 1993;328:221–7.

17. Executive Committee for the Asymptomatic Carotid Atherosclerosis Study. Endarterectomy for asymptomatic carotid artery stenosis. JAMA. 1995;273:1421–8.

18. Morales-Valero SF, Lanzino G. Asymptomatic carotid artery stenosis: time to rethink our therapeutic options? Neurosurg Focus. 2014;36:E2.

19. Abbott AL. Medical (nonsurgical) intervention alone is now best for prevention of stroke associated with asymptomatic severe carotid stenosis: results of a systematic review and analysis. Stroke. 2009;40:573–83.

20. Howard VJ, Meschia JF, Lal BK, Turan TN, Roubin GS, Brown RD Jr, et al. CREST-2 Study Investigators. Carotid revascularization and medical management for asymptomatic carotid stenosis: protocol of the CREST-2 clinical trials. Int J Stroke. 2017;12:770–8.

21. Voeks JH, Howard G, Roubin GS, Malas MB, Cohen DJ, Sternbergh WC 3rd, et al. CREST Investigators. Age and outcomes after carotid stenting and endarterectomy: the carotid revascularization endarterectomy versus stenting trial. Stroke. 2011;42:3484–90.

22. Voeks JH, Howard G, Roubin G, Farb R, Heck D, Logan W, et al. Mediators of the age effect in the Carotid Revascularization Endarterectomy Versus Stenting Trial (CREST). Stroke. 2015;46:2868–73.

23. Otite FO, Khandelwal P, Malik AM, Chaturvedi S. National patterns of carotid revascularization before and after the Carotid Revascularization Endarterectomy vs Stenting Trial (CREST). JAMA Neurol. 2018;75:51–7.

24. Gurm HS, Yadav JS, Fayad P, Katzen BT, Mishkel GJ, Bajwa TK, et al. SAPPHIRE Investigators. Long-term results of carotid stenting versus endarterectomy in high-risk patients. N Engl J Med. 2008;358:1572–9.

25. Yadav JS, Wholey MH, Kuntz RE, Fayad P, Katzen BT, Mishkel GJ, et al. SAPPHIRE Investigators. Protected carotid-artery stenting versus endarterectomy in high-risk patients. N Engl J Med. 2004;351:1493–501.

26. Reed AB, Gaccione P, Belkin M, Donaldson MC, Mannick JA, Whittemore AD, et al. Preoperative risk factors for carotid endarterectomy: defining the patient at high risk. J Vasc Surg. 2003;37:1191–9.

27. Sidawy AN, Aidinian G, Johnson ON 3rd, White PW, DeZee KJ, Henderson WG. Effect of chronic renal insufficiency on outcomes of carotid endarterectomy. J Vasc Surg. 2008;48:1423–30.

28. Stoner MC, Abbott WM, Wong DR, Hua HT, Lamuraglia GM, Kwolek CJ, et al. Defining the high-risk patient for carotid endarterectomy: an analysis of the prospective National Surgical Quality Improvement Program database. J Vasc Surg. 2006;43:285–6.

29. Debing E, Van den Brande P. Does the type, number or combinations of traditional cardiovascular risk factors affect early outcome after carotid endarterectomy? Eur J Vasc Endovasc Surg. 2006;31:622–6.

30. Cohen DJ, Stolker JM, Wang K, Magnuson EA, Clark WM, Demaerschalk BM, et al. CREST Investigators. Health-related quality of life after carotid stenting versus carotid endarterectomy: results from CREST (Carotid Revascularization Endarterectomy Versus Stenting Trial). J Am Coll Cardiol. 2011;58:1557–65.

31. Bryant MF. Anatomic considerations in carotid endarterectomy. Surg Clin North Am. 1974;54:1291–6.

32. Ferguson GG, Eliasziw M, Barr HW, Clagett GP, Barnes RW, Wallace MC, et al. The North American symptomatic carotid endarterectomy trial: surgical results in 1415 patients. Stroke. 1999;30:1751–8.

33. Rockman CB, Su W, Lamparello PJ, Adelman MA, Jacobowitz GR, Gagne PJ, et al. A reassessment of carotid endarterectomy in the face of contralateral carotid occlusion: surgical results in symptomatic and asymptomatic patients. J Vasc Surg. 2002;36:668–73.

34. Meyer FB, Piepgras DG, Sundt TM. Recurrent carotid stenosis. In: Meyer FB, editor. Sundt's occlusive cerebrovascular disease. 2nd ed. Philadelphia: WB Saunders; 1994. p. 310–21.

35. Stoner MC, Cambria RP, Brewster DC, Juhola KL, Watkins MT, Kwolek CJ, et al. Safety and efficacy of reoperative carotid endarterectomy: a 14-year experience. J Vasc Surg. 2005;41:942–9.

36. Harrod-Kim P, Kadkhodayan Y, Derdeyn CP, Cross DT 3rd, Moran CJ. Outcomes of carotid angioplasty and stenting for radiation-associated stenosis. AJNR Am J Neuroradiol. 2005;26:1781–8.

37. Alessandri C, Bergeron P. Local anesthesia in carotid angioplasty. J Endovasc Surg. 1996;3:31–4.

38. Cayne NS, Rockman CB, Maldonado TS, Adelman MA, Lamparello PJ, Veith FJ. Hemodynamic changes associated with carotid artery interventions. Perspect Vasc Surg Endovasc Ther. 2008;20:293–6.

39. Nagata S, Kazekawa K, Aikawa H, Tsutsumi M, Kodama T, Iko M, et al. Hemodynamic stability under general anesthesia in carotid artery stenting. Radiat Med. 2005;23:427–31.

40. Mylonas SN, Moulakakis KG, Antonopoulos CN, Kakisis JD, Liapis CD. Carotid artery stenting-induced hemodynamic instability. J Endovasc Ther. 2013;20:48–60.

41. Singh H, Cardella JF, Cole PE, Grassi CJ, McCowan TC, Swan TL, et al. Quality improvement guidelines for diagnostic arteriography. J Vasc Interv Radiol. 2003;14:283–8.

42. Stone PA, Campbell JE. Complications related to femoral artery access for transcatheter procedures. Vasc Endovasc Surg. 2012;46:617–23.

43. Doyle BJ, Ting HH, Bell MR, Lennon RJ, Mathew V, Singh M, et al. Major femoral bleeding complications after percutaneous coronary intervention: incidence, predictors, and impact on long-term survival among 17,901 patients treated at the Mayo Clinic from 1994 to 2005. JACC Cardiovasc Interv. 2008;1:202–9.

44. Ruzsa Z, Nemes B, Pintér L, Berta B, Tóth K, Teleki B, et al. A randomised comparison of transradial and transfemoral approach for carotid artery stenting: RADCAR (RADial access for CARotid artery stenting) study. EuroIntervention. 2014;10:381–91.

45. Bergeron P. Direct percutaneous carotid access for carotid angioplasty and stenting. J Endovasc Ther. 2015;22:135–8.

46. Sfyroeras GS, Moulakakis KG, Markatis F, Antonopoulos CN, Antoniou GA, Kakisis JD, et al. Results of carotid artery stenting with transcervical access. J Vasc Surg. 2013;58:1402–7.

47. Naggara O, Touzé E, Beyssen B, Trinquart L, Chatellier G, Meder JF, et al. EVA-3S Investigators. Anatomical and technical factors associated with stroke or death during carotid angioplasty and stenting: results from the endarterectomy versus angioplasty in patients with symptomatic severe carotid stenosis (EVA-3S) trial and systematic review. Stroke. 2011;42:380–8.

48. Vos JA, van den Berg JC, Ernst SM, Suttorp MJ, Overtoom TT, Mauser HW, et al. Carotid angioplasty and stent placement: comparison of transcranial Doppler US data and clinical outcome with and without filtering cerebral protection devices in 509 patients. Radiology. 2005;234:493–9.

49. Bonati LH, Jongen LM, Haller S, Flach HZ, Dobson J, Nederkoorn PJ, et al. ICSS-MRI study group. New ischaemic brain lesions on MRI after stenting or endarterectomy for symptomatic carotid stenosis: a substudy of the International Carotid Stenting Study (ICSS). Lancet Neurol. 2010;9:353–62.

50. Barbato JE, Dillavou E, Horowitz MB, Jovin TG, Kanal E, David S, et al. A randomized trial of carotid artery stenting with and without cerebral protection. J Vasc Surg. 2008;47:760–5.

51. Schonholz CJ, Uflacker R, Parodi JC, Hannegan C, Selby B. Is there evidence that cerebral protection is beneficial?, Clinical data. J Cardiovasc Surg. 2006;47:137–41.

52. Katzen BT, Criado FJ, Ramee SR, Massop DW, Hopkins LN, Donohoe D, et al. CASES-PMS Investigators. Carotid artery stenting with emboli protection surveillance study: thirty-day results of the CASES-PMS study. Catheter Cardiovasc Interv. 2007;70:316–23.

53. Bersin RM, Stabile E, Ansel GM, Clair DG, Cremonesi A, Hopkins LN, et al. A meta-analysis of proximal occlusion device outcomes in carotid artery stenting. Catheter Cardiovasc Interv. 2012;80:1072–8.

54. Stabile E, Salemme L, Sorropago G, Tesorio T, Nammas W, Miranda M, et al. Proximal endovascular occlusion for carotid artery stenting: results from a prospective registry of 1,300 patients. J Am Coll Cardiol. 2010;55:1661–7.

55. Ansel GM, Hopkins LN, Jaff MR, Rubino P, Bacharach JM, Scheinert D, et al. Safety and effectiveness of the INVATEC MO.MA® proximal cerebral protection device during carotid artery stenting: results from the ARMOUR pivotal trial. Catheter Cardiovasc Interv. 2010;76:1–8.

56. Micari A, Stabile E, Cremonesi A, Vadalà G, Castriota F, Pernice V, et al. Carotid artery stenting in octogenarians using a proximal endovascular occlusion cerebral protection device: a multicenter registry. Catheter Cardiovasc Interv. 2010;76:9–15.

57. Giri J, Parikh SA, Kennedy KF, Weinberg I, Donaldson C, Hawkins BM, et al. Proximal versus distal embolic protection for carotid artery stenting: a national cardiovascular data registry analysis. JACC Cardiovasc Interv. 2015;8:609–15.

58. He D, Liu W, Zhang T. The development of carotid stent material. Interv Neurol. 2015;3:67–77.

59. Stoeckel D, Pelton A, Duerig T. Self-expanding nitinol stents: material and design considerations. Eur Radiol. 2004;14:292–301.

60. Bonati LH, Dobson J, Featherstone RL, Ederle J, van der Worp HB, de Borst GJ, et al. ICSS investigators. Long-term outcomes after stenting versus endarterectomy for treatment of symptomatic carotid stenosis: the International Carotid Stenting Study (ICSS) randomised trial. Lancet. 2015;385:529–38.

61. Tepe G, Muschick P, Laule M, Reddig F, Claussen CD, Dinkelborg LM, et al. Prevention of carotid artery restenosis after sirolimus-coated stent implantation in pigs. Stroke. 2006;37:492–4.

62. Regar E, Sianos G, Serruys PW. Stent development and local drug delivery. Br Med Bull. 2001;59:227–48.

63. Gupta R, Al-Ali F, Thomas AJ, Horowitz MB, Barrow T, Vora NA, et al. Safety, feasibility, and short-term follow-up of drug-eluting stent placement in the intracranial and extracranial circulation. Stroke. 2006;37:2562–6.

64. Tekieli L, Pieniazek P, Musialek P, Kablak-Ziembicka A, Przewlocki T, Trystula M, et al. Zotarolimus-eluting stent for the treatment of recurrent, severe carotid artery in-stent stenosis in the TARGET-CAS population. J Endovasc Ther. 2012;19:316–24.

65. Rinaldo L, Brinjikji W, Cloft H, DeMartino RR, Lanzino G. Investigation into drivers of cost of stenting for carotid stenosis. J Vasc Surg. 2017;66:786–93.

66. Huibers A, Halliday A, Bulbulia R, Coppi G, de Borst GJ, ACST-2 Collaborative Group. Antiplatelet therapy in carotid artery stenting and carotid endarterectomy in the asymptomatic carotid surgery trial-2. Eur J Vasc Endovasc Surg. 2016;51:336–42.

67. Jhang KM, Huang JY, Nfor ON, Jian ZH, Tung YC, Ku WY, et al. Is extended duration of dual antiplatelet therapy after carotid stenting beneficial? Medicine. 2015;94:1355.

68. Alcocer F, Novak Z, Combs BR, Lowman B, Passman MA, Mujib M, et al. Dual antiplatelet therapy (clopidogrel and aspirin) is associated with increased all-cause mortality after carotid revascularization for asymptomatic carotid disease. J Vasc Surg. 2014;59:950–5.

69. Hulot JS, Bura A, Villard E, Azizi M, Remones V, Goyenvalle C, et al. Cytochrome P450 2C19 loss-of-function polymorphism is a major determinant of clopidogrel responsiveness in healthy subjects. Blood. 2006;108:2244–7.

70. Scott SA, Sangkuhl K, Gardner EE, Stein CM, Hulot JS, Johnson JA. Clinical Pharmacogenetics Implementation Consortium. Clinical Pharmacogenetics Implementation Consortium guidelines for cytochrome P450-2C19 (CYP2C19) genotype and clopidogrel therapy. Clin Pharmacol Ther. 2011;90:328–32.

71. Jeong YH, Bliden KP, Antonino MJ, Park KS, Tantry US, Gurbel PA. Usefulness of the VerifyNow P2Y12 assay to evaluate the antiplatelet effects of ticagrelor and clopidogrel therapies. Am Heart J. 2012;164:35–42.

72. Roule V, Ardouin P, Repessé Y, Le Querrec A, Blanchart K, Lemaitre A, et al. Point of care tests VerifyNow P2Y12 and INNOVANCE PFA P2Y compared to light transmittance aggregometry after fibrinolysis. Clin Appl Thromb Hemost. 2018;24:1109–16.

73. Fifi JT, Brockington C, Narang J, Leesch W, Ewing SL, Bennet H, et al. Clopidogrel resistance is associated with thromboembolic complications in patients undergoing neurovascular stenting. AJNR Am J Neuroradiol. 2013;34:716–20.

74. Sorkin GC, Dumont TM, Wach MM, Eller JL, Mokin M, Natarajan SK, et al. Carotid artery stenting outcomes: do they correlate with antiplatelet response assays? J Neurointerv Surg. 2014;6:373–8.

75. González A, Moniche F, Cayuela A, Gonzalez-Marcos JR, Mayol A, Montaner J. Antiplatelet effects of clopidogrel dose adjustment (75 mg/d vs 150 mg/d) after carotid stenting. J Vasc Surg. 2014;60:428–35.

76. González A, Moniche F, Cayuela A, García-Lozano JR, Torrecillas F, Escudero-Martínez I, et al. Effect of CYP2C19 polymorphisms on the platelet response to clopidogrel and influence on the effect of high versus standard dose clopidogrel in carotid artery stenting. Eur J Vasc Endovasc Surg. 2016;51:175–86.

77. Nakagawa I, Wada T, Park HS, Nishimura F, Yamada S, Nakagawa H, et al. Platelet inhibition by adjunctive cilostazol suppresses the frequency of cerebral ischemic lesions after carotid artery stenting in patients with carotid artery stenosis. J Vasc Surg. 2014;59:761–7.

78. Leisch F, Kerschner K, Hofmann R, Steinwender C, Grund M, Bibl D, et al. Carotid sinus reactions during carotid artery stenting: predictors, incidence, and influence on clinical outcome. Catheter Cardiovasc Interv. 2003;58:516–23.

79. Ecker RD, Guidot CA, Hanel RA, Wehman JC, Sauvageau E, Guterman LR, et al. Perforation of external carotid artery branch arteries during endoluminal carotid revascularization procedures: consequences and management. J Invasive Cardiol. 2005;17:292–5.

80. Moulakakis KG, Mylonas SN, Lazaris A, Tsivgoulis G, Kakisis J, Sfyroeras GS, et al. Acute

carotid stent thrombosis: a comprehensive review. Vasc Endovasc Surg. 2016;50:511–21.

81. Kwon OK, Kim SH, Jacobsen EA, Marks MP. Clinical implications of internal carotid artery flow impairment caused by filter occlusion during carotid artery stenting. AJNR Am J Neuroradiol. 2012;33(3):494–9.

82. Moulakakis KG, Kakisis J, Tsivgoulis G, Zymvragoudakis V, Spiliopoulos S, Lazaris A, et al. Acute early carotid stent thrombosis: a case series. Ann Vasc Surg. 2017;45:69–78.

83. Lal BK, Beach KW, Roubin GS, Lutsep HL, Moore WS, Malas MB, et al. CREST Investigators. Restenosis after carotid artery stenting and endarterectomy: a secondary analysis of CREST, a randomised controlled trial. Lancet Neurol. 2012;11:755–63.

84. Bonati LH, Gregson J, Dobson J, McCabe DJH, Nederkoorn PJ, van der Worp HB, et al. ICSS investigators. Restenosis and risk of stroke after stenting or endarterectomy for symptomatic carotid stenosis in the International Carotid Stenting Study (ICSS): secondary analysis of a randomised trial. Lancet Neurol. 2018;17:587–96.

85. Chaturvedi S. Is surveillance for restenosis justified after carotid revascularisation? Lancet Neurol. 2018;17:570–1.

86. Hynes BG, Kennedy KF, Ruggiero NJ 2nd, Kiernan TJ, Margey RJ, Rosenfield K, et al. Carotid artery stenting for recurrent carotid artery restenosis after previous ipsilateral carotid artery endarterectomy or stenting: a report from the National Cardiovascular Data Registry. JACC Cardiovasc Interv. 2014;7:180–6.

87. Donas KP, Eisenack M, Torsello G. Balloon angioplasty for in-stent stenosis after carotid artery stenting is associated with an increase in repeat interventions. J Endovasc Ther. 2011;18:720–5.

88. Pourier VE, de Borst GJ. Technical options for treatment of in-stent restenosis after carotid artery stenting. J Vasc Surg. 2016;64:1486–96.

89. Gandini R, Del Giudice C, Da Ros V, Sallustio F, Altobelli S, D'Onofrio A, et al. Long-term results of drug-eluting balloon angioplasty for treatment of refractory recurrent carotid in-stent restenosis. J Endovasc Ther. 2014;21:671–7.

90. Arhuidese I, Obeid T, Nejim B, Locham S, Hicks CW, Malas MB. Stenting versus endarterectomy after prior ipsilateral carotid endarterectomy. J Vasc Surg. 2017;65(1):1–11. https://doi.org/10.1016/j.jvs.2016.07.115. Epub 2016 Oct 1.

91. Tu J, Wang S, Huo Z, Wu R, Yao C, Wang S. Repeated carotid endarterectomy versus carotid artery stenting for patients with carotid restenosis after carotid endarterectomy: systematic review and meta-analysis. Surgery. 2015;157:1166–73.

92. Yu LB, Yan W, Zhang Q, Zhao JZ, Zhang Y, Wang R, et al. Carotid endarterectomy for treatment of carotid in-stent restenosis: long-term follow-up results and surgery experiences from one single centre. Stroke Vasc Neurol. 2017;2:140–6.

第 8 章

放射性血管狭窄

Isaac Josh Abecassis，Christopher C. Young，Rajeev D. Sen，
Cory M. Kelly，Michael R. Levitt

引言

随着包括放射治疗(简称"放疗")在内的现代肿瘤治疗方案的发展，越来越多的人出现了放射诱导的不良反应，尤其是在颅颈部肿瘤治疗后。这些不良反应包括：伴有坏死的血管病变[1]或不伴有坏死的血管病变[2]、脑动脉瘤和假性动脉瘤[3]、海绵状血管瘤[4]、毛细血管扩张[5]。随着生存期的延长，这些并发症(包括颅内和颅外动脉狭窄)的发生率逐渐增加。

虽然放射性血管狭窄较动脉粥样硬化性颅内血管狭窄少，但是放射性颅内血管狭窄被认为比颅外疾病(放疗后平均5.1年对13.4年)发生得更快[6]，而无论哪个部位的血管、内皮功能障碍、血管损伤和动脉加速硬化都会导致复发性短暂性脑缺血发作(TIA)或永久性脑卒中[7]，因此，需要及时诊断和治疗。治疗方法包括颈动脉内膜切除术(CEA)、外科旁路搭桥术、血管内支架置入术和(或)血管成形术。经过放疗的颈总动脉(CCA)和颈内动脉(ICA)与未接受放疗的类似对照组相比最容易发生放射性狭窄(78%对22%)，还有颈外动脉(ECA)(45%对2%)和椎动脉

(VA)(7%对0)也可发生狭窄，但与后者比较无明显统计学差异[8]。

在这里，我们将对放射性血管狭窄(RIS)进行概述。尽管缺乏指导医疗决策的前瞻性随机试验(1级证据)，但我们会总结有关治疗方案的文献。目前只有一项2级研究，即将RIS中的血管内支架置入与动脉粥样硬化疾病的相同治疗进行比较[9]；其余文献的证据级别为3级或更高。

发现和发生率

有几项研究报道了头颈部动脉RIS的发生率。RIS最初被认为是一种罕见现象，由于高敏感性成像的出现和肿瘤治疗的进步延长了患者的预期寿命，因此，RIS的被检出率明显增加。

Lam和同事对71例接受鼻咽癌放疗(RT)的患者进行了一项横向研究：采用多普勒超声检查动脉是否狭窄，并与51例新诊断的未经放疗的鼻咽癌对照组比较。他们发现，放疗组颈动脉狭窄的发生率明显高于对照组(78%对22%)，在放疗后狭窄的患者中，超过50%的患者颈动脉管腔直径减小(36/51)[10]。

为了确定 RIS 的发生率,Cheng 和同事们通过筛查接受治疗的患者与健康对照组进行了前瞻性横向研究,使用彩色多普勒超声检查其血管的狭窄程度。这项研究显示平均在放疗后 80 个月,28% 的患者颈内动脉狭窄超过 30%,13% 的患者颈内动脉狭窄程度超过 70%。相比之下,只有 8% 的健康对照组患者有 30%~70% 的颈动脉狭窄,且健康对照组没有超过 70% 的严重狭窄患者[11]。

Huang 和同事发现,在结构层面上与对照组相比,放疗后鼻咽癌患者颈总动脉内膜中层厚度显著增加。此外,线性回归分析显示,放疗持续时间与年龄、糖化血红蛋白和性别有关,是内膜中层厚度的独立预测因素[12]。

虽然这些研究证实了放疗增加了颈动脉狭窄的发生率,但在引用率之间存在着很大的差异。这可能是由于研究之间在患者群体、随访时间、辐射量和其他因素方面的异质性。

RIS 的临床表现与血管狭窄后的脑灌注不足有关,这通常是很微妙的并且不易被发现[13]。常见的表现包括轻瘫、失语症和一过性的黑蒙。不太常见的表现是头晕、复视、健忘症和头痛[14]。如果血管狭窄程度严重,体检时可发现颈动脉杂音。放疗和脑卒中之间的时间跨度在几个月到几十年之间[15]。

在一项大型的回顾性研究中,Smith 和同事评估了 6862 例患者, 这些患者主要分为以下 3 类:①单纯接受放疗;②单纯接受头颈部手术;③接受手术加放疗。他们发现,单纯放疗组脑血管事件的 10 年发生率为 34%,而单纯手术组为 26%($P<0.01$)[16]。最近的一项回顾性研究和前瞻性研究确定了 17 项流行病学研究,并得出结论,头颈部放疗至少使 TIA 或缺血性脑卒中的相对风险增加一倍[17]。

治疗方案

药物治疗

对于颅内血管狭窄,治疗的第一步是双重抗血小板治疗,以及注意胆固醇、糖尿病和高血压变化的危险因素。根据影像学和(或)临床进展可能需要选择血管内治疗或手术治疗。一般而言,在颈动脉血运重建内膜切除术与支架置入术试验 (CREST) 中,CEA(主要手术治疗选择)和颈动脉支架置入术(CAS,主要血管内治疗选择)在短期和长期随访期内的疗效和安全性相似[18]。然而,CREST 试验主要研究动脉粥样硬化性颈动脉狭窄,并且排除了先前接受过颈部放疗的患者,因此,该试验的结果应该谨慎地推广到 RIS 人群中。极少数情况下,要考虑再灌注损伤。

血管内治疗

虽然症状性颈动脉狭窄的金标准治疗方法是 CEA,但美国卒中协会指南建议在"高危"患者中首先考虑 CAS,这些高危风险包括由于愈合能力下降导致的放射性颈动脉狭窄患者、先前颈淋巴结清扫手术或放疗引起的瘢痕组织[19],以及动脉粥样硬化性颈总动脉近端的严重狭窄[20,21]。虽然 CAS 的安全性和有效性在 2004 年的颈动脉内膜切除术高危患者支架置入术和血管成形术(SAPPHIRE)中首次得到证实[22],但较小的队列观察到了辐射诱导狭窄的类似阳性结果。Dorrestejeijn 等在一项前瞻性研究随访 24 例放疗 3.3 年的症状性颈动脉狭窄患者,没有死亡病例或围术期致残性脑卒中,只有 8% 的患者发生围术期 TIA 和 4% 的患者发生了非致残性脑卒中。随访期间, 有 1 例

（4%）发生同侧 TIA,1 例（4%）发生对侧 TIA,2 例（8%）发生对侧致残性脑卒中。尽管均无症状,但是再狭窄（>50%）发生率显著,12 个月时为 33%,24 个月时为 42%。这些较低的围术期事件发生率,以及无症状性再狭窄发生率较高,与文献中另外两项观察研究的结果相呼应,其中对 16 例患者和 23 例患者的研究结果表明[23,24],放射性颈动脉狭窄患者的临床表现与动脉粥样硬化队列（127 例患者）相似,但放射性颈动脉狭窄后期无症状性狭窄发生率更高。

CAS 的主要风险之一是导丝难以置入血管的解剖真腔而导致血管剥离、夹层。一些作者主张在微导管穿过狭窄处时使用超声跟踪,以确保导丝在腔内[25,26]。血栓栓塞并发症也可能在手术过程中随时发生,但可以使用近端球囊阻塞进行反流抽吸[27]、远端保护及长扩张球囊,均可以降低风险[26]。

血管内治疗病例[Reproduced from From Nico et al., Endovascular recanalization of the common carotid artery in a patient with radio induced chronic occlusion. J Neurointerv Surg. 2017;9 (6):e23. With permission from BMJ Publishing Group Ltd.]。

一例 41 岁男性出现急性右侧偏瘫症状,23 年前有口咽未分化癌的病史并行颈部放疗。

脑 MR 发现大脑前动脉（ACA）与大脑中动脉（MCA）之间的两侧分水岭区的弥散受限。包括数字减影血管造影（DSA）和二维灌注成像在内的进一步的诊断研究揭示了 ACA 和 MCA 区域之间的双侧分水岭动脉供血不足[28],表现为血流平均通过时间延长。头部 CT 也显示 ^{99m}Tc-胱氨酸乙酯二聚体的整体摄取量降低。

CTA 显示双侧颈总动脉和右侧椎动脉闭塞,左侧椎动脉起始处狭窄 70%。

DSA 证实了上述 CTA 发现,脑血流依赖于来自右侧 ICA 非常有限的血流,同时靠右侧 ECA、颈深动脉的侧支供应,以及来自狭窄的左侧 VA（通过未闭的后交通动脉）的额外供血。左侧 ICA 经后交通动脉逆行充盈,无前循环血流流入。

考虑到脑动脉供血不足的临床表现和影像学证据,患者接受介入血运重建术、右侧颈总动脉球囊成形术,然后放置右侧颈内动脉支架。患者预先服用阿司匹林和氯吡格雷 3 天,并进行肝素化治疗。经股动脉穿刺置入导丝,并送至右侧 CCA 的残端,在血管造影路图的指引下,将微导丝小心地穿过闭塞处。为了防止内膜损伤和动脉夹层,应用双功多普勒超声对微导丝的进度进行仔细监测,以确定其在管腔的位置。将微导丝成功置入颈内动脉后,用 1 个 3mm×150mm 的球囊（Savvy Long;Cordis,CA,USA）进行血管成形,使 CCA 管腔扩张满意。随后在整个 CCA 上依次放置 2 个 5mm×30mm 和 7mm×40mm 的自膨式支架（Precise Pro Rx;Cordis）,用外周球囊（5mm×220mm;Savvy long;Cordis）进行扩张。使用近端血流阻断技术,通过近端闭塞球囊充盈,最大限度地减少远端血栓栓塞。

血管造影结果良好,即刻脑灌注延迟改善。在 1 年的随访中,患者没有再出现短暂性脑缺血发作或更严重缺血发作（图 8.1 至图 8.5）。

手术选择

众所周知,动脉炎、进展性动脉粥样硬化、血管狭窄都与颈部放疗相关。由于患者之前的放疗或者颈部手术,会使我们对 CEA 存在一些顾虑,但 CEA 对放疗后的单纯颈动脉狭窄的耐受性良好[29]。有趣的是,虽然 CEA 术后神经病变的发生率较高,但与 CAS 相比,CEA 可降低再狭窄率和迟发性脑血管事件的发生率[30]。

手术和介入联合治疗病例[31]

由于放射性相关的颅内和颅外颈动脉狭窄的复杂性，有时需要进行手术和介入联合治疗。

一例 63 岁男性患者在 10 天内出现进行性右侧偏瘫。既往病史是咽癌行根治性左侧颈淋巴结清扫术并术后行 60Gy 放疗 10年。MRI 显示双侧大脑（左大于右）弥散受限。MRA 显示双侧 ICA 闭塞，左侧 ECA 血管充盈不良，提示左侧 CCA 可能闭塞。

DSA 显示双侧 ICA 完全闭塞，双侧后交通动脉逆行充盈。左侧近端 ECA 高度狭窄，左侧颞浅动脉变细，SPECT 研究表明左侧大脑中动脉的脑血流量减少，乙酰唑胺激发后显示双侧 ACA 区脑血管储备减少。

患者的双侧梗死被认为是继发于左侧 ICA 功能不全、优势左侧 A1 段血运差。治疗策略：①通过 CAS 恢复左侧 ECA 供血；②行STA-MCA 搭桥术，以增加左侧 ICA 灌注。

首先，在口服阿司匹林和西洛他唑的前提下，通过在左侧颈动脉放置一个 9mm×40mm 支架（Precise Pro Rx；Cordis）进行左侧CAS。这明显恢复了 ECA 的灌注。2 周后采用第二个支架 （10mm×24mm；Carotid WALL-STENT; Boston Scientific, MA, USA） 和球囊血管成形术治疗。左侧 ECA 稳定后，行左侧STA-MCA 搭桥术，临床和影像学显示有明显改善。DSA 显示左侧 CCA 通过搭桥血管成功地重新灌注了左侧 ICA 区域，SPECT 研究显示灌注和生理功能得到改善。在 2 年的随访中，患者没有再发生任何缺血性事件。

再狭窄发生率

尽管介入技术在不断进步，但治疗后再狭窄仍然是治疗 RIS 的一个重大挑战。在一项前瞻性研究中，比较了血管成形术和支架置入术治疗放射性血管狭窄与动脉粥样硬化性血管狭窄的疗效，放疗组 2 年内再狭窄明显高于对照组（25.7%对 4.2%），2 年内症状性再狭窄也更常见（6.8%对0.8%）[9]。

Moon 和同事们发现，接受过颈部放疗或颈动脉内膜切除术的患者行支架置入术后的再狭窄发生率为 26.3%。相比之下，动脉粥样硬化介入术后作为对照组的再狭窄发生率为 10.5%。在 4 例症状性再狭窄患者中，3 例是对侧颈部血管狭窄[32]。Tallarita 和同事比较了放射性血管狭窄的治疗方法。术后 7 年手术组和介入组再狭窄发生率均较高，无显著差异（80%对 72%）[33]。虽然Eskandari 和同事发现对侧颈部组和新发病变组的再狭窄发生率没有显著差异（4.5%对2.0%），但这可能是因为 30 天的随访时间太短[34]。

总体来说，这些研究表明放射性动脉狭窄的术后再狭窄发生率显著提高。虽然这种现象的机制尚不清楚，但其可能与 RIS 的原始病理生理学有关，包括炎症、纤维化和进展性动脉粥样硬化，这些是不能通过支架置入术或血管成形术等干预措施改善的。

结论

RIS 是原发性肿瘤放疗患者的一个重要潜在并发症。干预措施，如 CAS、CEA 或颅内外搭桥，可以治疗对药物治疗有困难或有进行性症状加重的患者，可根据具体情况来选择个性化的治疗方案。同时，我们必须进行仔细的随访，关注再狭窄问题。

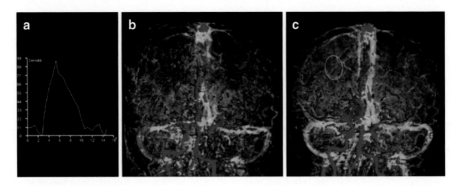

图 8.1　治疗前 (b) 和治疗后 (c) 用猪尾注射进行的 DSA 二维灌注图像,提供的时间密度信息 (a),证实半球实质灌注的改善(白色斜率)随着平均通过时间从 4.0s 减少到 2.7s。(Reproduced from From Nico et al. [26]. With permission from BMJ Publishing Group Ltd.)

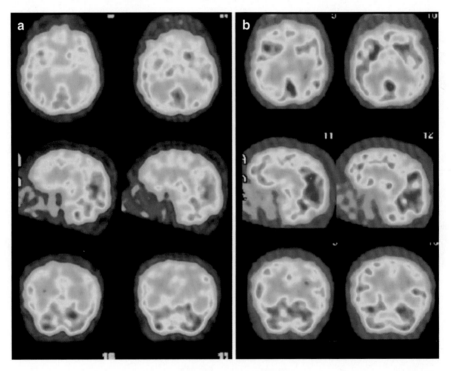

图 8.2　轴位、矢状位和冠状位 PET–CT 图像。(a)术前图像显示灌注减少。(b)治疗 6 个月后,图像证实脑实质灌注改善。(Reproduced from From Nico et al. [26]. With permission from BMJ Publishing Group Ltd.)

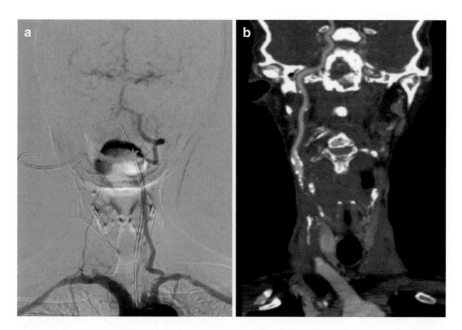

图 8.3 术前 DSA(a)和 CTA(b)显示由左侧椎动脉供血的 3 支血管慢性闭塞。(Reproduced from From Nico et al. [26]. With permission from BMJ Publishing Group Ltd.)

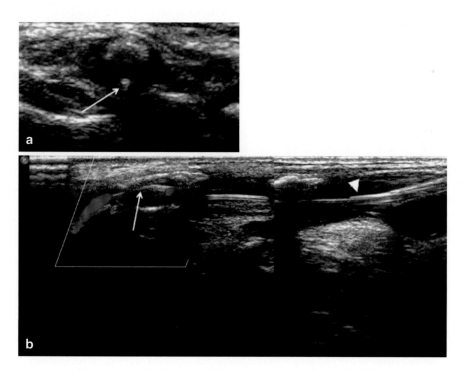

图 8.4 轴向(a)和纵向(b)图像中导管(白色三角箭头所示)和微导丝尖端(白色箭头所示)的超声检查。(Reproduced from From Nico et al. [26]. With permission from BMJ Publishing Group Ltd.)

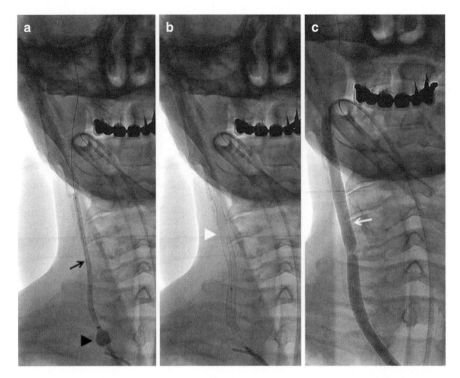

图 8.5   介入手术。使用 3mm×150mm 的球囊（黑色三角箭头所示）进行预扩张（黑色箭头所示）(a)，联合自膨式支架（白色三角箭头所示）(b)，使用外周 5mm×220mm 球囊（白色箭头所示）进行后扩张 (c)。（Reproduced from From Nico et al. [26]. With permission from BMJ Publishing Group Ltd.）

参考文献

1. Mineura KST, Kowada M, Saitoh H, Shishido F. Case report: radiation-induced vasculopathy implicated by depressed blood flow and metabolism in a pineal glioma. Br J Radiol. 1993;66(788):727–33.
2. Mitomo MKR, Miura T, Kozuka T. Radiation necrosis of the brain and radiation-induced cerebrovasculopathy. Acta Radiol Suppl. 1986;369:227–30.
3. Scodary DJTJ, Thomas GM, Tomsick T, Liwnicz BH. Radiation-induced cerebral aneurysms. Acta Neurochir. 1990;102(3–4):141–4.
4. Maeder PGF, Meuli R, de Tribolet N. Development of a cavernous malformation of the brain. AJNR Am J Neuroradiol. 1998;19(6):1141–3.
5. Gaensler EHDW, Edwards MS, Larson DA, Rosenau W, Wilson CB. Radiation-induced telangiectasia in the brain simulates cryptic vascular malformations at MR imaging. Radiology. 1994;193(3):629–36.
6. Kang JHKS, Kim JS. Radiation-induced angiopathy in acute stroke patients. J Stroke Cerebrovasc Dis. 2002;11(6):315–9.
7. Xu J, Cao Y. Radiation-induced carotid artery stenosis: a comprehensive review of the literature. Interv Neurol. 2014;2(4):183–92.
8. Zhou L, Xing P, Chen Y, Xu X, Shen J, Lu X. Carotid and vertebral artery stenosis evaluated by contrast-enhanced MR angiography in nasopharyngeal carcinoma patients after radiotherapy: a prospective cohort study. Br J Radiol. 2015;88(1050):20150175.
9. Yu SC, Zou WX, Soo YO, et al. Evaluation of carotid angioplasty and stenting for radiation-induced carotid stenosis. Stroke. 2014;45(5):1402–7.
10. Lam WW, Leung SF, So NM, et al. Incidence of carotid stenosis in nasopharyngeal carcinoma patients after radiotherapy. Cancer. 2001;92(9):2357–63.
11. Cheng SW, Ting AC, Lam LK, Wei WI. Carotid stenosis after radiotherapy for nasopharyngeal carcinoma. Arch Otolaryngol Head Neck Surg. 2000;126(4):517–21.
12. Huang TL, Hsu HC, Chen HC, et al. Long-term effects on carotid intima-media thickness after radiotherapy in patients with nasopharyngeal carcinoma. Radiat Oncol (London, England).

2013;8:261.

13. Abayomi OK. Neck irradiation, carotid injury and its consequences. Oral Oncol. 2004;40(9):872–8.

14. Eckstein HH, Kuhnl A, Dorfler A, Kopp IB, Lawall H, Ringleb PA. The diagnosis, treatment and follow-up of extracranial carotid stenosis. Dtsch Arztebl Int. 2013;110(27–28):468–76.

15. Murros KE, Toole JF. The effect of radiation on carotid arteries. A review article. Arch Neurol. 1989;46(4):449–55.

16. Smith GL, Smith BD, Buchholz TA, et al. Cerebrovascular disease risk in older head and neck cancer patients after radiotherapy. J Clin Oncol. 2008;26(31):5119–25.

17. Plummer C, Henderson RD, O'Sullivan JD, Read SJ. Ischemic stroke and transient ischemic attack after head and neck radiotherapy: a review. Stroke. 2011;42(9):2410–8.

18. Brott TG, Howard G, Roubin GS, et al. Long-term results of stenting versus endarterectomy for carotid-artery stenosis. N Engl J Med. 2016;374(11):1021–31.

19. Sacco RLAR, Albers G, Alberts MJ, Benavente O, Furie K, Goldstein LB, Gorelick P, Halperin J, Harbaugh R, Johnston SC, Katzan I, Kelly-Hayes M, Kenton EJ, Marks M, Schwamm LH, Tomsick T. American Heart, Association, American Stroke Association Council on, stroke, Council on Cardiovascular, Radiology Intervention, American Academy of, Neurology. Guidelines for prevention of stroke in patients with ischemic stroke or transient ischemic attack: a statement for healthcare professionals from the American Heart Association/ American Stroke Association Council on stroke: co-sponsored by the Council on cardiovascular radiology and intervention: the American Academy of Neurology affirms the value of this guideline. Stroke. 2006;37(2):577–617.

20. Hassen-Khodja RSF, Declemy S, Lagrange JL, Bouillane PJ, Batt M. Surgical management of atherosclerotic carotid artery stenosis after cervical radiation therapy. Ann Vasc Surg. 2000;14(6):608–11.

21. Dorresteijn LDVO, de Leeuw FE, Vos JA, Christiaans MH, Ackerstaff RG, Kappelle AC. Outcome of carotid artery stenting for radiation-induced stenosis. Int J Radiat Oncol Biol Phys. 2010;77(5):1386–90.

22. Hussain MAMM, Tu JV, Saposnik G, Khoushhal Z, Aljabri B, Verma S, Al-Omran M. Impact of clinical trial results on the temporal trends of carotid endarterectomy and stenting from 2002 to 2014. Stroke. 2016;47(12):2923–30.

23. Harrod-Kim PKY, Derdeyn CP, Cross DT, Moran CJ. Outcomes of carotid angioplasty and stenting for radiation-associated stenosis. AJNR Am J Neuroradiol. 2005;26(7):1781–8.

24. Protack CDBA, Saad WE, Illig KA, Waldman DL, Davies MG. Radiation arteritis: a contraindication to carotid stenting? J Vasc Surg. 2007;45(1):110–7.

25. Rostambeigi NKR, Hassan AE, Qureshi AI. Duplex ultrasound assisted endovascular revascularization of chronic internal carotid artery occlusion: technical note. J Vasc Interv Neurol. 2013;6(2):42–6.

26. Nico LCG, Viaro F, Baracchini C, Causin F. Endovascular recanalization of the common carotid artery in a patient with radio induced chronic occlusion. J Neurointerv Surg. 2017;9(6):e23.

27. Lo CH, Doblas M, Criado E. Advantages and indications of transcervical carotid artery stenting with carotid flow reversal. J Cardiovasc Surg. 2005;46(3):229–39.

28. Ene CI, Morton RP, Kelly CM, Levitt MR, Ghodke B. Angiographic perfusion imaging of intracranial stenting. J Clin Neurosci. 2018;48:100–2.

29. Magne JL, Pirvu A, Sessa C, Cochet E, Blaise H, Ducos C. Carotid artery revascularisation following neck irradiation: immediate and long-term results. Eur J Vasc Endovasc Surg. 2012;43(1):4–7.

30. Fokkema M, den Hartog AG, Bots ML, van der Tweel I, Moll FL, de Borst GJ. Stenting versus surgery in patients with carotid stenosis after previous cervical radiation therapy: systematic review and meta-analysis. Stroke. 2012;43(3):793–801.

31. Taki J, Tokime T, Matsumoto A, Akiyama Y. Vascular reconstruction for radiation-induced bilateral internal carotid artery occlusion and unilateral external carotid artery stenosis by a combination of surgical and endovascular method: case report. NMC Case Rep J. 2015;2(1):16–20.

32. Moon K, Albuquerque FC, Levitt MR, Ahmed AS, Kalani MY, McDougall CG. The myth of restenosis after carotid angioplasty and stenting. J Neurointerv Surg. 2016;8(10):1006–10.

33. Tallarita T, Oderich GS, Lanzino G, et al. Outcomes of carotid artery stenting versus historical surgical controls for radiation-induced carotid stenosis. J Vasc Surg. 2011;53(3):629–636. e621-625.

34. Eskandari MK, Brown KE, Kibbe MR, Morasch MD, Matsumura JS, Pearce WH. Restenosis after carotid stent placement in patients with previous neck irradiation or endarterectomy. J Vasc Interv Radiol. 2007;18(11):1368–74.

第 9 章

急性颈动脉闭塞

Paul J. Schmitt, Yince Loh, Stephen J. Monteith

引言

表现

颈动脉是颅内前循环的主要血管,一侧或两侧的血流中断可导致脑灌注减少和急性缺血性脑卒中。在美国,脑卒中是导致长期且可预防性残疾的根本原因,也是死亡的第五大原因。美国每年的新发性或复发性脑卒中人数接近 800 000;据估计,其中 75% 为新发性脑卒中,其余为复发性脑卒中。

缺血性脑卒中占所有脑卒中的 87%,其余为出血性脑卒中。脑卒中的危险因素包括高龄、男性、高血压、脑卒中史或短暂性脑缺血发作(TIA)史、心房颤动、心脏瓣膜疾病、糖尿病、颈动脉狭窄、高凝性疾病、吸烟。在这些危险因素中,高血压是缺血性脑卒中和出血性脑卒中最重要的独立危险因素。

本章主要讨论由颈动脉狭窄急性进展至最终闭塞所致的颈动脉闭塞,其通常发生在颈总动脉(CCA)或颈内动脉(ICA)粥样硬化斑块形成之后。狭窄或闭塞也可由夹层(自发性或创伤性)或先天性疾病(如肌纤维发育不良)所致。

急性颈动脉闭塞可表现为一过性或轻微症状,甚至完全无症状。此时,很难决定是否要重建颈动脉本身血运。相关技术将在本章后续进行描述。急性闭塞的患者也可表现为临终状态,并在美国国立卫生研究院卒中量表(National Institutes of Health Stroke Scale,NIHSS)中评分高。

机制

急性颈动脉闭塞引起脑卒中的一个主要机制是低灌注状态。患者可能表现为 NIHSS 评分高,但通常表现为波动性功能障碍(往往是顶叶和感觉功能障碍),这是因为"分水岭区域"最容易受低血流状态影响。这些区域位于脑室旁后部、皮层下白质深部,也可以位于大脑前动脉(ACA)与大脑中动脉(MCA)、MCA 与大脑后动脉(PCA)、ACA 和 MCA 及 PCA 共有分布区浅部。如前所述,急性颈动脉闭塞和低 NIHSS 评分患者的自然病史并不清楚,这些患者表现为波动性或进展性症状或灌注异常,但这种情况下血运重建仍是合理的[1]。

颈动脉闭塞引起急性脑卒中的另一种常见机制是动脉间栓塞,即粥样硬化斑块形成血栓或斑块破裂引起局部血栓形成。这一过程最终导致血栓移位和栓塞入颅内循环,颈段可完全性或不完全性闭塞。这种串联性闭塞的患者最常表现为与颅内大血管闭塞(LVO)一致的临床综合征。串联性闭塞也可继发于颈段颈动脉夹层;夹层导致局部血栓形成,并最终移位进入颅内循环,或颈段完全性闭塞合并血栓移位进入颅内。正如我们将描述的,串联性闭塞进行血运重建的争议并不大,因为颅内 LVO 的治疗效果更好,技术更成熟。

急性颈动脉闭塞的一个不太常见的原因是血管本身的血栓。可为心源性栓塞或更近端大血管(包括主动脉)的血栓移位。

近代史

1991 年,最早认识到 M1 和 ICA 近端闭塞可导致大脑半球大面积脑卒中和预后不良[2]。TOAST 试验发现,10%的患者有急性颈动脉闭塞,其中严重致残率和致死率分别为40%和20%[3]。与 MCA 闭塞患者相比,静脉使用组织型纤溶酶原激活剂(tPA)对于改善急性 ICA 闭塞患者的预后方面效果较差[2,4]。

自从支架回收器(基于微导管的不可解脱式支架样装置)和第二代抽吸导管使用以来,急性脑卒中行血管内治疗(EVT)的数量显著增加[5-7]。比较药物治疗与 EVT 患者预后的一些随机对照试验结果发表后,EVT 的使用率呈现出再次升高[8-12]。

虽然这些研究并非针对急性颈动脉闭塞,但一些涉及串联性颅内 LVO 的研究也并未排除急性颈动脉闭塞。因此,目前针对急性颈动脉闭塞性疾病的许多血管内治疗都建立在针对颅内血管内治疗技术的扩展和发展基础上。

影像学

急性颈动脉闭塞的主要影像学检查因机构而异,但最常用的包括 CT 血管成像(CTA)、磁共振血管成像(MRA)、多普勒超声(DUS)、数字减影血管造影(DSA)(图9.1)。DSA 的缺点包括有侵袭性和无法显示颈动脉斑块的三维形态[13]。

任何影像学检查都很难确定闭塞的确切部位。例如,远端闭塞造成动脉内对比剂流动缓慢,若 CT 影像采集平面越过缓慢段,

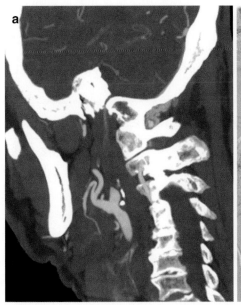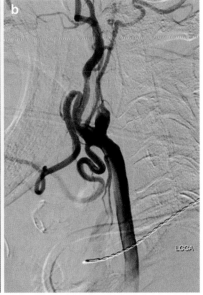

图 9.1 CTA(a)和 DSA(b)影像显示急性颈动脉闭塞。注意两张图中的锥形残端,提示急性闭塞。

将呈现假性闭塞。在颈部 CTA 或 MRA 上,其可能与颈段 ICA 闭塞相同,ICA 的更远端节段血流变细、瘀滞、紊乱。只有每种影像学检查的细微之处才有助于提示闭塞的确切部位。

DUS 常用于检查颈动脉狭窄,但关于其作为单一检查诊断急性闭塞仍有一些争议。超声放射医师学会推荐,所有 DUS 检查都应使用彩色多普勒、灰度和频谱 DUS[14];进一步推荐将狭窄分为如下类型:正常(没有狭窄)、狭窄<50%、狭窄 50%~69%、狭窄≥70%至接近闭塞、接近闭塞、完全闭塞[14]。

分类依靠收缩期峰值流速(PSV)和有无斑块来判断(表 9.1)。正常的颈动脉超声 PSV 定义为 PSV<125cm/s 且没有斑块或内膜增厚;狭窄<50% 的 PSV<125cm/s 且有可见的斑块或内膜增厚;狭窄 50%~69% 的 PSV 为 125~230cm/s 且有可见的斑块;狭窄≥70%至接近闭塞的 PSV>230cm/s 且有可见的斑块和管腔狭窄;接近闭塞的彩色 DUS 有明显的管腔狭窄,完全闭塞的灰阶 US 上检测不到通畅的管腔且频谱、功率、彩色 DUS 上没有血流[14]。根据机构的不同情况,急诊情况下可能不容易行 DUS,可能更常规配备其他检查。

对于急性 ICA 闭塞,DUS 有助于诊断远端闭塞,因为颈动脉球部瘀滞的血流应是可移动的,球部仍可被推压。相反,实质性回声节段提示闭塞来源位于 ICA 起始部的动脉粥样硬化斑块。但即便如此,闭塞程度仍很难确定。

MRA 是一种非侵袭性检查,可使用或不使用钆(Gd)对比剂。不使用 Gd 时采用时间飞跃(TOF)序列获取 MRA。尽管无需使用 Gd,但其常能改进图像质量。由于 MRA 显示的是血流,无论球部还是颅内循环闭塞性病灶引起的急性 ICA 闭塞,表现均相似。

CTA 为静脉注射碘对比剂,应用广泛,所需的采集时间短。这是评估急性颈动脉闭塞,特别是在急诊情况下最常用的检查。CTA 的缺点包括潜在的对比剂反应、放射性对比剂介导的肾病和射线暴露。此外,CTA 会高估可疑闭塞的发生率。在 ESCAPE 试验的事后归因性分析中[15],研究者们发现接近 25%的可疑 ICA 闭塞患者在股动脉导管造影时确认为正常颈动脉分叉部的假性闭塞。

MR 和 CT 灌注成像对评估脑血流量、脑血容量、通过时间非常有用。CT 灌注(CTP)已成为评估将接受取栓患者的一种有价值的工具,特别是在最后已知正常(最后已知神经功能检查正常的时间)与出现症状之前的时间窗延长时。灌注成像是选择神经功能缺损严重性与梗死组织体积不匹配患者的一种方式。DAWN[16]和 DEFUSE-3[17]试

表 9.1　关于多普勒超声辅助诊断颈动脉狭窄的超声放射医师学会共识[14]

类型	PSV	斑块或内膜增厚
正常	<125cm/s	无
狭窄<50%	<125cm/s	有
狭窄 50~69%	125~230cm/s	有
狭窄≥70%至接近闭塞	>230cm/s	有
接近闭塞	彩色 DUS 上有明显的管腔狭窄	
完全闭塞	灰阶超声上检测不到通畅的管腔;频谱、功率或彩色 DUS 上没有血流	

注:PSV,收缩期峰值流速;DUS,多普勒超声。

验有助于确定用于明确核心区和半暗带的 CTP 参数，以及有助于选择患者行血运重建手术的患者特异性参数。核心梗死区和缺血半暗带的体积采用商业软件计算(RAPID, iSchemaView)。

许多机构对 EVT 患者均行灌注成像。作为灌注检查的一部分，可采集多时相CTA。平扫 CT 的 ASPECTS 评分[18]、梗死区体积、缺血半暗带体积、半暗带/核心比值、核心大小、侧支供血均予以考虑。尽管多数决策主要基于核心梗死区体积和半暗带/核心比值，但侧支评分提供的信息在不确定的情况下也会有帮助[19-23]。

即使作为一种侵袭性诊断工具存在缺点，但 DSA 具有动态性、相对个体化的时间分辨率。DSA 提供了一种显示对比剂流动延迟和评估侧支循环(包括皮层动脉–动脉网连接的软脑膜侧支、交通动脉、颈内和颈外动脉之间侧支供血)的方法。除用于诊断外，DSA 最常用于急性期检查，因为其是获取血管内路径治疗颅内 LVO 或决定重建血运治疗急性颈段颈动脉闭塞的必要方式。

治疗

适应证

总体来说，急性颈动脉闭塞血运重建的适应证与颅内 LVO 的原则相同。当大脑半球的一个重要部分有梗死风险但没有大的核心梗死区时，应尝试介入(图 9.2)。孤立性 ICA 闭塞时，评估颅内循环特别重要。若无缺血，单纯闭塞的 ICA 不是血运重建的适应证[24]。若有伴发的颅内闭塞，近端 ICA 可能仅需视作能够容许到达颅内 LVO 的路径。后续章节叙述了急性症状性 ICA 闭塞的不同处理方式，而血运重建是必要的，可以保障生命或身体功能。

颈动脉血管成形术和支架置入术治疗急性 ICA 闭塞

一般操作

急性颈动脉闭塞考虑颈动脉血管成形术和颈动脉支架置入术(CAS)时有一些重要的手术前准备。头部和颈部 CTA 有助于评估主动脉弓、异常或变异的血管起源、血管迂曲的程度、要治疗的狭窄节段长度、是否存在可疑的串联性病变、狭窄至正常血管节段的关系。为了选择合适的导管和植入物，必须综合分析所有现有的影像学技术。

80cm 或 90cm 6F 长鞘或 25cm 8F 硬鞘可提供远端稳定支撑，特别是在迂曲的主动脉和(或)髂股动脉中。若使用 8F 腹股沟硬鞘，仍能经腹股沟鞘通过 5F 或 6F Bernstein、单弯型(椎动脉型)或其他多功能弯曲(MPC)诊断性导管推送 80cm 或 90cm 6F 长鞘到达颈动脉；或者使用 8F 输送或球囊导引导管(BGC)。可能需要 125cm Vitek 导管使长鞘穿过 3 型主动脉弓。使用 0.035 英寸(1 英寸=2.54cm)或 0.038 英寸导丝到达 CCA 远端，注意保持在病变节段近端。若近端血管的迂曲限制了超选或推送血管鞘进入 CCA，可将导丝置入 ECA 来提供额外的支撑力，再推送诊断性导管或 BGC 和(或)长鞘进入 CCA 远端。在理想情况下，BGC 或长鞘末端位于 CCA 远端，就在颈动脉分叉部和病变节段的近端。当血管鞘或 BGC 位置合适时，可完成颈段和颅内段血管造影。

急性 ICA 闭塞时，颈段 ICA 不显影。若颈段 ICA 显影，通常是经颈外–颈内动脉侧支血流逆行充盈更高的 ICA 节段(图 9.3)。不显影的颈段 ICA 罕见显影的另一种途径是经贯穿闭塞的细小腔道，如"线样征"。因此，准确计算用于手术的远端保护装置、球囊、支架的长度和直径，往往是不可能的。

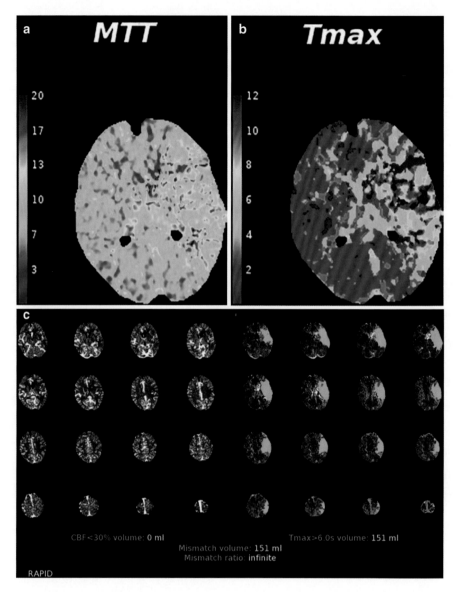

图9.2 RAPID 生成的后处理影像显示平均通过时间(a)和最大通过时间(b)明显延长。基于标准阈值,该病例没有核心梗死区,但缺血半暗带提示左侧半球的大部分有缺血风险(c)。

穿过病变

术者必须确定闭塞病变是夹层还是粥样硬化性病变。这种鉴别很重要,因为夹层不需要行支架置入前的血管成形术。根据夹层的位置,在进行远端血栓切除术之前可能需要使用支架治疗。当代的抽吸导管足够细小,在多数颈段颈动脉夹层中可置入真腔。靠近颅底的夹层可能需要治疗,以便进入颈内动脉颅内段。

若病变为动脉粥样硬化性且无法越过,单纯血管成形术是首选的临时性治疗。一旦明确脑卒中负荷,可后期释放支架。延期支架置入术规避了行颅内取栓时必须使用微导管系统穿过支架。串联性病变行球囊血管成形术时,远端栓塞保护的作用尚不明确。

盲目操作穿过 ICA 闭塞段很麻烦。ICA 主干的起始部通常决定了所需要使用的技

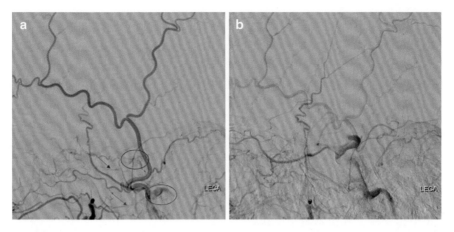

图 9.3 颈总动脉造影侧位的头颅血管结构显示经颈外动脉侧支充盈闭塞远端的 ICA，提示血管并非慢性闭塞。(a)注意经翼管动脉(红色箭头所示)充盈 ICA 岩骨段(红色椭圆所示)，经圆孔动脉(紫色箭头所示)充盈海绵窦段(紫色椭圆所示)。(b)造影晚期有眼动脉的缓慢正向充盈,ICA 的颅内段显影更多。

术。急性 ICA 闭塞时,若 ICA 主干从分叉部起源并朝头侧方向,微导管系统穿过病变是可能的,如使用 0.014 微导丝和 0.0165 内径(ID)微导管。可容纳 0.014 微导丝的极低剖面仅有 1.3F (Headway Duo,Microvention,Tustin, CA)微导管。在这类情况下特别有用的是专用的 1.5F 低剖面通过导管,可匹配头端更硬的 0.035 诊断性导管[Trailblazer (Medtronic,Dublin,Ireland)或快速通过导管(Spectranetics,Colorado Springs, CO)]。一旦穿过病变节段,经微导管轻柔注射对比剂进入更高的颈段 ICA 节段可确定血栓负荷及其范围。

对于向后方走行的闭塞 ICA 主干,用于穿过病变节段的支撑力非常弱,因为血管鞘或 BGC 的头端与入路角度呈直角。此时,仍应首先尝试上述微导管系统技术。若治疗角度过大, 可用 0.014 微导丝交换使用 45°或 90°成角的诊断性导管;若有需要,为了通过闭塞段,可使用 0.018 微导丝提供更大的可操作性。成角诊断性导管的头端位置能为导丝提供理想的支撑, 当使用这项技术时,需要长交换微导丝,因为诊断性导管不能沿导丝穿过病变。一旦微导丝头端很好地进入高

位颈段或岩骨段 ICA,诊断性导管应交换为前面描述的低剖面微导管。

对于任何 ICA 起始部角度,微导丝穿过潜在的动脉粥样硬化可能都很困难,因为微导丝头端柔软。针对这一点,术者应再次评估手术目的。症状是否由串联性远端闭塞引起?或者患者是否因孤立性半球供血而依赖颈动脉血流?推测恢复 ICA 血流至关重要,且是进行手术的适应证。为此,就必须使用更硬的导丝穿过闭塞,如 0.018 或 0.035 导丝。前面提到的低剖面通过导管在 0.035 或 0.018 导丝与 0.014 导丝之间交换也特别有用。术者必须接受在这种情况下有进入假腔的可能性,需要通过轻柔注射对比剂来确认头端的位置。即使头端位于远端真腔内,该技术也可造成导管进入假腔穿过病变,然后在远端穿回真腔。此时,真正的穿过部位在后续进行正规颈动脉血管成形术和支架置入术前无法获知。

取栓

一旦实现穿过闭塞的通路,下一步操作将由 ICA 是否有血栓或是否塌陷来决定。若为后者,微导管可交换成远端栓塞保护装置

(EPD)，然后开始颈动脉血管成形术和支架置入术的常规操作（参阅章节后续）。若有BGC，也可在近端保护下手术。必须记住，最小的EPD输送装置也达3.2F。因此，若EPD输送系统的管径太大，可能需要用小球囊[如2.5F Gateway球囊（Stryker Neurovascular, Kalamazoo, MI）]进行预扩张，以便将EPD置入远端血管结构。若无BGC，这种操作将完全在无保护状态下进行。

若ICA中有血栓，则技术将更复杂，完全依靠盲操作扩张近端，以便输送远端取栓装置。微导管首先交换成低剖面球囊，如Aviator（Cordis, Mipitas, CA）或Gateway。此时BGC具有优势，因为其能在没有任何远端保护的情况下提供近端栓塞保护。交换导丝到位后，无论单轨/快速交换还是导丝同轴系统均可使用。CAS前血管成形术后，必须注意在血管造影时不要猛烈注射，以避免带出游离漂浮的血栓。一旦球囊扩张后获得足够的管腔直径，应推送抽吸导管或中间导管穿过病变。如此在保留穿过病变的通道同时，可直接抽吸或释放可回收支架。若直接抽吸，应考虑在0.014交换导丝下进行，以便维持穿过病变的通路。

发现闭塞或远端塌陷的颈动脉内有血栓时，已叙述了一些穿过闭塞ICA主干行CAS的其他技术。此时可使用BGC和球囊微导管，但本章将不再详述[25]。

串联性病变将在本章后续描述；但更有用的是讨论在这种情况下如何处理颈动脉病变。若ICA病变除微导丝或微导管外无法用任何其他器械穿过，术者不得不决定是首先明确治疗ICA还是在解除颅内LVO后再这么做，或延期治疗。目前尚无关于应首先治疗何处闭塞的指南，也没有急性期或延期置入支架哪种更优的共识[15,26-29]。值得注意的是，医疗保险和医疗救助服务委员会（CMS）对于颈动脉支架置入术的标准指南（表9.2）并不一定适用于此。

传统的颈动脉血管成形术和支架置入术

一旦穿过闭塞且清除所有远端血管的血栓，就可以使用传统技术行CAS。对于孤立性急性ICA闭塞，是否要进行干预取决于是否想恢复ICA血运，同时也需要考虑现有的脑卒中负荷和再灌注损伤的风险。而对于串联性病变，完成CAS前，还要合理评估患者的梗死负荷和临床状态。

支架释放后，远端EPD的轨道作为其他系统的快速交换路径。一旦EPD到位，可行支架置入术前预扩张。我们推荐使用快速交换系统，如再次选择低剖面球囊系统。

操作开始前应放置心脏起搏器导线，因为操作颈动脉球可导致心律失常。并且，麻醉团队应准备好阿托品和（或）甘罗溴铵。操作中应避免球囊扩张过度。首次血管成形术后，再次行血管造影评估扩张是否成功及有无并发症。

支架注意事项

血管成形术后放置支架。使用血管造影来测量血管，选择合适尺寸的支架，确定理想的支架起始和尾端区域。如果患者运动使路径图影像不准确时，使用椎体作为支架释放"安全区域"的后备标志。CAS的规范是使用自膨胀式开环支架。当闭塞的疑似潜在病因是动脉粥样硬化且位于ICA起始处时，应选用锥形支架。因为此时，将非锥形支架的近端（或"着陆区"）放置理想很困难，往往需要在CCA放置支架近端。如果选用非锥形支架，直径应大于ICA，以便减少近端相对于CCA的尺寸不足。更长的锥形支架更好，因为近端往往比远端大2mm，以便在更大的近端CCA内提供更好的贴壁。

一旦支架到达病变节段，需要注意，不要强行穿过狭窄。若支架无法前送，则应撤出支架，用4~5mm球囊再次扩张；或首先释

表 9.2 当前颈动脉支架置入术的 CMS 标准

1. 患者为颈动脉内膜切除术(CEA)高危者,且有≥70%的症状性颈动脉狭窄

2. 患者为 CEA 高危者,且有 50%~70% 的症状性颈动脉狭窄,与 IDE 临床试验标准的 B 型一致

3. 患者为 CEA 高危者,且有≥80%的无症状性颈动脉狭窄,与 IDE 临床试验标准的 B 型一致

手术高危标准

年龄≥80 岁

近期(<30 天)心肌梗死

LVEF<30%

对侧颈动脉闭塞

纽约心脏协会分类Ⅲ级或Ⅳ级充血性心力衰竭

不稳定型心绞痛:加拿大心血管协会分类Ⅲ级/Ⅳ级

肾衰竭:正在透析的终末期肾病

锁骨以下的颈总动脉病变

严重的慢性肺部疾病

既往颈部放疗

高位颈部(ICA)病变

既往 CEA 后再狭窄

气管切开

对侧喉神经麻痹

既往颈动脉发育迟缓试验和研究中用于确定 CEA 高危患者的其他条件,如 ARCHER、CABERNET、SAPPHIRE、BEACH 和 MAVERIC Ⅱ

放一个短的球囊扩张支架,然后放置最终的自膨胀式支架。考虑稍大尺寸的自膨胀式支架:当近端释放点在 CCA,应使用 8mm 或 10mm 支架;若支架完全释放在 ICA,可使用 7mm 或 8mm 支架。支架从健康的 ICA 节段开始释放,穿过病变节段,即便是锥形支架的近端都位于 CCA 内也没有影响。

也必须注意,支架的尺寸相对于颈动脉的曲度应恰当。当颈动脉存在大量的冗余并因此扩张时,放置长支架可能会无意中使颈动脉在其边缘处扭折,也因为支架的刚性会使支架段变直。而扭折可能限制其内的血流。在极度迂曲的血管中,推送支架也可能困难。当选择支架置入术或内膜切除术时都应考虑这些情况。支架释放后,再次行血管造影确认定位良好,并评估血栓栓塞性并发症。若结果不满意,可用更大的球囊行支架置入术后血管成形术。

在多数情况下,支架将覆盖 ECA 起始部。在少数情况下,ECA 在扩张后会变得狭窄或闭塞。一旦成功行血管成形术和支架置入术,行最终的颈部和头部血管造影来确认所有分支和血管完整,且没有血栓栓塞性并发症。使用回收导管小心撤除远端 EPD。若使用 BGC 者,则排气抽瘪。根据外科医生的偏好进行股动脉或桡动脉闭合。

颈动脉内膜切除术治疗急性颈动脉闭塞

其他资料描述了手术细节,所以本书将更针对颈动脉闭塞时的治疗决策。急性颈动脉闭塞的传统治疗限于药物治疗[30]。即使早期研究提示部分患者有严重神经功能后遗症的风险,但临床试验的结果仍倾向于药物

治疗优于手术[31-35]。随着灌注成像的出现和普及，对急性期和亚急性期的部分患者中行颈动脉血运重建再次受到青睐。患者表现为急性或亚急性颈动脉闭塞、脑卒中负荷有限或无脑卒中负荷、有低灌注证据且没有手术禁忌证时（表9.2），应考虑通过颈动脉内膜切除术（CEA）来进行血运重建。

术前、术中、术后即刻的经颅多普勒（TCD）监测栓塞很有用。TCD提供基线、交叉夹闭期间、内膜切除术后关于血流方向的信息。栓塞监测也有助于决定术后并发症的辅助治疗，如右旋糖酐注射液和增加或替代性抗血小板药物。术中神经监测包括EEG和SSEP监测，也是一种有用的辅助手段。

交叉夹闭期间是否使用转流管主要取决于TCD结果，术中监测信号进一步指导这种决策。若起初2分钟内没有变化，手术无需转流。若发现血流速度降低30%，但术者确信内膜切除术可快速完成，则可以继续手术。若血流速度降低50%，则必须转流。同样，即使血压升高充分，但SSEP消失也是转流的指征。交叉夹闭前放置Rummel止血带可在需要时快速转流。

若内膜切除术完成后回血有限，则可能在动脉切口远端还有血栓。此时可用Fogarty球囊盲操作取栓[36]。抽瘪球囊导管穿入颈部ICA的远端。轻柔充盈球囊直至回血消失；然后经动脉切口缓慢后拉充盈的球囊导管。该操作可重复进行，直至观察到满意的回血。

关于使用复合技术重建颈动脉血运已发表了多项技术报告[37,38]。复合技术融合了标准血栓内膜切除术和机械取栓。取栓部分可在颈动脉分叉部显露的同时进行，或者缝合后即刻进行。无论何种情况，复合手术室对快速手术是必要的。

串联性病变

如前所述，串联性病变指急性M1或颈动脉末端闭塞的同时有颈段颈动脉的闭塞或狭窄。多项随机对照试验发表后（MR CLEAN、ESCAPE、EXTEND-IA、REVASCAT、SWIFT PRIME），颅内大血管闭塞现已成为一种需要急诊治疗的疾病[9-12,39]。串联性闭塞使用tPA无效已被广泛接受，而我们也已讨论了其在急性ICA闭塞中的相对无效性[40]。这类病变的治疗策略仍有争议，因此主要由术者决定。多项研究显示了串联性病变成功重建血运后临床预后改善[15,37-39]。如前所述，关于应首先治疗何处闭塞尚无指南，急性期还是延期置入支架更优也无共识[15,26-29]。

决定干预的顺序时，术者应考虑患者的脑灌注。在多数情况下，颅内循环灌注不足，故应首先治疗远端病变[27,41]。新一代抽吸导管使从近端到远端的治疗成为可能，因为其可容易地进入颅内循环。但需要用小的导管才能到达颅内循环。

BGC或长鞘置于接近ICA起始部。使用前述的技术穿过病变并去除所有ICA血栓。若上述过程均成功，理论上已经达到允许中间导管甚至抽吸导管通过的直径。若管腔仍太小而无法容纳中间导管或抽吸导管，则术者可能不得不在清除ICA所有血栓前行颈动脉支架置入术。此时使用BGC有优势，因为其可阻断近端血流。若术者不得不首先行颈动脉支架置入术，则之后推送任何抽吸导管或中间导管时都应小心。若取栓支架有利于颅内LVO或可处理所有ICA血栓，则必须使用中间导管或抽吸导管，以便在每次取栓期间取栓支架不会回拉穿过刚放置的颈动脉支架。

对于孤立性半球，近端病变可能需要首先治疗，以防止未受远端闭塞影响的区域发生低灌注。前交通动脉和后交通动脉允许术者行远端取栓，然后确定远端血流恢复后近端病变是否仍有血流限制。在通常情况下，微导管通过后中间导管或抽吸导管通过的操作将打开近端病变，很像 Dotter 血管成形技术(图 9.4)。所有残余狭窄均可以在手术结束时被处理，或者在评估最终脑卒中负荷后延期处理。行颅内取栓前进行颈动脉支架置入术，理论上存在引起颅内血栓碎裂的风险，从而导致无法实现远端分支栓塞行取栓。

结论

急性和亚急性颈动脉闭塞是具有挑战

性的临床情况。治疗方案正向更积极的血运重建转变。对症状性闭塞且梗死负荷大的患者应考虑血运重建。应使用多种影像学检查，包括 DUS、CTA、MRI、灌注成像、传统插管血管造影术来综合评估患者出现症状时的颅内灌注和储备。关于开放式手术与血管内治疗、血管成形术联合支架置入术还是单纯血管成形术、近端到远端还是远端到近端的治疗顺序问题，仍有待解答。

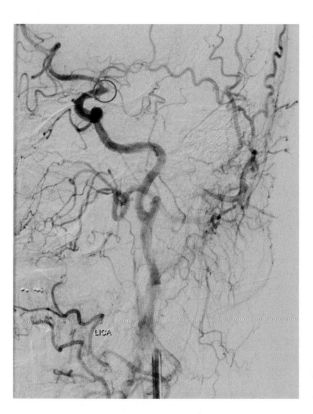

图 9.4　穿过近端 ICA 闭塞后，很明显绝大多数血管仍开放。并且，观察到 M1 段的串联性闭塞(红色椭圆所示)。

参考文献

1. Smith EE, Fonarow GC, Reeves MJ, Cox M, Olson DM, Hernandez AF, et al. Outcomes in mild or rapidly improving stroke not treated with intravenous recombinant tissue-type plasminogen activator: findings from get with the guidelines–stroke. Stroke. 2011;42(11):3110–5.
2. Jansen O. Thrombolytic therapy in acute occlusion of the intracranial internal carotid artery bifurcation. AJNR Am J Neuroradiol. 1995;16(10):1977–86.
3. Adams HP, Bendixen BH, Kappelle LJ, Biller J, Love BB, Gordon DL, et al. Classification of subtype of acute ischemic stroke. Definitions for use in a multicenter clinical trial. TOAST. Trial of Org 10172 in Acute Stroke Treatment. Stroke. 1993;24(1):35–41.
4. Linfante I, Llinas RH, Selim M, Chaves C, Kumar S, Parker RA, et al. Clinical and vascular

outcome in internal carotid artery versus middle cerebral artery occlusions after intravenous tissue plasminogen activator. Stroke. 2002;33(8):2066–71.

5. Brinjikji W, Rabinstein AA, Kallmes DF, Cloft HJ. Patient outcomes with endovascular embo-lectomy therapy for acute ischemic stroke: a study of the National Inpatient Sample: 2006 to 2008. Stroke. 2011;42(6):1648–52.

6. Costalat V, Machi P, Lobotesis K, Maldonado I, Vendrell JF, Riquelme C, et al. Rescue, com-bined, and stand-alone thrombectomy in the management of large vessel occlusion stroke using the solitaire device: a prospective 50-patient single-center study: timing, safety, and efficacy. Stroke. 2011;42(7):1929–35.

7. Pierot L, van der Bom IMJ, Wakhloo AK. Advances in stroke: advances in interventional neu-roradiology. Stroke. 2012;43(2):310–3.

8. Berkhemer OA, Fransen PSS, Beumer D, van den Berg LA, Lingsma HF, Yoo AJ, et al. A randomized trial of intraarterial treatment for acute ischemic stroke. N Engl J Med. 2015;372(1):11–20.

9. Campbell BCV, Mitchell PJ, Kleinig TJ, Dewey HM, Churilov L, Yassi N, et al. Endovascular therapy for ischemic stroke with perfusion-imaging selection. N Engl J Med. 2015;372(11):1009–18.

10. Goyal M, Demchuk AM, Menon BK, Eesa M, Rempel JL, Thornton J, et al. Randomized assess-ment of rapid endovascular treatment of ischemic stroke. N Engl J Med. 2015;372(11):1019–30.

11. Jovin TG, Chamorro A, Cobo E, de Miquel MA, Molina CA, Rovira A, et al. Thrombectomy within 8 hours after symptom onset in ischemic stroke. N Engl J Med. 2015;372(24):2296–306.

12. Saver JL, Goyal M, Bonafe A, Diener H-C, Levy EI, Pereira VM, et al. Stent-retriever throm-bectomy after intravenous t-PA vs. t-PA alone in stroke. N Engl J Med. 2015;372(24):2285–95.

13. Kagawa R, Okada Y, Shima T, Nishida M, Yamane K, Moritake K. B-mode ultrasonographic investigations of morphological changes in endarterectomized carotid artery. Surg Neurol. 2001;55(1):50–6.

14. Grant EG, Benson CB, Moneta GL, Alexandrov AV, Baker JD, Bluth EI, et al. Carotid artery stenosis: grayscale and Doppler ultrasound diagnosis—Society of radiologists in ultrasound consensus conference. Ultrasound Q. 2003;19(4):9.

15. Assis Z, Menon BK, Goyal M, Demchuk AM, Shankar J, Rempel JL, et al. Acute ischemic stroke with tandem lesions: technical endovascular management and clinical outcomes from the ESCAPE trial. Journal of Neurointerv Surg. 2018;10(5):429–33.

16. Nogueira RG, Jadhav AP, Haussen DC, Bonafe A, Budzik RF, Bhuva P, et al. Thrombectomy 6 to 24 hours after stroke with a mismatch between deficit and infarct. N Engl J Med. 2018;378(1):11–21.

17. Albers GW, Marks MP, Kemp S, Christensen S, Tsai JP, Ortega-Gutierrez S, et al. Thrombectomy for stroke at 6 to 16 hours with selection by perfusion imaging. N Engl J Med. 2018;378(8):708–18.

18. Pexman JHW, Barber PA, Hill MD, Sevick RJ, Demchuk AM, Hudon ME, et al. Use of the Alberta Stroke Program Early CT Score (ASPECTS) for assessing CT scans in patients with acute stroke. Am J Neuroradiol. 2001;22(8):1534–42.

19. Bisson D-A, Mahmoudian D, Shatil AS, Waggass G, Zhang L, Levi C, et al. Single-phase CT angiography: collateral grade is independent of scan weighting. Neuroradiology. 2019;61(1):19–28.

20. d'Esterre CD, Trivedi A, Pordeli P, Boesen M, Patil S, Hwan Ahn S, et al. Regional comparison of multiphase computed tomographic angiography and computed tomographic perfusion for prediction of tissue fate in ischemic stroke. Stroke. 2017;48(4):939–45.

21. Maas MB, Lev MH, Ay H, Singhal AB, Greer DM, Smith WS, et al. Collateral vessels on CT angiography predict outcome in acute ischemic stroke. Stroke. 2009;40(9):3001–5.

22. Miteff F, Levi CR, Bateman GA, Spratt N, McElduff P, Parsons MW. The independent predic-tive utility of computed tomography angiographic collateral status in acute ischaemic stroke. Brain. 2009;132(8):2231–8.

23. Zhang S, Chen W, Tang H, Han Q, Yan S, Zhang X, et al. The prognostic value of a four-dimensional CT angiography-based collateral grading scale for reperfusion therapy in acute ischemic stroke patients. Kiechl S, editor. PLoS One. 2016;11(8):e0160502.

24. Gliem M, Lee J-I, Barckhan A, Turowski B, Hartung H-P, Outcome JS. Treatment effects in stroke associated with acute cervical ICA occlusion. Gelderblom M, editor. PLoS One. 2017;12(1):e0170247.

25. Lee SH, Lee DG, Kwon SU, Lee DH. Relay-balloon technique for recanalization of acute symptomatic proximal internal carotid artery occlusion with short balloon-tipped guiding catheter landing zone. J Neurointerv Surg. 2018;10(1):39–43.

26. Jacquin G, Poppe AY, Labrie M, Daneault N, Deschaintre Y, Gioia LC, et al. Lack of consensus among stroke experts on the optimal management of patients with acute tandem occlusion.

Stroke. 2019;50(5):1254–125.

27. Khatri P, Yeatts SD, Mazighi M, Broderick JP, Liebeskind DS, Demchuk AM, et al. Time to angiographic reperfusion and clinical outcome after acute ischaemic stroke: an analysis of data from the Interventional Management of Stroke (IMS III) phase 3 trial. Lancet Neurol. 2014;13(6):567–74.

28. Mbabuike N, Gassie K, Brown B, Miller DA, Tawk RG. Revascularization of tandem occlusions in acute ischemic stroke: review of the literature and illustrative case. Neurosurg Focus. 2017;42(4):E15.

29. Rangel-Castilla L, Rajah GB, Shakir HJ, Shallwani H, Gandhi S, Davies JM, et al. Management of acute ischemic stroke due to tandem occlusion: should endovascular recanalization of the extracranial or intracranial occlusive lesion be done first? Neurosurg Focus. 2017;42:E16.

30. Gomensoro JB, Maslenikov V, Azambuja N, Fields WS, Lemak NA. Joint study of extracranial arterial occlusion: VIII. Clinical-radiographic correlation of carotid bifurcation lesions in 177 patients with transient cerebral ischemic attacks. JAMA. 1973;224(7):985–91.

31. Cote R, Barnett HJ, Taylor DW. Internal carotid occlusion: a prospective study. Stroke. 1983;14(6):898–902.

32. Hébert R, Brayne C. Epidemiology of vascular dementia. Neuroepidemiology. 1995;14(5):240–57.

33. Klijn CJM, Kappelle LJ, van Schooneveld MJ, Hoppenreijs VPT, Algra A, Tulleken CAF, et al. Venous stasis retinopathy in symptomatic carotid artery occlusion: prevalence, cause, and outcome. Stroke. 2002;33(3):695–701.

34. Powers WJ, Clarke WR, Grubb RL, Videen TO, Adams HP, Derdeyn CP. Extracranial-intracranial bypass surgery for stroke prevention in hemodynamic cerebral ischemia: the carotid occlusion surgery study: a randomized trial. JAMA. 2011;306(18):1983–92.

35. Reynolds MR, Derdeyn CP, Grubb RL, Powers WJ, Zipfel GJ. Extracranial-intracranial bypass for ischemic cerebrovascular disease: what have we learned from the Carotid Occlusion Surgery Study? Neurosurg Focus. 2014;36(1):E9.

36. Garamella JJ, Lynch MF, Jensen NK, Sterns LP, Schmidt WR. Endarterectomy and thrombectomy for the totally occluded extracranial internal carotid artery. Use of Fogarty balloon catheters. Ann Surg. 1966;164(2):325–33.

37. Liu B, Wei W, Wang Y, Yang X, Yue S, Zhang J. Estimation and recanalization of chronic occluded internal carotid artery: hybrid operation by carotid endarterectomy and endovascular angioplasty. World Neurosurg. 2018;120:e457–65.

38. Zanaty M, Samaniego EA, Teferi N, Kung DK, Nakagawa D, Hudson J, et al. Hybrid surgery for internal carotid artery revascularization. World Neurosurg. 2019;121:137–44.

39. Berkhemer OA, Borst J, Kappelhof M, Yoo AJ, van den Berg LA, Fransen PSS, et al. Extracranial carotid disease and effect of intra-arterial treatment in patients with proximal anterior circulation stroke in MR CLEAN. Ann Intern Med. 2017;166(12):867–75.

40. Kim YS, Garami Z, Mikulik R, Molina CA, Alexandrov AV. Early recanalization rates and clinical outcomes in patients with tandem internal carotid artery/middle cerebral artery occlusion and isolated middle cerebral artery occlusion. Stroke. 2005;36(4):869–71.

41. Lockau H, Liebig T, Henning T, Neuschmelting V, Stetefeld H, Kabbasch C, et al. Mechanical thrombectomy in tandem occlusion: procedural considerations and clinical results. Neuroradiology. 2015;57(6):589–98.

第 10 章

慢性颈动脉闭塞

Ali Sultan-Qurraie, Andrew Montoure, Matthew Alexander,
Osama O. Zaidat

引言

慢性颈动脉闭塞(慢性CAO)的定义并不固定,一些作者将超过4周的颈动脉完全闭塞定义为"慢性"[1]。因为闭塞的时间通常是未知的,故需要基于患者的临床表现和血管造影特征来推测。对闭塞的准确诊断进一步增加了定义的复杂性,而"无ICA塌陷的近全闭塞"或重度颈内动脉(ICA)狭窄却常被误诊。

症状性CAO的年发生率被认为至少为6/100 000[2]。目前无症状性CAO首选保守治疗,因为已知的有创操作的风险似乎超过了自然病史本身的风险。对于症状性CAO的治疗更具争议性——虽然搭桥或者血运重建看似是合理的选择,但迄今为止没有随机研究证实这些治疗手段的获益。正在开展的临床试验试图评估通过血管内途径对症状性CAO进行血运重建的可行性和益处。

定义

CAO的复杂性部分归因于其病因的多样性。近端、远端和串联性病变可直接阻断前向血流,或者使前向血流无法克服压力梯度,从而导致CAO。闭塞病因的多样性导致包括颈总动脉(CCA)和颈内动脉(ICA)的颈动脉闭塞定义的多样性。在此,我们定义了颈动脉闭塞的两个概念范畴,"真性完全颈动脉闭塞"和"伴颈内动脉塌陷的近全闭塞"。

真性完全颈动脉闭塞

颈动脉闭塞的病因可能与颈动脉狭窄相同:年轻患者中,动脉夹层是常见原因;老年患者中,动脉粥样硬化的可能性更大。放疗、血栓栓塞、肉芽肿性疾病和烟雾病是导致CAO的其他可能原因。CAO中ICA逐渐形成锥形"树桩"样残端,血管造影医生可以做出"树桩图",以此与重度颈动脉狭窄或"线样征"相鉴别(图10.1和图10.2)。

伴颈内动脉塌陷的近全闭塞

伴颈内动脉塌陷的近全闭塞是指血管造影表现为重度狭窄的颈内动脉(ICA)远端塌陷,伴有颈外动脉(ECA)快速充盈和来自侧支血管的颅内循环的提前充盈(图10.3)。在这种情况下,颈动脉前向血流压力无法克服颅内压,形成血管闭塞的血流动力学基础。极端情况下,在脑死亡和颅内压升高时,即便没有出现颈动脉狭窄,前述概念也同样适用(图10.4)[3,4]。

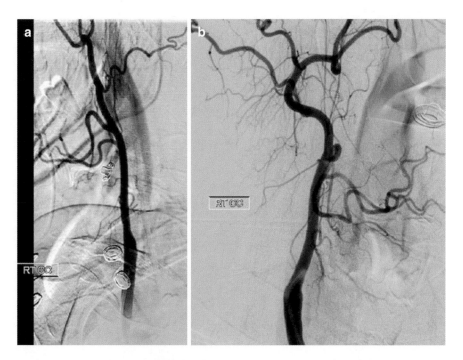

图 10.1 右侧 CCA 血管造影,显示右侧颈外动脉(ECA)造影剂充盈;ICA 在起始处闭塞,在其通常所在的后外侧位置观察不到。

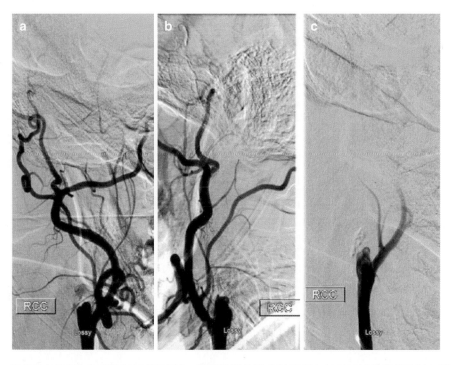

图 10.2 斜位(a)和侧位(b)图展示"树桩图"。使用诊断导管对近端 ICA 的"树桩"样残端进行血管造影,该闭塞可能继发于晚期动脉粥样硬化,因为 DSA 显示有严重的钙化斑块(c)。

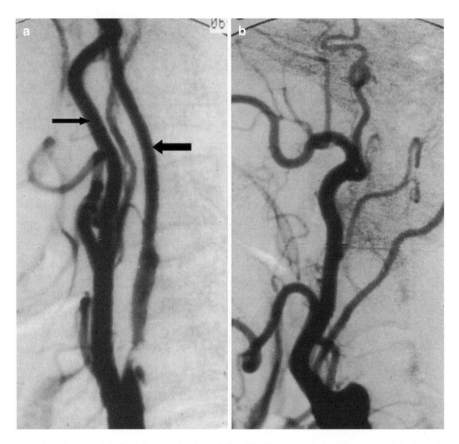

图 10.3 从近全闭塞进展到完全闭塞。(a)侧位颈动脉血管造影显示造成近全闭塞的溃疡性狭窄,可见 ICA 直径超过狭窄处(大箭头所示),但小于远端 ECA 直径(小箭头所示)。ICA 正常直径应该是图示直径的两倍。(b)8 个月后,同一颈动脉的侧位颈动脉血管造影显示近全闭塞已发展为完全闭塞[49]。(Republished with permission of the American Society of Neuroradiology, from Fox et al.[49]; permission conveyed through Copyright Clearance Center, Inc.)。

　　文献中的诸如"线样征(string-sign)""假性闭塞(pseudo-occlusion)""纤细征(slim sign)"或"狭窄后缩窄(post-stenotic narrowing)"等术语通常是近全闭塞的同义词。这些术语可能会令人困惑,因为它们的定义未达成一致。例如,虽然"线样征"最早由 Ojemann 提出,特指 ICA 夹层时 ICA 远端塌陷,但被其他作者用于描述其他伴或不伴 ICA 塌陷的病因。Johansson 和 Fox 很好地总结了历史上用来描述近全闭塞的各种术语[5]。不管是哪一个术语,近全闭塞的结果都是重度狭窄处的 ICA 远端直径减小,伴有更远处 ICA 的塌陷。Fox 等认为当塌陷未发生时,狭窄远端 ICA 直径减小是"虚假的",并且在 NASCET 和 ECST 研究的亚组分析中,发现这些患者颈动脉血运重建治疗是"无效的"。对此可能的解释为病变区域接受了来自 ECA 和其他区域的健康侧支的代偿。然而,最近的研究结果与 NASCET 和 ECST 的亚组分析结果相矛盾,表明在改善这些患者 1 个月或 1 年的脑卒中/死亡风险方面,"最佳药物治疗"并不优于动脉内膜切除术或支架置入术[6]。

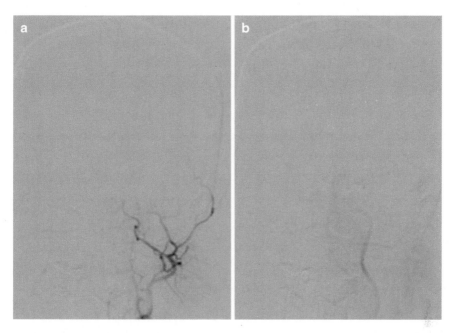

图 10.4　脑死亡患者左侧 CCA 的早期前后位(a)和晚期前后位(b)造影显示 ICA"塌陷"。ICA 未充盈到海绵窦段远端。在这种情况下,颅内压超过颅外 ICA 压力。

自然病程和临床表现

慢性颈动脉闭塞患者可出现同侧 TIA 或脑卒中。然而,脑卒中风险的大小是不同的。Cote 等前瞻性随访 47 例患者, 在 34.4 个月内,23.5%(11 例)患者发生同侧脑卒中。den Hartog 等指出,CAO 患者 5 年和 10 年脑卒中风险分别为 17% 和 20.8%[7]。Flaherty 等推断, 美国每年症状性 CAO 的脑卒中发生率为 6/100 000,每年 1.5 万至 2 万例患者发病,尽管实际发生率可能更高。该研究确定了同侧脑卒中的风险,即在闭塞后早期脑卒中的可能性更大。随访 30 天、1 年和 5 年的脑梗死风险分别为 8%、10% 和 14%。11 例脑梗死中有 5 例在确诊闭塞后的第一周内发生。同样,心肌梗死的风险也随着时间的推移而增加。上述时间段的死亡风险分别为 7%、13% 和 29%。Furlan 等回顾性研究了 138 例无症状或仅有"微小"神经功能缺陷的 CAO 患者发现,闭塞后 4 年内同侧脑卒

中的年发生率为 2%。另一方面,Hankey 等对 12 项前瞻性研究进行回顾分析(1261 例有血管造影记录的 CAO 患者,平均随访45.5 个月),年平均死亡风险为 9.5%(95%CI:8.4%~ 10.7%),年脑卒中风险至少为 7.0%(95%CI: 6.2%~7.7%), 闭塞同侧年脑卒中风险为 5.9%(95%CI:4.3%~7.5%)[8]。因此,CAO 后脑卒中风险有很大的变化,较高的风险可能与最初症状性闭塞有关,每年的脑卒中风险随着时间推移而降低。尽管如此, 正如 Hankey 所说,"很明显, 颈动脉闭塞不是一个稳定的状态,患者应该从旨在预防随后发生的主要心脑血管事件的措施中获益。"

真性完全颈动脉闭塞与伴 ICA 塌陷的近全闭塞的脑卒中发生率有差异吗?据我们所知, 还没有根据闭塞类型分析脑卒中风险的研究。症状性伴 ICA 塌陷的近全闭塞的脑卒中风险可能很高, 但现有数据并不充分。许多小型研究表明, 在症状性伴 ICA 塌陷的近全闭塞病例中,脑卒中复发的风险很高。Ringelstein 等建议对这些患者进

行"强制性"血运重建手术[9-11]。NASCET 和 ECST 仅包括一小部分伴 ICA 塌陷的近全闭塞患者($n=16$)，并与近全闭塞不伴塌陷的患者合并在一起分析。因此，缺乏可靠的前瞻性数据，但现有的少量研究表明，与症状性真性完全闭塞相似，症状性伴 ICA 塌陷的近全闭塞患者具有很高的脑卒中复发风险。

在与血流动力学显著相关的闭塞患者中，脑卒中风险可能高达 28.2%[12]。残端栓子、来自 ECA 的栓子、跨半球的栓子和低灌注被认为是脑卒中发作的机制[13]。考虑到血流动力学不足是这些患者发生脑卒中的原因，开展了下文中述及的 EC-IC 搭桥研究。在脑电图监测中无癫痫样活动的肢体颤抖和伴有强光刺激的视网膜动脉阻塞被认为是 CAO 时灌注不足的临床表现[14-16]。

Fisher 所描述的头痛或面部血管搏动可能是"扩张血管将吻合血流从 ECA 分支输送到 ICA 远端"所致[17]。慢性眼部缺血很普遍，但通常没有临床症状[18]。晕厥也与 CAO 有关，无论是否伴有对侧 ICA 狭窄[19]。

与颈动脉狭窄相比，很少有研究评估 CAO 对认知功能的影响。CAO 导致认知障碍的可能机制包括白质病变、缺血性脑卒中和脑灌注不足。Oudeman 等发表了关于4034 篇文章（最终包括 8 篇符合研究标准的文章）的系统综述，报道称"1/2~2/3 的CAO 患者"存在认知障碍。认知障碍不局限于特定的脑区。但是，他们并没有发现系统性的血流动力学损伤和认知功能之间的联系[20]。

无症状性 CAO 的脑卒中风险明显较低。Powers 等在平均 32 个月的随访期内发现，30 例"无症状"患者中有 1 例（3.3%）发生缺血性脑卒中，81 例有症状患者中则为15 例（18.5%；$P=0.03$）发生缺血性脑卒中。Yang 等报道无症状性 CAO 的脑卒中发生率小于 1%[21]。在他们的队列中，316 例无症状性 CAO 患者（过去 18 个月没有发生同侧脑卒中），只有 0.9%（3 例患者）在随访中发生了同侧脑卒中（平均随访期为 2.56 年）。由于无症状性 CAO 的脑卒中风险相对较低，在现有的医学文献证据下，对无症状性CAO 进行血管内或外科干预尚未被证明是合理的[22]。

一些研究报道了慢性 CAO 的自发再通。Delgado 等报道，136 例 "症状性动脉粥样硬化性颈动脉闭塞"患者中，7 例（5%）在初次闭塞后 3 个月以上的随访影像中显示自发再通。Morris Stiff 报道，77 例慢性 CAO患者在 53 个月的中位随访期中有 8 例（10.3%）显示影像学再通。在 153 例 CAO 患者中，38 例（25%）发生同侧脑卒中[23]。Camporese等报道，696 例 CAO 患者中有 16 例 （2.3%；95%CI：1.3%~3.7%） 在确诊后平均间隔 38个月后出现再通[24]。

诊断

一些作者认为 CAO 超过 4 周为 "慢性"；其他人则选择>3 个月作为时间节点[25]。在实际操作中，当患者出现症状性 CAO 时，可以假定初始闭塞时间但无法完全确定。多种技术已经被用来诊断 CAO，并用来区分急性和慢性闭塞。

Michel 等提出 CT 血管造影的 "颈动脉环"征，即颈动脉上的低密度区代表血栓，对比增强区代表颈动脉壁（血管滋养血管），在诊断急性闭塞（成像在假定闭塞后 1 周内获得）中具有较高的敏感性（88.9%）[26]。

时间是定义颈动脉闭塞的一个变量因素；血流动力学和 ICA 闭塞位置则是另一个变量因素。Grossberg 等提出常规 CTA 无法区分颅内闭塞与颅外闭塞，因为在这两种情况下影像学都会表现为颈段颈动脉闭塞，33% 的患者颅内闭塞在 CTA 上的表现类似于颈动脉夹层[27]。因此,他们主张行超选微导管造影探查以获得准确的诊断。在颅内 ICA 闭塞的情况下,在远端 ICA 行微导管血管造影将导致造影剂"回填",并显示近端 ICA 通畅性。

治疗手段

药物治疗

对于慢性 CAO 的"最佳药物治疗"目前还没有明确的共识,但主张无症状性颈动脉狭窄的"强化药物治疗"似乎是合理的[28]。根据 Spence 等的观点,"强化药物治疗"应包括:健康的生活方式(不吸烟,适度饮酒,体重指数<25,每天锻炼 30 分钟,健康饮食得分在前 40%),地中海式饮食,有效的血压控制,抗血小板治疗,强化降脂治疗,B 族维生素治疗(甲钴胺而非氰钴胺)。然而,即使在接受抗凝或抗血小板治疗的患者中,随后发生脑卒中事件的总体风险为每年 5%~7%,颈动脉闭塞同侧的脑卒中风险为每年 2%~6%[29]。

手术治疗

治疗慢性 CAO 的手术适应证是有限的、在目前的医疗实践中并没有被广泛接受。DeBakey 在 1953 年报道了颈动脉闭塞的直接颈动脉血运重建[30]。后续研究表明慢性 CAO 行颈动脉内膜切除术存在高失败率和高并发症风险,部分归因于血栓向颅内延伸[31]。这些早期失败案例促进了间接血运重建技术的发展,如 ECA-ICA(EC-IC)搭桥,其中最常见的是经颞浅动脉(STA)或枕动脉至大脑中动脉(MCA)的动脉搭桥。然而,迄今为止还没有随机对照研究支持外科手术治疗。两个主要的里程碑式研究,International Extracranial–Intracranial Bypass Study(EC-IC 搭桥研究)[32]和 Carotid Occlusion Surgery Study(COSS)[33],已就该主题进行探讨,均未显示出手术干预的益处。

EC-IC 搭桥研究是一项多中心随机对照研究,最初发表于 1985 年。除了提出最佳的药物治疗外,其还比较了最佳药物治疗(阿司匹林和其他合并症的药物优化)与最佳药物治疗加 EC-IC 搭桥。总体而言,714 例患者被随机分配到最佳药物治疗组,663 例患者被随机分配到手术组。主要结局变量是随机分组后发生的致命或非致命脑卒中事件。手术组围术期脑卒中的发生率为 4.5%,而药物治疗组的发生率为 1.3%[33]。这项研究未能显示手术后脑卒中发生率的改善或降低,事实上,与单纯药物治疗相比,手术组脑卒中的发生率更高、发生时间更早[33]。作者的结论是 EC-IC 搭桥手术不能有效降低症状性患者的脑卒中发生率和脑卒中相关死亡率[34]。

EC-IC 搭桥研究的研究结果导致该患者群体的手术干预被放弃。然而,对这项研究的主要批评之一是无法区分血流动力学因素与栓塞因素导致的高脑卒中风险患者[35-37]。随着影像技术的进步,正电子发射断层扫描可以显示氧提取分数(OEF)和血流动力学损害。血流动力学受损(OEF 增加)患者的脑卒中风险高于 OEF 正常的患者[2]。此外,在 2 期血流动力学衰竭的患者中,发现 STA-MCA 搭桥手术后 OEF 恢复到正常水平[34,38-40]。这是 COSS 试验的基础。

COSS 试验是一项前瞻性随机临床研究。参与者患有症状性 CAO,120 天内发生过脑卒中或 TIA 事件,PET 检查表现为 OEF 增加,证实存在血流动力学上的缺血状态。97 例和 98 例患者被随机分配到手术组和药物治疗组[41]。手术患者接受 STA-MCA 皮质支动脉吻合。主要观察指标是随机分组后 2 年内同侧缺血性脑卒中的发生率;结果显示手术组和药物治疗组的主要终点事件发生率分别为 21% 和 22.7%。术后 30 天内手术组同侧脑卒中发生率也很高（15%）[42]。作者的结论是，尽管搭桥通畅率为 96%，并降低了 OEF，但与单纯药物治疗相比，STA-MCA 搭桥手术并不能提供益处或降低同侧脑卒中的风险[42]。鉴于这些研究结果，目前还没有公认的手术治疗 CAO 的适应证。

血管内治疗的研究

　　Terada 似乎是第一个报道慢性 CAO 血管内血运重建的人[42]。Chen 等尝试对 138 例慢性 CAO 患者进行血管内血运重建治疗[43]，并报道 61.6% 的血运重建成功率。几个因素与较低的血运重建率相关，包括无既往神经系统事件，造影上非锥形残端，对侧造影显示远端 ICA 充盈，以及远端 ICA 在交通或眼段水平得以显影。在他们的回顾性研究中，有 6 例患者（4.3%）发生包括大面积脑卒中和脑出血等严重并发症，2 例患者死亡。Lin 等尝试为 54 例患者行血运重建手术，报道 65% 的血运重建成功率[44]。Thomas 等报道了两例成功的血管内成形术和支架置入术的病例[45]。与 Chen 等的报道相反，Thomas 等认为远端颈动脉逆行充盈是血运重建成功率增加的预测因素。Lee 等在一项对 19 例 ICA 床突段近端闭塞患者的研究中报道了成功率为 89%，并发症发生率为 0 和再闭塞率为 0；然而，23 例床突或床突远端闭塞患者的成功率、手术并发症发生率和再闭塞率分别为 52%、22% 和 91%。

　　即使颈动脉血运重建是可行的，未来需要更多的研究去探明何种患者能从此技术中获益，栓子监测或脑血流储备评估已被证明可以识别高脑卒中风险的颈动脉狭窄患者[11]。这些工具也可能在选择具有最佳治疗效果的 CAO 患者方面发挥作用。Liberman 等通过 TCD 监测发现近期症状性颈动脉闭塞患者微栓子的发生率较高[46]。目前正在开展前瞻性研究（在药物难治的患者亚组中）评估血管内血运重建和 EC-IC 搭桥的疗效[47,48]。

结论

　　目前缺乏与慢性颈动脉闭塞相关的数据。因为诊断困难和病因多样化，慢性颈动脉闭塞是一个具有挑战性的疾病。在这一章中，我们定义了真性完全颈动脉闭塞和伴 ICA 塌陷的近全闭塞；每一类可能预示着不同的症状风险和不同的治疗可行性。关于脑卒中、认知障碍和其他症状发生率的报道存在差异。随机试验表明，与药物治疗相比，外科搭桥手术收效甚微。虽然回顾性的血管内治疗研究表明 CAO 血运重建的可行性和益处，但前瞻性研究的验证仍在进行中并需要进行。

参考文献

1. Iwata T, Mori T, Tajiri H, Miyazaki Y, Nakazaki M. Long-term angiographic and clinical outcome following stenting by flow reversal technique for chronic occlusions older than 3 months of the cervical carotid or vertebral artery. Neurosurgery. 2012;70(1):82–90; discussion 90.
2. Flaherty ML, Flemming KD, McClelland R, Jorgensen NW, Brown RD Jr. Population-based study of symptomatic internal carotid artery occlusion: incidence and long-term follow-up. Stroke. 2004;35(8):e349–52. Epub 2004 Jul 1. PubMed PMID: 15232124.
3. Riishede J, Ethelberg S. Angiographic changes in sudden and severe herniation of the brain stem through the tentorial incisure: report of five cases. AMA Arch Neurol Psychiatry. 1953;70:399–409. https://doi.org/10.1001/archneurpsyc.1953.02320330124011. pmid:13079362.
4. Beltramello A, Ricciardi GK, Pizzini FB, Piovan E. Updates in the determination of brain death. Neuroradiol J. 2010;23(2):145–50. Black and White Photograph; found on p147Epub 2010 Apr 20. PubMed PMID: 24148531.
5. Johansson E, Fox AJ. Carotid near-occlusion: a comprehensive review, part 1—definition,

terminology, and diagnosis. Am J Neuroradiol. 2016;37(1):2–10. https://doi.org/10.3174/ajnr. A4432.

6. Meershoek A, de Vries E, Veen D, den Ruijter H, de Borst JG. Abstract 185: Treatment of internal carotid artery near occlusion (NEON Study): an individual patient data meta-analysis. Stroke. 2019;50:A185. https://doi.org/10.1161/str.50.suppl_1.185.

7. den Hartog AG, Halliday AW, Hayter E, Pan H, Kong X, Moll FL, de Borst GJ, Asymptomatic Carotid Surgery Trial Collaborators. Risk of stroke from new carotid artery occlusion in the Asymptomatic Carotid Surgery Trial-1. Stroke. 2013;44(6):1652–9. https://doi.org/10.1161/ STROKEAHA.111.000348. Epub 2013 Apr 30. PubMed PMID: 23632980.

8. Hankey GJ, Warlow CP. Prognosis of symptomatic carotid occlusion: an overview. Cerebrovasc Dis. 1991;1:245–56.

9. Ringelstein EB, Berg-Dammer E, Zeumer H. The so-called atheromatous pseudoocclusion of internal carotid artery: a diagnostic and therapeutical challenge. Neuroradiology. 1983;25:147–55. https://doi.org/10.1007/BF00455734. pmid:6888715.

10. Johansson E, Öhman K, Wester P. Symptomatic carotid near-occlusion with full collapse might cause a very high risk of stroke. J Intern Med. 2015;277:615–23. https://doi.org/10.1111/ joim.12318. pmid:25297638.

11. O'Leary DH, Mattle H, Potter JE. Atheromatous pseudo-occlusion of the internal carotid artery. Stroke. 1989;20:1168–73. https://doi.org/10.1161/01.STR.20.9.1168. pmid:2772977.

12. Grubb RL Jr, Derdeyn CP, Fritsch SM, et al. Importance of hemodynamic factors in the prognosis of symptomatic carotid occlusion. JAMA. 1998;280(12):1055–60.

13. Klijn CJ, Kappelle LJ, Tulleken CA, van Gijn J. Symptomatic carotid artery occlusion. A reappraisal of hemodynamic factors. Stroke. 1997;28(10):2084–93. Review. PubMed PMID: 9341723.

14. Tatemichi TK, Young WL, Prohovnik I, et al. Perfusion insufficiency in limb-shaking transient ischemic attacks. Stroke. 1990;21:341–7.

15. Fisher CM. Concerning recurrent transient cerebral ischemic attacks. Can Med J. 1962;86:1091–9.

16. Furlan AJ, Whisnant JP, Kearns TP. Unilateral visual loss in bright light. An unusual symptom of carotid artery occlusive disease. Arch Neurol. 1979;36(11):675–6. PubMed PMID: 508123.

17. Fisher CM. Facial pulses in internal carotid artery occlusion. Neurology. 1970;20(5):476–8. PubMed PMID: 5462239.

18. Klijn CJ, Kappelle LJ, van Schooneveld MJ, Hoppenreijs VP, Algra A, Tulleken CA, van Gijn J. Venous stasis retinopathy in symptomatic carotid artery occlusion: prevalence, cause, and outcome. Stroke. 2002;33(3):695–701. PubMed PMID: 11872890.

19. Kashiwazaki D, Kuroda S, Terasaka S, Ishikawa T, Shichinohe H, Aoyama T, Ushikoshi S, Nunomura M, Iwasaki Y. [Carotid occlusive disease presenting with loss of consciousness]. No Shinkei Geka. 2005;33(1):29–34. Japanese. PubMed PMID: 15678866.

20. Oudeman EA, Kappelle LJ, Van den Berg-Vos RM, Weinstein HC, van den Berg E, CJM K. Cognitive functioning in patients with carotid artery occlusion; a systematic review. J Neurol Sci. 2018;394:132–7. https://doi.org/10.1016/j.jns.2018.09.006. Epub 2018 Sep 6. PubMed PMID: 30261428.

21. Yang C, Bogiatzi C, Spence JD. Risk of stroke at the time of carotid occlusion. JAMA Neurol. 2015;72(11):1261–7. https://doi.org/10.1001/jamaneurol.2015.1843.

22. Heck D. Endovascular intervention in chronic total carotid artery occlusion: it can be done, but when should it be done? JACC Cardiovasc Interv. 2016;9(17):1833–4. https://doi. org/10.1016/j.jcin.2016.07.008. PubMed PMID: 27609259.

23. Morris-Stiff G, Teli M, Khan PY, Ogunbiyi SO, Champ CS, Hibberd R, Brown R, Bailey DM, Winter RK, Lewis MH. Internal carotid artery occlusion: its natural history including recanalization and subsequent neurological events. Vasc Endovasc Surg. 2013;47(8):603–7. https:// doi.org/10.1177/1538574413500539. Epub 2013 Oct 15. PubMed PMID: 24129794.

24. Camporese G, Labropoulos N, Verlato F, Bernardi E, Ragazzi R, Salmistraro G, Kontothanassis D, Andreozzi GM, Carotid Recanalization Investigators Group. Benign outcome of objectively proven spontaneous recanalization of internal carotid artery occlusion. J Vasc Surg. 2011;53(2):323–9. https://doi.org/10.1016/j.jvs.2010.07.066. Epub 2010 Nov 3. PubMed PMID: 21050696.

25. Delgado MG, Vega PP, Lahoz CH, Calleja S. Late spontaneous recanalization of symptomatic atheromatous internal carotid artery occlusion. Vascular. 2015;23(2):211–6. https://doi. org/10.1177/1708538114535392. Epub 2014 May 16. PubMed PMID: 24838273.

26. Michel P, Ntaios G, Delgado MG, Bezerra DC, Meuli R, Binaghi S. CT angiography helps to differentiate acute from chronic carotid occlusion: the "carotid ring sign". Neuroradiology. 2012;54(2):139–46. https://doi.org/10.1007/s00234-011-0868-9. Epub 2011 Apr 12. PubMed PMID: 21484321.

27. Grossberg JA, Haussen DC, Cardoso FB, Rebello LC, Bouslama M, Anderson AM, Frankel

MR, Nogueira RG. Cervical carotid pseudo-occlusions and false dissections: intracranial occlusions masquerading as extracranial occlusions. Stroke. 2017;48(3):774–7. https://doi.org/10.1161/STROKEAHA.116.015427. Epub 2017 Jan 24. PubMed PMID: 28119435.

28. Spence JD, Song H, Cheng G. Appropriate management of asymptomatic carotid stenosis. Stroke Vasc Neurol. 2016;1:64–71. https://doi.org/10.1136/svn-2016-000016.

29. Powers WJ, Derdeyn CP, Fritsch SM, Carpenter DA, Yundt KD, Videen TO, Grubb RL Jr. Benign prognosis of never-symptomatic carotid occlusion. Neurology. 2000;54(4):878–82. PubMed PMID: 10690980.

30. DeBakey ME, Crawford ES, Cooley DA, Morris GC Jr, Garret HE, Fields WS. Cerebral arterial insufficiency: one to 11-year results following arterial reconstructive operation. Ann Surg. 1965;161(4):921–45.

31. Hauck EF, Ogilvy CS, Siddiqui AH, Hopkins LN, Levy EI. Direct endovascular recanalization of chronic carotid occlusion: should we do it? Case report. Neurosurgery. 2010;67(4):E1152–9; discussion E1159. doi: https://doi.org/10.1227/NEU.0b013e3181edaf99. PubMed PMID: 20881534.

32. Failure of extracranial–intracranial arterial bypass to reduce the risk of ischemic stroke. N Engl J Med. 1985;313(19):1191–200. https://doi.org/10.1056/nejm198511073131904.

33. Grubb RL, Powers WJ, Derdeyn CP, Adams HP, Clarke WR. The carotid occlusion surgery study. Neurosurg Focus. 2003;14(3):1–7. https://doi.org/10.3171/foc.2003.14.3.10.

34. Day AL, Rhoton AL Jr, Little JR. The extracranial-intracranial bypass study. Surg Neurol. 1986;26:222–6. Retrieved January 22, 2019.

35. Derdeyn CP, Grubb RL, Powers WJ. Indications for cerebral revascularization for patients with atherosclerotic carotid occlusion. Skull Base. 2005;15(01):7–14. https://doi.org/10.1055/s-2005-868159.

36. Yonas H, Smith HA, Durham SR, Pentheny SL, Johnson DW. Increased stroke risk predicted by compromised cerebral blood flow reactivity. J Neurosurg. 1993;79:483–9. https://doi.org/10.3171/jns.1993.79.4.0483.

37. Schmiedek P, Piepgras A, Leinsinger G, Kirsch C, Einhäupl K. Improvement of cerebrovascular reserve capacity by EC-IC arterial bypass surgery in patients with ICA occlusion and hemodynamic cerebral ischemia. J Neurosurg. 1994;81:236–44. https://doi.org/10.3171/jns.1994.81.2.0236.

38. Gibbs JM, Wise RJ, Thomas DJ, Mansfield AO, Russell RW. Cerebral haemodynamic changes after extracranial-intracranial bypass surgery. J Neurol Neurosurg Psychiatry. 1987;50(2):140–50. https://doi.org/10.1136/jnnp.50.2.140.

39. Powers WJ, Grubb RL, Raichle ME. Physiological responses to focal cerebral ischemia in humans. Ann Neurol. 1984;16(5):546–52. https://doi.org/10.1002/ana.410160504.

40. Samson Y, Baron JC, Bousser MG, Rey A, Derlon JM, David P, Comoy J. Effects of extra-intracranial arterial bypass on cerebral blood flow and oxygen metabolism in humans. Stroke. 1985;16(4):609–16. https://doi.org/10.1161/01.str.16.4.609.

41. Grubb RL Jr, Powers WJ, Clarke WR, Videen TO, Adams HP Jr, Derdeyn CP, Carotid Occlusion Surgery Study Investigators. Surgical results of the Carotid Occlusion Surgery Study. J Neurosurg. 2013;118(1):25–33. https://doi.org/10.3171/2012.9.JNS12551. Epub 2012 Oct 26. PubMed PMID: 23101451; PubMed Central PMCID: PMC4246998.

42. Terada T, Yamaga H, Tsumoto T, Masuo O, Itakura T. Use of an embolic protection system during endovascular recanalization of a totally occluded cervical internal carotid artery at the chronic stage. Case report. J Neurosurg. 2005;102(3):558–64.

43. Chen YH, Leong WS, Lin MS, Huang CC, Hung CS, Li HY, Chan KK, Yeh CF, Chiu MJ, Kao HL. Predictors for successful endovascular intervention in chronic carotid artery total occlusion. JACC Cardiovasc Interv. 2016;9(17):1825–32. https://doi.org/10.1016/j.jcin.2016.06.015. PubMed PMID: 27609258.

44. Lin M-S, Lin L-C, Li H-Y, Lin C-H, Chao C-C, Hsu C-N, Lin Y-H, Chen S-C, Wu Y-W, Kao H-L. Procedural safety and potential vascular com- plication of endovascular recanalization for chronic cervical internal carotid artery occlusion. Circ Cardiovasc Intervent. 2008;1:119–25.

45. Thomas AJ, Gupta R, Tayal AH, et al. Stenting and angioplasty of the symptomatic chronically occluded carotid artery. Am J Neuroradiol. 2007;28(1):168–71.

46. Liberman AL, Zandieh A, Loomis C, Raser-Schramm JM, Wilson CA, Torres J, Ishida K, Pawar S, Davis R, Mullen MT, Messé SR, Kasner SE, Cucchiara BL. Symptomatic carotid occlusion is frequently associated with microembolization. Stroke. 2017;48(2):394–9. https://doi.org/10.1161/STROKEAHA.116.015375. Epub 2017 Jan 11. PubMed PMID: 28077455; PubMed Central PMCID: PMC5821136.

47. https://clinicaltrials.gov/ct2/show/NCT03179774

48. https://clinicaltrials.gov/ct2/show/NCT02779803?cond=carotid+occlusion&draw=2&rank=3

49. Fox AJ, Eliasziw M, Rothwell PM, Schmidt MH, Warlow CP, Barnett HJM. Identification, prognosis, and management of patients with carotid artery near occlusion. Am J Neuroradiol. 2005;26(8):2086–94.

第 11 章

颈动脉夹层

Benjamin K. Hendricks，Dale Ding，Rami O. Almefty，Felipe C. Albuquerque，
Andrew F. Ducruet

引言

动脉夹层是指在动脉壁内的平滑肌中存在血肿。不同的动脉夹层的病变部位、病因以及临床意义不同。颈动脉夹层(CAD)在动脉夹层中相对少见，发生率为(1.7~3)/10万人年[1,2]，约为椎动脉夹层发病率的3倍[2]。流行病学上，CAD所致脑卒中仅占所有缺血性脑卒中的1%~2%，但在所有50岁以下脑卒中患者中占10%~15%[3-7]。这表明CAD是年轻患者脑卒中的重要病因。

CAD可分为颅外夹层和颅内夹层，但颅外夹层更加常见[7]。根据病因颈动脉夹层可进一步分为创伤性和自发性，但有文献指出，自发性颈动脉夹层可能发生在有易感因素的受到未察觉的轻微创伤的患者身上。最近的文献大多数研究了轻微创伤后自发性颅外颈动脉夹层，而对于严重创伤后颅外颈动脉夹层和颅内颈动脉夹层位置的讨论则较少[8,10,11]。血管损伤的发病机制是动脉中膜在受到急性异常暴力损伤后形成了壁内血肿[6,7,12]。血肿的出血源不确定，可能是动脉内膜撕裂后血液流入，也可能是血管的滋养血管出血[13]。假腔的纵向扩展会导致真腔部分或者完全闭塞[14]。这种闭塞将给血管远端灌注的组织带来缺血的风险；再加上血管腔内的血液暴露于内膜下组织引起的促血栓状态会额外增加患者发生血栓栓塞性脑卒中的风险[1,15]。

历史报道表明，未经治疗的创伤性CAD患者有较高的发病率(40%~80%)和死亡率(20%~40%)[16-18]。一般认为首发症状出现后的短时间内风险最高，继发脑卒中的风险为15%~20%[3,10,19,20]。鉴于脑卒中与CAD的高相关发病率，及时治疗是必要的。治疗方式选择包括药物治疗、血管内介入治疗或手术治疗。

本章对CAD的讨论先从其历史回顾开始，然后讨论CAD的创伤性与自发性病因。详细讨论了临床表现和危险因素，随后讨论CAD患者的治疗，可分为药物治疗和外科干预。最后，对CAD的复发及其预防措施进行讨论。

历史回顾

历史文献中对CAD的报道很少，最早的病例报道出现于1959年[21]，直到1980年只报道了30例[16]。最初的CAD诊断主要是

DSA 示颈内动脉（ICA）颅外段出现"线样征"[22]。严重创伤后的创伤性 CAD 的筛查从 1999 年开始，是在 *Journal of Trauma* 上的一份报告证实了计算机断层扫描血管造影（CTA）对 CAD 诊断的有效性之后[23]。对创伤患者的进一步研究表明，因为存在病变进展的风险，在诊断 CAD 后的 7~10 天内随访动脉血管造影是非常必要的[24]。CAD 的诊断和分类标准在不断改进，其治疗方法也在进步。1999 年，提出了针对钝性脑血管损伤的 Biffl 量表（Biffl scale）[也称丹佛分级量表（Denver grading scale）]，尝试对成年患者以 X 线表现对病变严重程度进行分级[25]。在患者出现神经系统症状之前，通过增加使用筛查工具来发现这些损伤，促进分类诊断的进展。

早期的 CAD 治疗方法是外科手术，包括近端和远端夹闭切除病变血管、内膜切除术及支架置入术[22,26-28]。但是这些治疗的效果很差，许多患者术后出现持续性神经功能障碍[22,26,27]。对于颅底或颅底以上的病变，非手术治疗被认为是标准治疗方案，因为手术无法到达该病变部位[25]。

基于对 CAD 相关脑卒中发病机制的推测，在 20 世纪 70 年代末提出将抗血栓药物应用于 CAD 患者[29]。然而，这种治疗策略缺少随机临床证据[30]。一个病例报告描述了如何在使用药物治疗（3 周肝素）后获得了良好的神经系统结局和 ICA 的完全血运重建，之后抗凝方案才在 1980 年被作为一种潜在的治疗 CAD 策略引入临床[31]。1981 年提出采用植入式输液装置连续静脉输注肝素 5 个月[32]。1994 年，一项针对 49 例全身肝素化患者的大型多中心研究表明，与未接受抗凝治疗的患者相比，肝素化的 CAD 患者的神经功能有所改善[33]。1996 年，一项大型、单中心系列研究利用全身肝素化治疗 47 例创伤性 CAD 患者，出现了类似的结果[34]，表明肝素化是手术无法到达夹层病灶时的一种治疗选择[25]。然而，临床医生认识到，使用全身肝素化并不总是可行的，特别是对创伤性患者。

对于接受了充分抗凝或抗血小板治疗后仍有持续脑缺血症状的患者，手术干预成为二线治疗方案[35]。在 20 世纪 90 年代多次报道颅外-颅内搭桥手术成功后，先前的外科干预方法[22,26-28]就被淘汰了[36-38]。20 世纪 80 年代末，考虑到最初血管内治疗（如选择性栓塞或 ICA 球囊闭塞）后可能发生的脑梗死，血管内介入治疗是较晚才出现的一个 CAD 治疗方案[39]。1997 年，血管内介入治疗技术的进步使得支架作为一种潜在的 CAD 治疗方案被应用，而且具有很好的效果和前景[40,41]。

CAD 的推荐治疗方案的演变表明的趋势是：首先进行药物治疗，然后针对有持续性脑缺血症状的患者，根据其个人的临床表现及病变范围判断是否采取手术干预。

自发性或创伤性颈动脉夹层

创伤性 CAD 是在颈部 ICA 受到钝性或穿透性损伤后出现的颈动脉夹层，但是 CAD 在钝性损伤患者中发生的可能性更高。总之，创伤性 CAD 是一种罕见的疾病，报道表明，CAD 在成人严重、非穿透性颈部损伤的发生率为 1%~2%[42,43]，在创伤性脑损伤儿童患者中为 0.03%~0.9%[44-46]。钝性损伤产生多种潜在的损伤机制，包括颈部急性过伸导致下颌骨和颈椎之间的 ICA 压迫，以及发生在颈椎外侧的拉伸损伤[13,47,48]。穿透性损伤并不常见，通常发生在刺伤、枪伤后或在颈椎手术期间遭受医源性损伤等[13]。创伤性 CAD 常被误诊或漏诊，因为多种干扰因素可以掩盖其临床表现。

自发性 CAD 是一种罕见的疾病，年发生率为（1.7~3）/10 万人[2,12,49,50]。该发生率的计算大多是基于美国和欧洲的观察记录,因此有可能错误估计其他国家 CAD 的发生率。传统意义上,要被归类为自发性颈动脉夹层,必须没有既往的创伤史[13]。还有一些作者认为,自发性 CAD 实际上是一个有解剖或遗传易感因素的患者受到轻微创伤发展的结果,在没有明确的重要创伤的情况下促成了夹层的发生[9,35,51]。由于近期的大多数 CAD 文献都集中于颅外 ICA 的病变研究,这是本章其余部分的重点。

影像学诊断

DSA 一直是首选的诊断方式,颈动脉线样征是最常见的 X 线表现[22,52]。在血管造影上可见造影剂顺行填充血管真腔,周围伴有不规则的长节段狭窄。在影像学上具有特征性的表现是血管双腔改变及动脉管腔中漂浮的内膜[22,52],尽管只在少于 10% 的 CAD 患者中能观察到这一表现[35,52,53]。DSA 是一种非常准确的诊断方式,但其有 2%~3% 出现并发症的风险,包括 0.1%~0.2% 的脑卒中伴永久性残疾的风险[12,54,55]。因此,无创成像(包括 CTA、MRA 和颈动脉超声)[35,52]的检查方法已经成为筛查可疑颈动脉损伤患者的首选方式。将无创成像方法整合到 CAD 诊断标准中大大提高了其诊断的敏感性。

CTA 可显示从主动脉弓到 Wills 环的高分辨率血管成像。CAD 患者常见的表现是颅外 ICA 的不规则长节段狭窄、新月形血管壁增厚、环状增强和特异性的内膜瓣[56,57]。MRA 或磁共振成像(MRI)是诊断 CAD 的一种非电离辐射方式。在 MRA 或 MRI 上的 CAD 影像学特征包括壁内血肿,其特点取决于血肿形成的时间。在最初的 48 小时内,血肿在 T1 和 T2 上表现为低信号,在 48 小时至 8 周之间,在 T1 上表现为高信号,似新月形,伴周围 ICA 内异常血流。此后,血肿与邻近组织呈等信号[35,52]。一个更可靠的早期诊断 CAD 的 MRA 特征是,与 MRA 顺行血流的狭窄腔内直径相比,动脉外径相对增大。由于邻近血流的信号强度过强,往往很难在增强 MRA 上看到内膜瓣,但是横断面 MRI 能够可视化这一特征[58]。二维飞行时间(2D-TOF)MRA 的出现使得 MRA 的评估更加精准,并且已有报道表明这种方式可以很好地可视化亚急性壁内血肿[52]。增强 MRA 是一种可替代 2D-TOF 的成像序列,提供了一个与 CTA 相当的范围,并且比 2D-TOF 的伪影少、捕获快[52]。据报道,横断面 MRI 结合增强 MRA 序列对诊断 CAD 的敏感性为 95%,特异性为 99%[59]。

对比 CTA 与 MRA 对诊断 CAD 的敏感性、特异性、阳性预测值和阴性预测值方面,这两种方式对 CAD 的诊断价值差异没有统计学意义[58]。对比了 MRI 与 MRA,在诊断价值差异上也没有统计学意义[59]。而 CTA 的有效性更有利于评估严重创伤后患者,因此在这类患者中普遍采用 CTA。

诊断 CAD 的另一种无创方式是颈动脉超声。超声诊断中几个序列都可以使用,包括灰度超声诊断、彩色多普勒和多普勒流速信号的光谱分析[54]。超声侧重于评估直接征象,如内膜瓣或双腔的存在[54]。壁内血肿的存在也表明有夹层病变[54]。在多普勒分析中 CAD 的诊断特征是存在夹层导致的高阻力型血流[35];这一特征已在 68% 的 CAD 中得到了证实[60]。超声诊断能够准确发现血管腔进展性狭窄的 CAD,而对伴有微小真腔狭窄的 CAD 的识别不够准确[61]。

在影像学诊断为 CAD 后,丹佛分级量表(也称 Biffl 量表,见表 11.1)可用于评估 CAD 的血管造影图像的严重程度[25]。该量表是为钝性颈动脉损伤患者设计的,将病变分为 Ⅰ 级到 Ⅴ 级,具有评估预后和协助治疗的意义[25]。Ⅰ 级损伤是指颈动脉管腔不规则伴

表 11.1　钝性颈动脉损伤的丹佛分级量表(也称为 Biffl 量表)

损伤等级	描述
Ⅰ	管腔不规则，<25%管腔狭窄
Ⅱ	夹层或壁内血肿合并≥25%管腔狭窄
Ⅲ	存在假性动脉瘤
Ⅳ	颈动脉闭塞
Ⅴ	颈动脉横断

数据来自 Biffl 等[25]。

<25%管腔狭窄。狭窄的程度由病变节段与夹层近端正常血管直径的比值而得出。Ⅱ级损伤是指壁内血肿造成≥25%管腔狭窄或可见腔内血栓或内膜瓣。Ⅲ级损伤是指存在假性动脉瘤。Ⅳ级损伤是指血管闭塞。Ⅴ级损伤是指血管横断伴有动态造影剂外漏[25]。

在成人和儿童中分析了钝性血管损伤后 CAD 的影像学危险因素，分别提出 Memphis 标准和 Utah 评分，可以用于指导这些患者是否需要进一步检查。Memphis 标准的目的是根据患者的影像学和临床表现，对他们进行钝性脑血管损伤的风险分层，包括以下几种情况[62]：

- 颅底骨折伴颈动脉受累；
- 颈椎骨折；
- 颅脑影像学不能解释的神经症状；
- 霍纳综合征；
- LeFort Ⅱ型或Ⅲ型骨折；
- 颈部软组织损伤(如悬吊、安全带损伤或血肿)。

在影像学评估中，如果存在任何以上高危险因素，应立即进行非侵入性的血管造影检查。Memphis 标准的进一步修改，增加了颅底骨折伴岩骨骨折，提高了诊断的敏感性[63]。这些标准为推荐进行血管造影以评估颈动脉或椎动脉损伤提供了依据。

在儿童中分析钝性颈动脉损伤伴夹层后设计出了 Utah 评分（从 0 分到 11 分，见表 11.2），这是一个分层评分，用于指导儿童患者是否需要进行影像学筛查。危险因素包括格拉斯哥昏迷量表（GCS）评分≤8 分(1分)、局灶性神经功能缺损(2 分)、颈动脉管骨折(2 分)、岩颞骨骨折(3 分)和 CT 示脑梗死(3 分)[64]。这些独立的危险因素是通过多元回归分析和外部验证确定的，评分≥3 分（归类为高风险）与 18.1%的钝性脑血管损伤有关[64,65]。相反，评分≤2 分(归类为低风险)的患者发生钝性脑血管损伤的概率为2.7%。本评分系统在外部验证研究中对16.6%的患者进行了错误分类[65]。根据影像学和基本的临床表现进行评估，Utah 评分提供了一种分层评估儿童患者钝性脑血管损伤风险的可靠方法。

临床表现

CAD 患者的典型临床表现为三联征，包括单侧疼痛(头、面部或颈部)、不全霍纳综合征和与脑或视网膜缺血相关的神经功能缺损[12]。在临床实践中，不到 1/3 的 CAD 患者出现三联征[6,12,66]，超过 50%的患者有其中一个临床表现，对诊断无提示作用[67]，5%的患者无症状[54]。

疼痛是 CAD 最常见的特征，也是患者

表 11.2　儿童钝性脑血管损伤风险分层的Utah 评分

Utah 得分变量	得分
GCS 评分≤8 分	1
局灶性神经功能缺损	2
颈动脉管骨折	2
岩颞骨骨折	3
CT 诊断为脑梗死	3

注：CT，计算机断层扫描；GCS，格拉斯哥昏迷量表。
数据来自 Ravindra 等[64]。

的首要表现,44%~69%的患者出现头痛,25%~49%的患者出现颈部疼痛[8,35]。只有在不到 10%的 CAD 患者中,疼痛是独立的临床表现[68]。头痛通常是非搏动性的、渐进的,尽管突发的、霹雳性头痛或者搏动性头痛也有报道[7,35,69,70]。颈部疼痛一般沿同侧颈部上方的前外侧分布[35,71]。

在 50%~95%的 CAD 患者中,可以观察到继发于脑或视网膜缺血的神经功能缺陷,与狭窄 ICA 血流受限导致的血管功能不全或血栓栓塞性脑卒中有关[6,8,12,35]。据报道,血栓栓塞是大多数缺血性脑卒中的根本原因[72],而低灌注只占 5%左右[69,72]。总体而言,71%~84%的 CAD 患者存在脑梗死,13%~20%的患者出现与短暂性脑缺血发作相一致的症状,3%的患者表现为一过性黑蒙,1%的患者表现为视网膜血管梗死[8,12,35,38,70]。血栓栓塞的影响是在经颅多普勒超声研究表明存在脑微栓塞和神经影像学表现为栓塞型梗死支持下明确的[10,15,73,74]。

在多达 50%的 CAD 患者中观察到不全霍纳综合征,包括上睑下垂、瞳孔缩小,并且不伴无汗症,可能与壁内血肿局部形成的肿块压迫沿动脉壁上升的交感神经纤维有关。无汗症是完全霍纳综合征的一个组成部分。颈动脉夹层患者不出现无汗症的原因是支配面部汗腺的交感神经纤维沿颈外动脉分布,通常不受 ICA 夹层的影响。因此,一般表现为原发性单侧不全霍纳综合征的患者需要关注是否存在 CAD[6,12,35]。

危险因素

颈动脉夹层的危险因素包括高血压、糖尿病、高脂血症、吸烟、通过口服避孕药补充外源性雌激素和结缔组织病(如纤维肌发育不良、马方综合征、Ehlers-Danlos 综合征Ⅳ型、常染色体显性遗传多囊肾病和Ⅰ型成骨不全)[6,12,13,38,69]。其他几种情况也与 CAD 有关,包括易感遗传因素、偏头痛、妊娠、感染、结缔组织病、高血压、颈部轻微外伤和勒颈史[6,8,9,66,75-79]。与结缔组织病相关的自发性 CAD 通常与纤维肌发育不良有关(15%),与其他结缔组织病同时发生的可能性较低(<5%)[12,13,20,38,80]。

创伤性损伤可分为严重损伤和轻微损伤。严重颈椎创伤是传统典型的创伤性 CAD 的基础。单纯轻微的颈部创伤不太可能直接导致 CAD,但患者有上述任何危险因素之一将促进自发性 CAD 的进展。相关的严重创伤性损伤包括创伤性脑损伤、脊髓损伤、严重胸部创伤和面部骨骼、颅底或颈椎骨折[81]。这些损伤意味着高强度的创伤,这是最有可能启动 CAD 的病理过程所必需的因素。相关的轻微颈椎创伤包括颈椎推拿治疗[82-84]、举重[47,48]、头部剧烈运动[47,48]和休闲活动[85]。这些相关的轻微因素往往是日常生活常态,表明轻微的颈部创伤在 CAD 的发病机制中作用不大。Engelter 等[9]评估了颈部创伤对 CAD 的预测价值(966 例 CAD 患者,651 例与 CAD 无关的缺血性脑卒中患者,280 例健康受试者),并认为颈部创伤不是 CAD 的独立预测因素。相反,创伤应该被更恰当地称为"机械触发事件",因为其很可能是促成夹层的多个环境因素之一。总之,CAD 的不同表现特征和危险因素使其真实发生率的准确诊断和估计变得有难度。

治疗

药物治疗是预防早期和复发性脑卒中的一线治疗方法。针对接受了药物治疗但仍有持续性缺血或者梗死症状的患者,则应考虑外科治疗。

药物治疗

　　诊断为 CAD 后的治疗目标是保护有危险的半暗区及尽量减少进一步的脑缺血。预防不良的神经系统结果通常会带来良好的治疗效果，因为通常夹层本身会自发愈合[8]。先前 CAD 的治疗方案包括抗凝治疗（首先静脉注射肝素，后续华法林维持治疗）或用阿司匹林进行抗血小板治疗[12]。经典的药物治疗时间为 3~6 个月，因为以前的报道证实，复发性脑卒中往往在此期间出现[12,35,72]。直到 2015 年，仍没有随机对照试验来对比 CAD 患者抗凝治疗和抗血小板治疗的优势和劣势[7,10,68]。

　　在 CAD 脑卒中研究（CADISS）中，比较了抗凝治疗和抗血小板治疗在预防 CAD 后复发性脑卒中中的疗效[10]。在这项随机试验中，患者有颅外颈动脉或椎动脉夹层并且在发病的 7 天内。入组 250 例病例（118 例 CAD，132 例椎动脉夹层），主要终点为同侧脑卒中或死亡。结果显示，抗凝组与抗血小板组主要终点的差异无统计学意义，总体发生率为 2%（同侧脑卒中 4 例，其中抗血小板组 3 例，抗凝组 1 例），研究期间没有死亡病例。此外，两组的次要终点相似[10]。CADISS 提供了目前可查到的水平最高的证据，表明抗凝治疗与抗血小板治疗颅外颈动脉或椎动脉夹层的疗效并没有差异，这与先前的非随机对照研究结果保持了一致性[1,6,30,86]。因此，CAD 患者可以使用上述任何一种药物治疗。

　　对于有严重脑卒中体征和症状的 CAD 患者，溶栓治疗尚未得到彻底的评估。在有壁内血肿患者中使用溶栓剂有可能扩大血肿，导致蛛网膜下隙出血，以及引起附壁血栓脱落，从而导致血栓栓塞[87]。尽管存在这种风险，一项回顾性分析发现，与相应的对照组相比，在急性 CAD 伴有中度至重度神经功能缺损的患者（中位 NIHSS 评分 16 分）中使用静脉溶栓治疗，并未导致更严重的后果[88]。

外科治疗

　　关于 CAD 患者外科治疗后疗效研究的医学文献相对较少[89]。目前对 CAD 介入或手术治疗的建议基于回顾性、非随机的研究[8,35,90]。对于因管腔狭窄血流受限或反复血栓引起的神经功能恶化需要干预的 CAD 患者，血管内介入治疗是首选的一线治疗方案。血管内介入治疗的一般适应证包括用药后仍有反复缺血症状、存在抗血栓治疗禁忌证或脑血流不足[6,89,91-93]。AHA/ASA（美国心脏协会/美国卒中协会）指南推荐使用血管内介入治疗 CAD。值得注意的是，指南没有明确描述药物治疗失败后血管内介入治疗开始的恰当时机。CAD 患者首选的介入治疗方法是颈动脉支架置入术，因为其保留了原始血管[93-97]。

　　由于解剖或损伤因素而不能进行支架置入术的患者可以考虑行血管内 ICA 栓塞，尽管在栓塞夹层动脉之前需要进行球囊闭塞试验。与颅外动脉粥样硬化引起的颈动脉狭窄患者不同，如果狭窄段的管腔直径足够（约 2mm）允许支架进入，那么大多数 CAD 患者可能不需要在放支架前行血管成形术。颅外 ICA 的动脉粥样硬化病变易发生于颈总动脉分叉部远端的颈动脉球的近端 ICA，但 CAD 更有可能位于远端颈部 ICA，即血管从可活动部分（颈段）过渡到固定段（岩段）。图 11.1 中给出了 CAD 患者颈动脉支架置入术的一个案例。

　　针对 CAD 患者手术干预的临床效果并不像血管内介入治疗那么明确[89]，但同样得到了美国心脏协会/美国卒中协会的认可。具体而言，对于耐药的 CAD 患者，应进行手术干预，但不推荐对椎动脉夹层患者进行手术干预。目前手术治疗 CAD 的适应证包括伴有严重、持续性、症状性的管腔

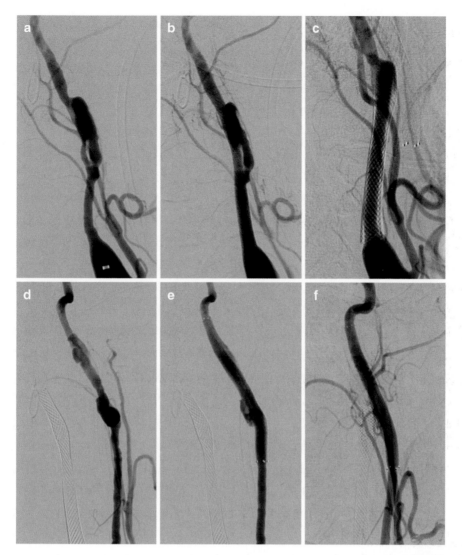

图 11.1　一例 71 岁男性患者在骑自行车时被一辆汽车撞伤,导致多系统损伤,被送到急诊科。(a~f)患者被发现有双侧颈内动脉(ICA)夹层,采用支架治疗。(a,d)侧位血管造影分别示右侧和左侧 Biffl Ⅲ级 ICA 夹层。(b,e)侧位血管造影分别示双侧颈动脉支架置入术,病变严重,血流受限,管腔狭窄。患者在 6 个月、9 个月、12 个月(c,f 分别示右侧、左侧 ICA 侧位血管造影)、3 年和 6 年获得的血管造影中,管腔直径立即改善并且假性动脉瘤减小。患者没有发生任何手术并发症、血栓栓塞事件或介入相关的缺血性后遗症。(Used with permission from Barrow Neurological Institute, Phoenix, Arizona)

狭窄,动静脉瘘形成,蛛网膜下隙出血,存在颈动脉支架置入术后必要的抗血小板治疗的绝对禁忌证[6,35,89,91,93]。

目前可行的 CAD 手术策略包括颈动脉闭塞术、血栓处动脉内膜切除术合并血管补片治疗和颅外-颅内血管搭桥[7,35,98,99]。手术干预的预后数据是缺乏的、异质的,需要进行更大规模的评估,以有效地比较血管内介入治疗与药物治疗的疗效[36,37,39]。CAD 是一种具有多种临床和影像学表现的疾病,使得对治疗效果的评估具有挑战性,而这又因为数据的缺乏而显得更加复杂。

结局

据报道，CAD 发病后的 3~6 个月内，复发性脑卒中或短暂性脑缺血发作的发生率为 1.4%~16.7%[3,51,86,100]，根据 CADISS 随机试验报道，在药物治疗的人群中发生率为 2%[11]。高达 25% 的患者出现了 CAD 的复发[101]。夹层复发大多发生在首次夹层后数月内[95,102,103]。患者易复发 CAD 的因素为 CAD 家族史、Ehlers–Danlos 综合征Ⅳ型、纤维肌发育不良和发病年龄较小等[6]。

多个研究报道了 CAD 患者血管内介入治疗后获得较好的结局[97,104,105]。Asif 等[97]分析了 22 例 CAD 患者，其中 27 处病变行颈动脉支架置入术治疗，在中位随访期 14 个月中仅 1 例（4.5%）患者出现反复短暂性脑缺血发作。Ohta 等分析了 43 例 CAD 患者[105]，共 44 处病变，43 例（97.7%）患者成功置入支架，42 例（95.5%）实现血运重建，在平均随访 19.2 个月后，43 例患者中无复发性脑卒中。出院时，36 例患者（83.7%）的改良 Rankin 量表（mRS）评分为 0~2 分[105]。Moon 等[104]发表了一项大型研究，其中包括 93 例颈动脉支架治疗 CAD 的患者。所有 93 例患者均成功置入支架，在平均随访 47.5 个月后，仅 3 例患者出现临床上有意义的再狭窄（3.2%），1 例患者需要再次治疗（1.1%），14 例（15.1%）患者 mRS 评分从出院时 ≥3 分改善至 0~2 分[104]。

结论

随着越来越多文献的出现，CAD 的诊断和治疗不断发展。早诊断和早期药物治疗对这些患者的成功治疗至关重要。对于因 ICA 狭窄血流受限或不稳定的壁内或腔内血栓引起的进行性神经功能恶化或反复发生血栓栓塞事件的患者，应该考虑行血管内介入治疗或者手术干预。大多数 CAD 患者首选血管内介入治疗，但是当患者不适于血管介入治疗时，可以考虑手术干预。总之，症状控制好的大多数 CAD 患者具有良好的长期临床结局。针对 CAD 患者血管内介入治疗的有效性及治疗时机的进一步研究是必要的。

参考文献

1. Engelter ST, Brandt T, Debette S, Caso V, Lichy C, Pezzini A, et al. Antiplatelets versus anti-coagulation in cervical artery dissection. Stroke. 2007;38(9):2605–11.
2. Lee VH, Brown RD Jr, Mandrekar JN, Mokri B. Incidence and outcome of cervical artery dissection: a population-based study. Neurology. 2006;67(10):1809–12.
3. Weimar C, Kraywinkel K, Hagemeister C, Haass A, Katsarava Z, Brunner F, et al. Recurrent stroke after cervical artery dissection. J Neurol Neurosurg Psychiatry. 2010;81(8):869–73.
4. Siqueira Neto JI, Santos AC, Fabio SR, Sakamoto AC. Cerebral infarction in patients aged 15 to 40 years. Stroke. 1996;27(11):2016–9.
5. Bogousslavsky JRF. Ischemic stroke in adults younger than 30 years of age: cause and prognosis. Arch Neurol. 1987;44(5):479–82.
6. Debette S, Leys D. Cervical-artery dissections: predisposing factors, diagnosis, and outcome. Lancet Neurol. 2009;8(7):668–78.
7. Kim YK, Schulman S. Cervical artery dissection: pathology, epidemiology and management. Thromb Res. 2009;123(6):810–21.
8. Robertson JJ, Koyfman A. Cervical artery dissections: a review. J Emerg Med. 2016;51(5):508–18.
9. Engelter ST, Grond-Ginsbach C, Metso TM, Metso AJ, Kloss M, Debette S, et al. Cervical artery dissection: trauma and other potential mechanical trigger events. Neurology. 2013;80(21):1950–7.
10. CADISS Trial Investigators, Markus HS, Hayter E, Levi C, Feldman A, Venables G, et al. Antiplatelet treatment compared with anticoagulation treatment for cervical artery dissection

(CADISS): a randomised trial. Lancet Neurol. 2015;14(4):361–7.

11. Cervical Artery Dissection in Stroke Study Trial Investigators. Antiplatelet therapy vs. anticoagulation in cervical artery dissection: rationale and design of the Cervical Artery Dissection in Stroke Study (CADISS). Int J Stroke. 2007;2(4):292–6.

12. Schievink WI. Spontaneous dissection of the carotid and vertebral arteries. N Engl J Med. 2001;344(12):898–906.

13. Amenta PSJP, Rosenwasser RH. Approaches to extracranial and intracranial dissection. In: Hemorrhagic and ischemic stroke: Thieme Medical Publishers, New York, NY; 2012. p. 461–72.

14. Anson J, Crowell RM. Cervicocranial arterial dissection. Neurosurgery. 1991;29(1):89–96.

15. Molina CA, Alvarez-Sabin J, Schonewille W, Montaner J, Rovira A, Abilleira S, et al. Cerebral microembolism in acute spontaneous internal carotid artery dissection. Neurology. 2000;55(11):1738–40.

16. Krajewski LP, Hertzer NR. Blunt carotid artery trauma: report of two cases and review of the literature. Ann Surg. 1980;191(3):341–6.

17. Perry MO, Snyder WH, Thal ER. Carotid artery injuries caused by blunt trauma. Ann Surg. 1980;192(1):74–7.

18. Yamada SKG, Youmans JR. Carotid artery occlusion due to nonpenetrating injury. J Trauma. 1967;7(3):333–42.

19. Biousse V, D'Anglejan-Chatillon J, Touboul PJ, Amarenco P, Bousser MG. Time course of symptoms in extracranial carotid artery dissections. A series of 80 patients. Stroke. 1995;26(2):235–9.

20. Beletsky V, Nadareishvili Z, Lynch J, Shuaib A, Woolfenden A, Norris JW, et al. Cervical arterial dissection: time for a therapeutic trial? Stroke. 2003;34(12):2856–60.

21. Anderson RM, Schechter MM. A case of spontaneous dissecting aneurysm of the internal carotid artery. J Neurol Neurosurg Psychiatry. 1959;22:195–201.

22. Ojemann RG, Fisher CM, Rich JC. Spontaneous dissecting aneurysm of the internal carotid artery. Stroke. 1972;3(4):434–40.

23. Rogers FBBE, Osler TM, Shackford SR, Wald SL, Vieco P. Computed tomographic angiography as a screening modality for blunt cervical arterial injuries. J Trauma. 1999;46(3):380–5.

24. Biffl WL, Ray CE Jr, Moore EE, Franciose RJ, Aly S, Heyrosa MG, et al. Treatment-related outcomes from blunt cerebrovascular injuries: importance of routine follow-up arteriography. Ann Surg. 2002;235(5):699–706; discussion 6–7.

25. Biffl WL, Moore EE, Offner PJ, Brega KE, Franciose RJ, Burch JM. Blunt carotid arterial injuries: implications of a new grading scale. J Trauma. 1999;47(5):845–53.

26. Bladin PF. Dissecting aneurysm of carotid and vertebral arteries. Vasc Surg. 1974;8:203–23.

27. Roome NAD. Spontaneous dissecting aneurysms of the internal carotid artery. Arch Neurol. 1977;34:251–2.

28. Sundt TM Jr, Pearson BW, Piepgras DG, Houser OW, Mokri B. Surgical management of aneurysms of the distal extracranial internal carotid artery. J Neurosurg. 1986;64(2):169–82.

29. Fisher CM, Ojemann RG, Roberson GH. Spontaneous dissection of cervico-cerebral arteries. Can J Neurol Sci. 1978;5(1):9–19.

30. Lyrer P, Engelter S. Antithrombotic drugs for carotid artery dissection. Cochrane Database Syst Rev. 2000;4;CD000255.

31. McNeill DH Jr, Dreisbach J, Marsden RJ. Spontaneous dissection of the internal carotid artery: its conservative management with heparin sodium. Arch Neurol. 1980;37(1):54–5.

32. Chapleau CE, Robertson JT. Spontaneous cervical carotid artery dissection: outpatient treatment with continuous heparin infusion using a totally implantable infusion device. Neurosurgery. 1981;8(1):83–7.

33. Cogbill TH, Moore EE, Meissner M, Fischer RP, Hoyt DB, Morris JA, et al. The spectrum of blunt injury to the carotid artery: a multicenter perspective. J Trauma. 1994;37(3):473–9.

34. Fabian TC, Patton JH Jr, Croce MA, Minard G, Kudsk KA, Pritchard FE. Blunt carotid injury: importance of early diagnosis and anticoagulant therapy. Ann Surg. 1996;223(5):513–22; discussion 22–5.

35. Patel RR, Adam R, Maldjian C, Lincoln CM, Yuen A, Arneja A. Cervical carotid artery dissection: current review of diagnosis and treatment. Cardiol Rev. 2012;20(3):145–52.

36. Vishteh AG, Marciano FF, David CA, Schievink WI, Zabramski JM, Spetzler RF. Long-term graft patency rates and clinical outcomes after revascularization for symptomatic traumatic internal carotid artery dissection. Neurosurgery. 1998;43(4):761–7; discussion 7–8.

37. Morgan MK, Sekhon LH. Extracranial-intracranial saphenous vein bypass for carotid or vertebral artery dissections: a report of six cases. J Neurosurg. 1994;80(2):237–46.

38. Schievink WI, Piepgras DG, McCaffrey TV, Mokri B. Surgical treatment of extracranial internal carotid artery dissecting aneurysms. Neurosurgery. 1994;35(5):809–15; discussion 15–6.

39. Sakamoto TYK, Hiraide A, Takasu A, Kinoshita Y, Iwai A, Yoshioka T, Sugimoto T. Transcatheter embolization in the treatment of massive bleeding due to maxillofacial injury. J Trauma. 1988;28(6):840–3.

40. Bernstein SM, Coldwell DM, Prall JA, Brega KE. Treatment of traumatic carotid pseudoaneurysm with endovascular stent placement. J Vasc Interv Radiol. 1997;8(6):1065–8.

41. Duke BJ, Ryu RK, Coldwell DM, Brega KE. Treatment of blunt injury to the carotid artery by using endovascular stents. J Neurosurg. 1997;87:825–9.

42. Mokri B, Piepgras DG, Houser OW. Traumatic dissections of the extracranial internal carotid artery. J Neurosurg. 1988;68(2):189–97.

43. Li MS, Smith BM, Espinosa J, Brown RA, Richardson P, Ford R. Nonpenetrating trauma to the carotid artery: seven cases and a literature review. J Trauma. 1994;36(2):265–72.

44. Azarakhsh N, Grimes S, Notrica DM, Raines A, Garcia NM, Tuggle DW, et al. Blunt cerebrovascular injury in children: underreported or underrecognized? A multicenter ATOMAC study. J Trauma Acute Care Surg. 2013;75(6):1006–11; discussion 11–2.

45. Jones TS, Burlew CC, Kornblith LZ, Biffl WL, Partrick DA, Johnson JL, et al. Blunt cerebrovascular injuries in the child. Am J Surg. 2012;204(1):7–10.

46. Kopelman TR, Berardoni NE, O'Neill PJ, Hedayati P, Vail SJ, Pieri PG, et al. Risk factors for blunt cerebrovascular injury in children: do they mimic those seen in adults? J Trauma. 2011;71(3):559–64; discussion 64.

47. Caso V, Paciaroni M, Bogousslavsky J. Environmental factors and cervical artery dissection. Front Neurol Neurosci. 2005;20:44–53.

48. Dittrich R, Rohsbach D, Heidbreder A, Heuschmann P, Nassenstein I, Bachmann R, et al. Mild mechanical traumas are possible risk factors for cervical artery dissection. Cerebrovasc Dis. 2007;23(4):275–81.

49. Schievink WI, Mokri B, Whisnant JP. Internal carotid artery dissection in a community: Rochester, Minnesota, 1987–1992. Stroke. 1993;24(11):1678–80.

50. Giroud M, Fayolle H, Andre N, Dumas R, Becker F, Martin D, et al. Incidence of internal carotid artery dissection in the community of Dijon. J Neurol Neurosurg Psychiatry. 1994;57(11):1443.

51. Arauz A, Hoyos L, Espinoza C, Cantu C, Barinagarrementeria F, Roman G. Dissection of cervical arteries: long-term follow-up study of 130 consecutive cases. Cerebrovasc Dis. 2006;22(2–3):150–4.

52. Rodallec MH, Marteau V, Gerber S, Desmottes L, Zins M. Craniocervical arterial dissection: spectrum of imaging findings and differential diagnosis. Radiographics. 2008;28(6):1711–28.

53. Schievink WI, Limburg M, Oorthuys JW, Fleury P, Pope FM. Cerebrovascular disease in Ehlers-Danlos syndrome type IV. Stroke. 1990;21(4):626–32.

54. Flis CM, Jager HR, Sidhu PS. Carotid and vertebral artery dissections: clinical aspects, imaging features and endovascular treatment. Eur Radiol. 2007;17(3):820–34.

55. Kaufmann TJ, Huston J 3rd, Mandrekar JN, Schleck CD, Thielen KR, Kallmes DF. Complications of diagnostic cerebral angiography: evaluation of 19,826 consecutive patients. Radiology. 2007;243(3):812–9.

56. Dal Pozzo GMM, Fonda C, Cadelo M, Ronchi O, Inzitari D. Lower cranial nerve palsy due to dissection of the internal carotid artery: CT and MR imaging. J Comput Assist Tomogr. 1989;16(6):989–95.

57. Leclerc X, Godefroy O, Salhi A, Lucas C, Leys D, Pruvo JP. Helical CT for the diagnosis of extracranial internal carotid artery dissection. Stroke. 1996;27(3):461–6.

58. Provenzale JM. MRI and MRA for evaluation of dissection of craniocerebral arteries: lessons from the medical literature. Emerg Radiol. 2009;16(3):185–93.

59. Levy C, Laissy JP, Raveau V, Amarenco P, Servois V, Bousser MG, et al. Carotid and vertebral artery dissections: three-dimensional time-of-flight MR angiography and MR imaging versus conventional angiography. Radiology. 1994;190(1):97–103.

60. Steinke W, Rautenberg W, Schwartz A, Hennerici M. Noninvasive monitoring of internal carotid artery dissection. Stroke. 1994;25(5):998–1005.

61. Sturzenegger M, Mattle HP, Rivoir A, Baumgartner RW. Ultrasound findings in carotid artery dissection: analysis of 43 patients. Neurology. 1995;45(4):691–8.

62. Miller PR, Fabian TC, Croce MA, Cagiannos C, Williams JS, Vang M, et al. Prospective screening for blunt cerebrovascular injuries: analysis of diagnostic modalities and outcomes. Ann Surg. 2002;236(3):386–93; discussion 93–5.

63. Ciapetti MCA, Zagli G, Migliaccio ML, Spina R, Alessi A, Acquafresca M, Bartolini M, Peris A. Diagnosis of carotid arterial injury in major trauma using a modification of Memphis criteria. Scand J Trauma Resusc Emerg Med. 2010;18:61.

64. Ravindra VM, Riva-Cambrin J, Sivakumar W, Metzger RR, Bollo RJ. Risk factors for traumatic blunt cerebrovascular injury diagnosed by computed tomography angiography in the

pediatric population: a retrospective cohort study. J Neurosurg Pediatr. 2015;15(6):599–606.

65. Ravindra VM, Bollo RJ, Sivakumar W, Akbari H, Naftel RP, Limbrick DD Jr, et al. Predicting blunt cerebrovascular injury in pediatric trauma: validation of the "Utah Score". J Neurotrauma. 2017;34(2):391–9.

66. Debette S, Grond-Ginsbach C, Bodenant M, Kloss M, Engelter S, Metso T, et al. Differential features of carotid and vertebral artery dissections: the CADISP study. Neurology. 2011;77(12):1174–81.

67. Karacagil S, Hardemark HG, Bergqvist D. Spontaneous internal carotid artery dissection. Review Int Angiol. 1996;15(4):291–4.

68. Arnold MCR, Stapf C, et al. Pain as the only symptom of cervical artery dissection. J Neurol Neurosurg Psychiatry. 2006;77:1021–4.

69. Thanvi B, Munshi SK, Dawson SL, Robinson TG. Carotid and vertebral artery dissection syndromes. Postgrad Med J. 2005;81(956):383–8.

70. Silbert PL, Mokri B, Schievink WI. Headache and neck pain in spontaneous internal carotid and vertebral artery dissections. Neurology. 1995;45(8):1517–22.

71. Wenban A. Response to "Cervical artery dissection-clinical features, risk factors, therapy and outcome in 126 patients [1]" by Dziewas et al. (2003) in J Neurol 250:1179-1184. J Neurol. 2005;252(1):97–8; author reply 9.

72. Benninger DH, Georgiadis D, Kremer C, Studer A, Nedeltchev K, Baumgartner RW. Mechanism of ischemic infarct in spontaneous carotid dissection. Stroke. 2004;35(2):482–5.

73. Lucas C, Moulin T, Deplanque D, Tatu L, Chavot D. Stroke patterns of internal carotid artery dissection in 40 patients. Stroke. 1998;29(12):2646–8.

74. Srinivasan J, Newell DW, Sturzenegger M, Mayberg MR, Winn HR. Transcranial Doppler in the evaluation of internal carotid artery dissection. Stroke. 1996;27(7):1226–30.

75. Hotait M, Sawaya R. Spontaneous bilateral vertebral artery dissection secondary to PAI-1, MTHFR C677T and ACE gene mutations in a young man. Cerebrovasc Dis. 2013;35(2):182–3.

76. Rist PM, Diener HC, Kurth T, Schurks M. Migraine, migraine aura, and cervical artery dissection: a systematic review and meta-analysis. Cephalalgia. 2011;31(8):886–96.

77. Mohammed I, Aaland M, Khan N, Crossley I. A young pregnant woman with spontaneous carotid artery dissection—unknown mechanisms. BMJ Case Rep. 2014;2014.

78. Mujtaba M, Kelsey MD, Saeed MA. Spontaneous carotid artery dissection: a rare cause of stroke in pregnancy and approach to diagnosis and management. Conn Med. 2014;78(6):349–52.

79. Debette S, Goeggel Simonetti B, Schilling S, Martin JJ, Kloss M, Sarikaya H, et al. Familial occurrence and heritable connective tissue disorders in cervical artery dissection. Neurology. 2014;83(22):2023–31.

80. Pelkonen O, Tikkakoski T, Leinonen S, Pyhtinen J, Lepojarvi M, Sotaniemi K. Extracranial internal carotid and vertebral artery dissections: angiographic spectrum, course and prognosis. Neuroradiology. 2003;45(2):71–7.

81. Stein DM, Boswell S, Sliker CW, Lui FY, Scalea TM. Blunt cerebrovascular injuries: does treatment always matter? J Trauma. 2009;66(1):132–43; discussion 43–4.

82. Haldeman S, Kohlbeck FJ, McGregor M. Stroke, cerebral artery dissection, and cervical spine manipulation therapy. J Neurol. 2002;249(8):1098–104.

83. Cote PCJ, Haldeman S. Spinal manipulative therapy is an independent risk factor for vertebral artery dissection. Neurology. 2003;61:1314–5.

84. Albuquerque FCHY, Dashti SR, et al. Craniocervical arterial dissections as sequelae of chiropractic manipulation. J Neurosurg. 2011;115:1197–205.

85. Pezzini A, Hausser I, Brandt T, Padovani A, Grond-Ginsbach C. Internal carotid artery dissection after French horn playing: spontaneous or traumatic event? J Neurol. 2003;250(8):1004–5.

86. Yaghi S, Maalouf N, Keyrouz SG. Cervical artery dissection: risk factors, treatment, and outcome; a 5-year experience from a tertiary care center. Int J Neurosci. 2012;122(1):40–4.

87. Georgiadis DLO, Schwab S, et al. IV thrombolysis in patients with acute stroke due to spontaneous carotid dissection. Neurology. 2005;64:1612–4.

88. Zinkstok SM, Vergouwen MD, Engelter ST, Lyrer PA, Bonati LH, Arnold M, et al. Safety and functional outcome of thrombolysis in dissection-related ischemic stroke: a meta-analysis of individual patient data. Stroke. 2011;42(9):2515–20.

89. Medel R, Starke RM, Valle-Giler EP, Martin-Schild S, El Khoury R, Dumont AS. Diagnosis and treatment of arterial dissections. Curr Neurol Neurosci Rep. 2014;14(1):419.

90. Menon R, Kerry S, Norris JW, Markus HS. Treatment of cervical artery dissection: a systematic review and meta-analysis. J Neurol Neurosurg Psychiatry. 2008;79(10):1122–7.

91. Georgiadis D, Caso V, Baumgartner RW. Acute therapy and prevention of stroke in spontane-

ous carotid dissection. Clin Exp Hypertens. 2006;28(3–4):365–70.

92. Welch BGEC. Endovascular management of extracranial carotid and vertebral artery aneurysms and dissections. In: Nader R, et al., editors. Neurosurgery tricks of the trade: Thieme Medical Publishers, New York, NY; 2014. p. 455–61.

93. Xianjun H, Zhiming Z. A systematic review of endovascular management of internal carotid artery dissections. Interv Neurol. 2013;1(3–4):164–70.

94. Pham MH, Rahme RJ, Arnaout O, Hurley MC, Bernstein RA, Batjer HH, et al. Endovascular stenting of extracranial carotid and vertebral artery dissections: a systematic review of the literature. Neurosurgery. 2011;68(4):856–66; discussion 66.

95. Hassan AE, Zacharatos H, Souslian F, Suri MF, Qureshi AI. Long-term clinical and angiographic outcomes in patients with cervico-cranial dissections treated with stent placement: a meta-analysis of case series. J Neurotrauma. 2012;29(7):1342–53.

96. Ahlhelm F, Benz RM, Ulmer S, Lyrer P, Stippich C, Engelter S. Endovascular treatment of cervical artery dissection: ten case reports and review of the literature. Interv Neurol. 2013;1(3–4):143–50.

97. Asif KS, Lazzaro MA, Teleb MS, Fitzsimmons BF, Lynch J, Zaidat O. Endovascular reconstruction for progressively worsening carotid artery dissection. J Neurointerv Surg. 2015;7(1):32–9.

98. Bassetti C, Carruzzo A, Sturzenegger M, Tuncdogan E. Recurrence of cervical artery dissection: a prospective study of 81 patients. Stroke. 1996;27(10):1804–7.

99. Ansari SA, Parmar H, Ibrahim M, Gemmete JJ, Gandhi D. Cervical dissections: diagnosis, management, and endovascular treatment. Neuroimaging Clin N Am. 2009(19, 2):257–70.

100. VonBabo MDMG, Sarikaya H, et al. Differences and similarities between spontaneous dissections of the internal carotid artery and the vertebral artery. Stroke. 2013;44:1537–42.

101. Dittrich R, Nassenstein I, Bachmann R, Maintz D, Nabavi DG, Heindel W, et al. Polyarterial clustered recurrence of cervical artery dissection seems to be the rule. Neurology. 2007;69(2):180–6.

102. Baracchini C, Tonello S, Meneghetti G, Ballotta E. Neurosonographic monitoring of 105 spontaneous cervical artery dissections: a prospective study. Neurology. 2010;75(21):1864–70.

103. Nedeltchev K, Bickel S, Arnold M, Sarikaya H, Georgiadis D, Sturzenegger M, et al. R2-recanalization of spontaneous carotid artery dissection. Stroke. 2009;40(2):499–504.

104. Moon K, Albuquerque FC, Cole T, Gross BA, McDougall CG. Stroke prevention by endovascular treatment of carotid and vertebral artery dissections. J Neurointerv Surg. 2017;9(10):952–7.

105. Ohta H, Natarajan SK, Hauck EF, Khalessi AA, Siddiqui AH, Hopkins LN, et al. Endovascular stent therapy for extracranial and intracranial carotid artery dissection: single-center experience. J Neurosurg. 2011;115(1):91–100.

第 12 章

颅外段颈动脉瘤

Devi P. Patra, Matthew E. Welz, Chandan Krishna, Karl R. Abi-Aad,
Jamal McClendon Jr, Ali Turkmani, Lynda M. Christel, Bernard R. Bendok

引言

发生在颅外段颈动脉的动脉瘤十分罕见,占所有动脉瘤的不足 1%[1-4]。在包含 50例以上患者的大宗病例的文献中仅有 5~6篇文献报道。House 和 Baker 等在一项 5000例血管造影研究中仅发现 8 例颅外段颈动脉瘤(0.16%)[5]。由于该类病变极为罕见,其真实的发生率和自然史不详。即便如此,因其在 50%以上的病例中可能导致栓塞或闭塞性脑卒中,临床中对颅外段颈动脉瘤仍需要引起高度重视[6]。

这种罕见动脉瘤的发生有多种病因,包括动脉粥样硬化、创伤、结缔组织病等。在大多数病例中,主诉为脑卒中或局部压迫。近来也有不少无症状患者偶然发现颅外段颈动脉瘤并确诊。尽管颅外段颈动脉(ECCA)的全长所有部分均可受累,但颈内动脉是最常见的发生部位,而颈外动脉是最罕见的发生部位。治疗方式的选择取决于症状、发病原因和病变部位。小型和(或)无症状病变保守治疗可能最佳,症状型和(或)进行性增大的无症状动脉瘤可能需要积极干预,以降低脑卒中和破裂的风险。根据病变侧支循环相关的解剖及生理情况,可对动脉瘤进行重塑或切除,根据具体情况决定是否辅以血管搭桥。治疗计划应全盘考虑选择开放显微外科手术或血管内介入治疗及材料。

分型

颅外段颈动脉瘤可依据病因及病理特点分为真性动脉瘤和假性动脉瘤。真性动脉瘤的瘤壁包含全部三层血管壁结构(内膜、中膜和外膜),但是管腔扩大超过正常管径的 50%[7]。假性动脉瘤是由动脉壁结构破坏引起,并且可能存在壁间血肿。假性动脉瘤的常见原因是创伤、夹层或局部感染。颅外段颈动脉真性动脉瘤与假性动脉瘤的比例在不同临床研究文献中差异性很大。在一项包含 42 个病例的研究中,假性动脉瘤与真性动脉瘤的发生率几乎相等[8]。而另一项梅奥诊所发表的大宗病例研究中,141例患者中 82%为假性动脉瘤,而 18%为真性动脉瘤[9]。基于血管解剖节段的分型标准对于制订治疗计划具有重要意义(图 12.1 和表 12.1)。

由于颈动脉分叉部附近是动脉粥样硬化疾病的更高负荷部位,尽管动脉瘤可发生

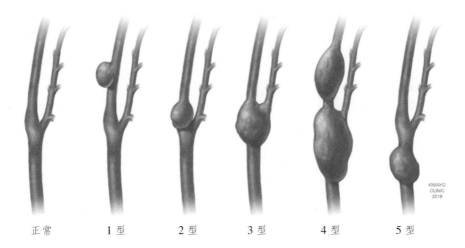

正常　　　1 型　　　2 型　　　3 型　　　4 型　　　5 型

图 12.1　颅外段颈动脉瘤分型。(Used with permission of Mayo Foundation for Medical Education and Research, all rights reserved)

表 12.1　颅外段颈动脉瘤分型

正常	1 型	2 型	3 型	4 型	5 型
动脉外观正常	颈内动脉孤立动脉瘤	累及颈动脉分叉部的颈内动脉瘤	颈动脉分叉部动脉瘤	颈内动脉及颈总动脉多发动脉瘤	颈总动脉动脉瘤

于颅外段颈动脉的任何部位，但颈动脉分叉部附近是动脉瘤的高发区域。该部位也是创伤及手术(颈动脉内膜切除术、肿瘤颈部淋巴结清扫术)最常暴露的部位，增加了假性动脉瘤发生的机会。尽管颈动脉分叉部本身不常受累，但是分叉部的血管发生病变可导致紧邻分叉部远端的颈内动脉血液流速和压力增加，使动脉瘤形成的风险增加。在梅奥诊所的研究中，81%的动脉瘤位于颈内动脉，8%的动脉瘤位于颈总动脉，10%的动脉瘤位于颈动脉分叉部，1%的动脉瘤位于颈外动脉[9]。Welleweerd 等在其包含 1332 例颅外段颈动脉瘤的文献回顾中发现，颈内动脉是最常见的发病部位(46%)，其次是颈动脉分叉部(20%)[10]。

病因和危险因素

颅外段颈动脉瘤形成是多种因素导致的，一般都与动脉粥样硬化改变或直接/间接损伤致动脉壁薄弱引起的血流动力学改变相关。动脉粥样硬化是老年患者真性动脉瘤形成的最可能病因。在 Welleweerd 等的文献回顾中，高达 38%的动脉瘤有动脉粥样硬化[10]。而同一组作者的另一项动脉瘤组织学特点的研究中确认动脉夹层是除动脉壁变性这个最常见机制外的另一个重要病因[11]。这些患者均没有动脉夹层的既往病史，但组织学发现，动脉夹层提示即使在无症状患者中不同程度的血管夹层也可能导致动脉瘤进一步进展。冠状动脉病和慢性阻塞性肺疾病也是常见的相关疾病[12]。真性动脉瘤形成的其他病因，尤其是在较年轻的患者中，包括纤维肌发育不良、结缔组织病、炎症性疾病、马方综合征、Ehlers-Danlos 综合征、结节性硬化症和主动脉囊性中层坏死等[9,13]。

假性动脉瘤常继发于既往手术或感染。钝性或穿透性创伤后均可导致真性或假性动脉瘤，这取决于动脉壁损伤的严重程度[12]。颈部原发性或继发性感染也可导致颅外段颈动脉瘤。颈部原发性感染引起的动脉瘤非常罕见，文献中仅报道 100 例[14]。以前的文献显示，在所有手术导致假性动脉瘤的病例中，颈动脉内膜切除术仅占不足 1%[15]。但是在梅奥诊所的研究中，24% 的假性动脉瘤形成病例有颈动脉内膜切除术史[9]。钝性损伤或穿透性脑血管损伤也可导致假性动脉瘤。迟发的动脉瘤形成时间可长达 20 年[9]。自发性颈动脉夹层也可引起动脉瘤形成[16]。约 30% 的自发性颈动脉夹层患者最终发展为动脉瘤[17]。射线可导致动脉壁的放射诱导改变，继发动脉壁变性及强度下降[18]。在一篇文献中，70% 接受第二周期放疗的患者出现假性动脉瘤[19]。因此，是否需要采用 MRA 或其他方法监控血管变化值得进一步研究。

临床表现

颅外段颈动脉瘤罕见，但可发生于各年龄段。破裂和血栓事件也相对罕见。随着神经血管影像检查的增多和影像技术的进步，越来越多的颅外段颈动脉瘤被发现。在一项研究中，半数颅外段颈动脉瘤为意外发现的无症状动脉瘤[9]。以下为常见的临床表现。

脑卒中

约 50% 颅外段颈动脉瘤患者可表现为短暂性脑缺血发作（TIA）或者脑卒中。第二常见临床表现是无症状的搏动性包块，发生于约 1/3 颅外段颈动脉瘤患者中[10]。

压迫

另一个重要的症状是由于血管搏动造成周围结构受压症状。局部压迫可引起颈部和眶后区疼痛，同时伴有头痛[12]。破裂的动脉瘤压迫咽肌产生吞咽困难的情况很少见[9]。舌咽神经受压可导致口角疼痛、吞咽困难和咽部功能异常。如果压迫波及交感干，会出现霍纳综合征。迷走神经受压可引起声音嘶哑，舌下神经受压可引起伸舌偏斜和功能下降[6]。

破裂

无论颅外段颈动脉瘤破裂风险多么小，其风险不容忽视，因其可出现致命性气道压迫。与非感染性动脉瘤相比，感染性动脉瘤破裂机会更大[13]。放疗后出现的假性动脉瘤亦可出现破裂，必须予以密切监控[19]。

炎症

感染性颅外段颈动脉瘤可表现为颈部进行性扩大的搏动性包块，可引起局部疼痛、触痛、发热、发音困难及吞咽困难[14]。

诊断和影像

约 90% 的患者可发现颈部搏动性包块[20,21]。超声是评估颈部包块的首选影像方式，通常随后需要进行 CTA 或 MRA 来帮助确定动脉瘤。CT 及 MR 血管成像可以更好地观察动脉瘤部位、直径、有无血栓，同时也可提供颅内和侧支循环的信息。血管成像是高度敏感的检查方式，在诊断和侧支循环的评估中有重要意义。推荐影像检查排除其他部位动脉瘤，这对于结缔组织病和动脉瘤家族史的患者特别重要。在一项包括 48 个病例的临床研究中，24% 的真性动脉瘤患者存在其他部位动脉瘤，最常见的是腹主动脉的动脉瘤[22]。

治疗

由于颅外段颈动脉瘤很罕见，因此没有明确的最佳治疗方案。一般来说，治疗选择包括观察、开放手术修补和血管内治疗。治疗的主要目的是预防血栓栓塞性并发症和缓解局部压迫症状。由于该病的发生率很低，随机对照试验很难实现，目前处理颅外段颈动脉瘤的循证证据主要来自观察性研究。因此，绝大多数病例是医生根据患者具体情况酌情处理。针对大型有症状的病变不推荐保守治疗。早期文献报道，未治疗的有症状病变患者的死亡率非常高（可高达71%）。在当代病例报道中没有这么高的比例，因为当代病例中包括了更多无明显症状的偶然发现的病变。治疗选择的增加（如血管内治疗）降低了特定病例的治疗门槛。在表12.2中汇总了可供选择的治疗方案。根据现有临床证据归纳了该病的一般诊疗流程（图12.2）。

保守治疗

对于无症状和偶然发现的动脉瘤，一般推荐保守治疗。药物治疗主要包括用他汀类药物预防动脉粥样硬化进展，用抗血小板药物（阿司匹林单用或联合氯吡格雷）/抗凝药物（华法林或阿哌沙班）预防血栓栓塞事件。如果怀疑存在急性血管夹层，尤其是有栓子，推荐用抗凝药物治疗。对于特定的低危患者，经过仔细评估，可审慎地采用保守观察及动态影像随访。

开放手术治疗

颅外段颈动脉瘤的开放手术治疗方法可追溯至1805年，Astley Cooper爵士采用结扎颈总动脉治疗该动脉瘤[24]，不幸的是，

患者于48小时后死亡。然而，此后治疗之门被打开，手术技术不断改进，报道了一系列成功结扎的病例。直到20世纪中叶，尽管围术期脑卒中发生率高达30%，颈动脉结扎术仍是治疗该病的首选方法[25]。手术治疗方式包括：① 动脉瘤切除+端端血管吻合；② 动脉瘤切除+涤纶人工血管或者大隐静脉吻合；③ 动脉瘤塑型缝合。

手术干预的方式取决于动脉瘤的大小、部位、病因及患者因素（如年龄、合并症、表现类型）。在Radak等发表的系列研究中，绝大多数1型动脉瘤采用动脉瘤切除+端端血管吻合，2型动脉瘤采用动脉瘤切除+颈内动脉再植术，3型和4型动脉瘤切除后插入移植血管吻合[26]。动脉粥样硬化性动脉瘤相对容易修补，但因既往手术、感染或放疗导致的假性动脉瘤治疗就很困难。细致分离、切除病变节段及既往缝合部位的血管、应用合适管径的移植血管等细节是成功修复治疗的基础。修复术后最常见的并发症是血栓栓塞和脑神经功能障碍。恰当的颈动脉阻断技术和术中抗凝对于预防潜在的血块移行至关重要。同样，轻柔、细致地分离血管后壁是预防术后脑神经功能障碍的关键。文献报道的术后脑卒中发生率为11%~22%，永久性神经功能缺损发生率为3%~13%[21,27-31]。下面讨论常见的手术方式。

颈动脉结扎术

颈动脉结扎术是一种简单直接的手术策略。1994年在Schievink等的一篇包含22例患者的早期研究中，有5例实施颈动脉结扎术，在长达8.8年随访期中无任何缺血及其他神经功能并发症[32]。术前可通过球囊闭塞试验、氙CT脑血流成像或SPECT评价是否存在足够的侧支循环来选择病例[33-36]。尽管评估存在良好的侧支循环血流，颈动脉结扎后同侧脑循环仍有缺血风险。目前手术治

表 12.2　颅外段颈动脉瘤治疗方式总结

治疗选择	手术方式	适应证	优点	缺点/并发症
保守观察		无症状，偶然发现的动脉瘤；有合并症不适合手术	无手术风险	脑卒中风险 压迫症状进展的风险 需要频繁随访
手术	颈动脉结扎术	良好侧支循环的证据	方法简单	脑卒中风险
	动脉瘤切除和重建（端端吻合；移植血管插入吻合；动脉瘤塑型缝合）	真性动脉瘤 短节段动脉瘤 低位动脉瘤	手术切除消除动脉瘤体 缓解压迫症状	脑神经损伤 吻合口漏/开裂 吻合部位假性动脉瘤形成 移植血管失败 移植血管内狭窄
	搭桥	高位动脉瘤 复杂动脉瘤 颈部严重的瘢痕或粘连	允许结扎颈动脉；可孤立波及的动脉瘤 远端血管的动脉瘤	大型手术 移植血管失败风险 移植血管内狭窄风险 移植血管供血不足导致脑卒中风险
血管内治疗	覆膜支架	血管走行较直的假性动脉瘤	动脉瘤闭塞率高 内漏风险低	支架柔软不足，难以通过迂曲血管 血管穿孔 血栓栓塞 需要围术期抗凝
	裸金属支架	动脉迂曲	支架柔软易于通过迂曲血管	内漏风险高 动脉瘤内持续血流导致动脉瘤再扩大风险 需要围术期抗凝
	血流导向支架	动脉迂曲	支架柔软易于通过迂曲血管 高金属覆盖率/动脉瘤内血流降低 高闭塞率	支架移位发生风险 血栓栓塞性并发症风险 需要围术期抗凝

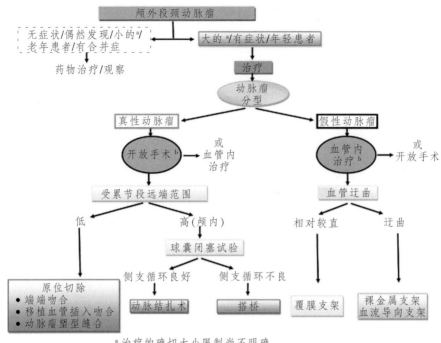

图 12.2　根据现有临床证据归纳得到该病的一般诊疗流程。

疗的趋势是解剖重建受累血管节段而非单纯结扎。在 Welleweerd 等的综述文章中，1102 例开放手术治疗动脉瘤中仅 5%实施了颈动脉结扎术[10]。

动脉瘤切除术和重建术

　　动脉瘤切除术是现在最常用的开放手术方式。切除后血运重建的方式包括血管直接吻合、移植血管插入、动脉瘤体部分切除加补片修补和动脉瘤塑型缝合。颈动脉球上方累及较短节段颈内动脉的动脉瘤可以直接切除做原位端端吻合。但是，如果累及颈动脉球或长节段血管，通常需要插入移植血管。其余需要考虑的重要因素包括血管壁是否正常、血管断端张力和血管周围组织是否有放射或感染史。血管壁部分切除后原位缝合重建适用于颈动脉球或颈动脉分叉部梭形扩张。假性动脉瘤球形膨大可能需要采用静脉补片或人工涤纶补片重建管腔。

　　动脉瘤切除术中充分暴露颈内动脉受累部分远端血管非常重要。文献中曾记录了多种高位颈动脉暴露方式。大多数病例可通过牵拉腮腺和抬高面神经完成暴露。枕动脉可能需要沿其走行游离。将茎突切除并于二腹肌后腹起始部切断可获得更高部位显露。通过磨除乳突尖暴露茎乳孔可达到颅外段颈内动脉最远端。Fisch 等介绍了一种更极端类型的颅底入路，可暴露颈内动脉岩段近端[37]。该方法将乳突和中耳面神经管磨开，将膝状神经节近端的面神经向前移位，可安全显露颈内动脉岩段近端的骨性管道。磨除岩骨鼓室盖和乳突部薄层骨质并切开颈动脉孔入口处环绕颈内动脉的纤维环即可移动颈内动脉，不过这种入路会破坏中耳听小骨，因而会导致听力损失。

　　与颈段颈动脉显露和操作相关的最常见的并发症是脑神经损伤。在显露过程中最易受影响的神经是迷走神经和其分支，包括咽神经和喉上神经,术后可立即出现吞咽困难和发音障碍。在游离牵拉胸锁乳突肌过程中也可能损伤脊副神经。另一个可能损伤的神经是面神经,特别是在腮腺或茎乳孔附近操作以暴露高位颈动脉时。与血管吻合或重建相关的并发症包括吻合口漏或开裂导致颈部血肿、血栓栓塞或移植血管完全性血栓。慢性并发症包括移植血管吻合部位狭窄和(或)形成假性动脉瘤。

颅外–颅内颈动脉搭桥

颅外–颅内搭桥适用于高位动脉瘤无法安全切除、复杂动脉瘤、因既往感染或放射造成颈部严重瘢痕的情况。搭桥手术决策的一个关键问题是采取何种搭桥类型。球囊闭塞试验(BTO)可提供客观证据,以判断对血管阻断的耐受程度及侧支循环和后循环的血流代偿程度,有助于确定维持循环的搭桥类型(高流量搭桥或低流量搭桥)。BTO 临时阻断同侧血流期间通常可完成四项评估[36],包括患者清醒状态下神经功能状态的临床评估、对侧血管造影进行血流动力学评价、可通过 EEG 波形评估神经生理功能、应用药物降低平均动脉压重复评估临床及神经生理功能。

Surdell 等将 BTO 结果分为三种类型[35],通过以上四项评估的患者存在足够侧支循环,应能耐受血管永久闭塞;仅通过临床评估的患者存在中等程度侧支循环,闭塞血管后至少需要低流量搭桥(颞浅动脉–大脑中动脉搭桥是典型的低流量搭桥);不能耐受临床评估的患者侧支循环不足,可能需要高流量搭桥维持血液循环。颞浅动脉(STA)或枕动脉(OA)被用来作为低流量搭桥的供血动脉。取桡动脉或大隐静脉用于高流量搭桥。高流量搭桥技术更具挑战性,但如果搭桥成功,则通畅率高。使用大隐静脉时近端可与颈外动脉分支(包括颞浅动脉主干)吻

合。根据载瘤动脉直径及动脉瘤位置确定最佳的吻合方案。颅内段血管吻合部位可选在颈内动脉床突上段或大脑中动脉第一分叉部后的粗大分支上。任何类型的搭桥最大的风险在于吻合失败,随之发生缺血性脑卒中。桡动脉搭桥可因血管痉挛影响预后,术后可通过应用血管扩张药物减轻血管痉挛反应[38]。

血管内治疗

随着技术水平的不断进步,血管内治疗方式的可行性和有效性不断提高。高难度的 1 型及低位 4 型病变、伴有瘢痕粘连的动脉瘤和其他动脉瘤局部条件不利于开放手术情况下可能更适于血管内支架重建手术。与真性动脉瘤相比,假性动脉瘤的血管内治疗取得了更有效的长期预后,这可能是因为假性动脉瘤病因的自限性特点及较低的瘤内血栓发生率[9]。当动脉瘤存在压迫症状时,选用血管内支架治疗方式存在争议,理论上存在压迫症状的动脉瘤不应采用血管内治疗,因其并不能解除压迫或消除动脉瘤。但血管内治疗的支持者认为动脉瘤内血栓形成后动脉瘤再塑型会减轻对周围结构的压迫。Leng Ni 等报道了两例有压迫症状的动脉瘤患者接受了血管内支架治疗[39],其中一例吞咽困难改善,但另一例术后出现永久性声音嘶哑。

目前血管内治疗的方式包括应用覆膜支架或裸金属支架、支架辅助弹簧圈栓塞或闭塞血管。覆膜支架治疗因将动脉瘤隔绝于循环之外,而且可以预防内漏和再通,效果可能更好[18]。Li 等曾对血管内治疗方式进行的系统综述表明,覆膜支架的内漏、再手术和晚期并发症发生率明显更低[40]。然而,与裸金属支架相比,覆膜支架最主要的缺点是材质较硬,不能用于迂曲血管。覆膜支架的另一个重要的受限因素是当动脉瘤累及颈

内动脉分叉部时,血管内径变化太大,使得内漏发生的风险增加。但是不少作者也报道了在仔细筛选的病例中覆膜支架取得了良好效果。Leng Ni 等成功应用了覆盖有 PTFE 的支架,如 Viabahn 覆膜支架,类似支架具有良好的柔软性和顺应性,以适应血管结构和颈部活动[39]。Welleweerd 在 7 例颅外段颈动脉瘤中成功应用了裸金属支架[41],尽管金属覆盖率低于 10%,动脉瘤消除率却达到了86%。

随着血流导向支架的出现,颅外段颈动脉瘤(尤其是假性动脉瘤)的治疗策略发生了改变。血流导向支架(设计及批准用于特定颅内动脉瘤)柔软度更好,可以很容易通过迂曲血管节段。前期主要关注点在于因颈段颈内动脉内径扩张、动脉活动度增加和颈部血管随颈部活动而改变的倾向导致支架移位[42]。Rahal 等采用第二个非血流导向支架锚定支撑,以减少血流导向支架短缩和移位的可能[43]。2016 年,Chen 等报道了成功应用多层裸支架覆盖,8 例患者全部成功闭塞动脉瘤[44]。随后,其又发表了多篇血流导向支架成功用于颈部假性动脉瘤的文章[45-47]。支架构造的不断革新可使血管内治疗成为治疗颅外段颈动脉瘤更安全可行的方式。

血管内治疗后最常见的并发症包括术后脑卒中、支架内再狭窄和闭塞。围术期及术后给予充分的抗血栓治疗非常必要。Li 等发表的综述文章中显示介入治疗成功率为92.8%,支架通畅率为 93.2%,并发症发生率极低。另一篇综述明确记录了应用单纯支架或支架辅助弹簧圈治疗颈动脉夹层相关的假性动脉瘤获得了 98.3% 的闭塞率[48],支架治疗后再狭窄率约为 6%,狭窄常发生于弯曲或成角的颈动脉部位[39]。

结论

颅外段颈动脉瘤是一种罕见的病变,缺少有效的推荐治疗方式。虽然大多数患者并无症状,但该病变可导致血栓栓塞并发症。由于这种动脉瘤发生率极低,至今仍无明确的推荐治疗方式。动脉瘤类型、部位和成因均为确定最佳治疗方式需要考虑的重要因素,而其他重要因素包括既往放射和颈部手术史、相关合并症、年龄和身体功能状态。开放手术切除动脉瘤并进行原位血管吻合或移植血管重建适用于真性动脉瘤和有压迫症状的大型动脉瘤。覆膜支架或裸金属支架血管内治疗是一种新兴的治疗方式,效果可媲美开放手术。假性动脉瘤,尤其是伴有既往感染或放射史的假性动脉瘤,血管内治疗可能更理想。球囊闭塞试验可辅助判定是否需颅外-颅内搭桥或载瘤动脉闭塞。保守观察及随访也是一种治疗选择,尤其是针对小型无症状动脉瘤或不适合进行干预的患者。

参考文献

1. Faggioli GL, Freyrie A, Stella A, Pedrini L, Gargiulo M, Tarantini S, et al. Extracranial internal carotid artery aneurysms: results of a surgical series with long-term follow-up. J Vasc Surg. 1996;23(4):587–94; discussion 94–5.
2. McCollum CH, Wheeler WG, Noon GP, DeBakey ME. Aneurysms of the extracranial carotid artery. Twenty-one years' experience. Am J Surg. 1979;137(2):196–200.
3. Moreau P, Albat B, Thevenet A. Surgical treatment of extracranial internal carotid artery aneurysm. Ann Vasc Surg. 1994;8(5):409–16.
4. van Sambeek MR, Segeren CM, van Dijk LC, van Essen JA, Dippel DW, van Urk H. Endovascular repair of an extracranial internal carotid artery aneurysm complicated by

heparin-induced thrombocytopenia and thrombosis. J Endovasc Ther. 2000;7(5):353–8.

5. Houser OW, Baker HL Jr. Fibromuscular dysplasia and other uncommon diseases of the cervical carotid artery: angiographic aspects. Am J Roentgenol Radium Therapy, Nucl Med. 1968;104(1):201–12.

6. Attigah N, Kulkens S, Zausig N, Hansmann J, Ringleb P, Hakimi M, et al. Surgical therapy of extracranial carotid artery aneurysms: long-term results over a 24-year period. Eur J Vasc Endovasc Surg. 2009;37(2):127–33.

7. Johnston KW, Rutherford RB, Tilson MD, Shah DM, Hollier L, Stanley JC. Suggested standards for reporting on arterial aneurysms. Subcommittee on Reporting Standards for Arterial Aneurysms, Ad Hoc Committee on Reporting Standards, Society for Vascular Surgery and North American Chapter, International Society for Cardiovascular Surgery. J Vasc Surg. 1991;13(3):452–8.

8. Zhou W, Lin PH, Bush RL, Peden E, Guerrero MA, Terramani T, et al. Carotid artery aneurysm: evolution of management over two decades. J Vasc Surg. 2006;43(3):493–6; discussion 7.

9. Fankhauser GT, Stone WM, Fowl RJ, O'Donnell ME, Bower TC, Meyer FB, et al. Surgical and medical management of extracranial carotid artery aneurysms. J Vasc Surg. 2015;61(2):389–93.

10. Welleweerd JC, den Ruijter HM, Nelissen BG, Bots ML, Kappelle LJ, Rinkel GJ, et al. Management of extracranial carotid artery aneurysm. Eur J Vasc Endovasc Surg. 2015;50(2):141–7.

11. Welleweerd JC, Nelissen BG, Koole D, de Vries JP, Moll FL, Pasterkamp G, et al. Histological analysis of extracranial carotid artery aneurysms. PLoS One. 2015;10(1):e0117915.

12. Longo GM, Kibbe MR. Aneurysms of the carotid artery. Semin Vasc Surg. 2005;18(4):178–83.

13. Rittenhouse EA, Radke HM, Sumner DS. Carotid artery aneurysm. Review of the literature and report of a case with rupture into the oropharynx. Arch Surg. 1972;105(5):786–9.

14. Pirvu A, Bouchet C, Garibotti FM, Haupert S, Sessa C. Mycotic aneurysm of the internal carotid artery. Ann Vasc Surg. 2013;27(6):826–30.

15. Branch CL Jr, Davis CH Jr. False aneurysm complicating carotid endarterectomy. Neurosurgery. 1986;19(3):421–5.

16. Rahme RJ, Aoun SG, McClendon J Jr, El Ahmadieh TY, Bendok BR. Spontaneous cervical and cerebral arterial dissections: diagnosis and management. Neuroimaging Clin N Am. 2013;23(4):661–71.

17. Schievink WI. Spontaneous dissection of the carotid and vertebral arteries. N Engl J Med. 2001;344(12):898–906.

18. Ellens DJ, Hurley MC, Surdel D, Shaibani A, Pelzer H, Bendok BR. Radiotherapy-induced common carotid pseudoaneurysm presenting with initially occult upper airway hemorrhage and successfully treated by endovascular stent graft. Am J Otolaryngol. 2010;31(3):195–8.

19. Lam JW, Chan JY, Lui WM, Ho WK, Lee R, Tsang RK. Management of pseudoaneurysms of the internal carotid artery in postirradiated nasopharyngeal carcinoma patients. Laryngoscope. 2014;124(10):2292–6.

20. Mokri B, Piepgras DG, Sundt TM Jr, Pearson BW. Extracranial internal carotid artery aneurysms. Mayo Clin Proc. 1982;57(5):310–21.

21. Zhang Q, Duan ZQ, Xin SJ, Wang XW, Dong YT. Management of extracranial carotid artery aneurysms: 17 years' experience. Eur J Vasc Endovasc Surg. 1999;18(2):162–5.

22. Nordanstig J, Gelin J, Jensen N, Osterberg K, Stromberg S. National experience with extracranial carotid artery aneurysms: epidemiology, surgical treatment strategy, and treatment outcome. Ann Vasc Surg. 2014;28(4):882–6.

23. Winslow N. Extracranial aneurysm of the internal carotid artery: history and analysis of the cases registered up to Aug. 1, 1925. Arch Surg. 1926;13(5):689–729.

24. Brock RC. Astley Cooper and carotid artery ligation. Guys Hosp Rep. 1968;117(3):219–24.

25. Welling RE, Taha A, Goel T, Cranley J, Krause R, Hafner C, et al. Extracranial carotid artery aneurysms. Surgery. 1983;93(2):319–23.

26. Radak D, Davidovic L, Tanaskovic S, Banzic I, Matic P, Babic S, et al. A tailored approach to operative repair of extracranial carotid aneurysms based on anatomic types and kinks. Am J Surg. 2014;208(2):235–42.

27. Davidovic L, Kostic D, Maksimovic Z, Markovic D, Vasic D, Markovic M, et al. Carotid artery aneurysms. Vascular. 2004;12(3):166–70.

28. El-Sabrout R, Cooley DA. Extracranial carotid artery aneurysms: Texas Heart Institute experience. J Vasc Surg. 2000;31(4):702–12.

29. Radak D, Davidovic L, Vukobratov V, Ilijevski N, Kostic D, Maksimovic Z, et al. Carotid artery aneurysms: Serbian multicentric study. Ann Vasc Surg. 2007;21(1):23–9.

30. Angiletta D, Pulli R, Marinazzo D, Frotino P, Maiellaro L, Regina G. Surgical and endovascular treatment of extracranial carotid artery aneurysms: early and long-term results of a single center. Ann Vasc Surg. 2014;28(3):659–64.

31. Coldwell DM, Novak Z, Ryu RK, Brega KE, Biffl WL, Offner PJ, et al. Treatment of post-traumatic internal carotid arterial pseudoaneurysms with endovascular stents. J Trauma. 2000;48(3):470–2.

32. Schievink WI, Piepgras DG, McCaffrey TV, Mokri B. Surgical treatment of extracranial internal carotid artery dissecting aneurysms. Neurosurgery. 1994;35(5):809–15; discussion 15–6.

33. Sattur MG, Welz ME, Bendok BR, Miller JW. Balloon occlusion testing to assess retinal collateral and predict visual outcomes in the management of a fusiform intraorbital ophthalmic artery aneurysm: technical note and literature review. Oper Neurosurg (Hagerstown). 2019;16(2):60–6.

34. Shaibani A, Khawar S, Bendok B, Walker M, Russell EJ, Batjer HH. Temporary balloon occlusion to test adequacy of collateral flow to the retina and tolerance for endovascular aneurysmal coiling. AJNR Am J Neuroradiol. 2004;25(8):1384–6.

35. Surdell DL, Hage ZA, Eddleman CS, Gupta DK, Bendok BR, Batjer HH. Revascularization for complex intracranial aneurysms. Neurosurg Focus. 2008;24(2):E21.

36. Adel JG, Parkinson RJ, Bendok BR, Dauber MH, Batjer HH. Balloon test occlusion of the internal carotid artery. Contemp Neurosurg. 2005;27(9):1–6.

37. Fisch UP, Oldring DJ, Senning A. Surgical therapy of internal carotid artery lesions of the skull base and temporal bone. Otolaryngol Head Neck Surg. (1979. 1980;88(5):548–54.

38. Tecle NEE, Zammar SG, Hamade YJ, Ahmadieh TYE, Aoun RJN, Nanney AD, et al. Use of a harvested radial artery graft with preservation of the vena comitantes to reduce spasm risk and improve graft patency for extracranial to intracranial bypass: technical note. Clin Neurol Neurosurg. 2016;142:65–71.

39. Ni L, Pu Z, Zeng R, Zhang R, Zheng YH, Ye W, et al. Endovascular stenting for extracranial carotid artery aneurysms: experiences and mid-term results. Medicine (Baltimore). 2016;95(46):e5442.

40. Li Z, Chang G, Yao C, Guo L, Liu Y, Wang M, et al. Endovascular stenting of extracranial carotid artery aneurysm: a systematic review. Eur J Vasc Endovasc Surg. 2011;42(4):419–26.

41. Welleweerd JC, de Borst GJ, de Groot D, van Herwaarden JA, Lo RT, Moll FL. Bare metal stents for treatment of extracranial internal carotid artery aneurysms: long-term results. J Endovasc Ther. 2015;22(1):130–4.

42. Chalouhi N, Satti SR, Tjoumakaris S, Dumont AS, Gonzalez LF, Rosenwasser R, et al. Delayed migration of a pipeline embolization device. Neurosurgery. 2013;72(2 Suppl Operative):ons229–34; discussion ons34.

43. Rahal JP, Dandamudi VS, Heller RS, Safain MG, Malek AM. Use of concentric Solitaire stent to anchor Pipeline flow diverter constructs in treatment of shallow cervical carotid dissecting pseudoaneurysms. J Clin Neurosci. 2014;21(6):1024–8.

44. Chen PR, Edwards NJ, Sanzgiri A, Day AL. Efficacy of a self-expandable porous stent as the sole curative treatment for extracranial carotid pseudoaneurysms. World Neurosurg. 2016;88:333–41.

45. Sczudlo EF, Benavides-Baron C, Ho JT, Teitelbaum GP. Pipeline Embolization Device for the treatment of cervical carotid and vertebral dissecting aneurysms. J Vasc Surg. 2016;63(5):1371–4.

46. Wang A, Santarelli J, Stiefel MF. Pipeline embolization device as primary treatment for cervical internal carotid artery pseudoaneurysms. Surg Neurol Int. 2017;8:3.

47. Baptista-Sincos APW, Simplicio AB, Sincos IR, Leaderman A, Neto FS, Moraes A, et al. Flow-diverting stent in the treatment of cervical carotid dissection and pseudoaneurysm: review of literature and case report. Ann Vasc Surg. 2018;46:372–9.

48. Pham MH, Rahme RJ, Arnaout O, Hurley MC, Bernstein RA, Batjer HH, et al. Endovascular stenting of extracranial carotid and vertebral artery dissections: a systematic review of the literature. Neurosurgery. 2011;68(4):856–66; discussion 66.

第 13 章

颈动脉爆裂综合征

Kamil W. Nowicki, Bradley A. Gross

引言

颈动脉爆裂综合征(CBS)是一种罕见的灾难性事件,可致颈动脉或其分支破裂出血。在血管内治疗出现前,CBS 是一种死亡率高达 50%~100% 的急症[1]。动脉周围支持性外膜结构完整性受损是 CBS 的危险因素,如恶性肿瘤局部进展、放射后改变、伤口裂开或感染。

出血是肿瘤患者的常见并发症,其在普通肿瘤和血液恶性肿瘤患者中的发生率分别为 10% 和 30%[2]。CBS 可能是肿瘤患者最严重的出血性并发症之一。头颈部恶性肿瘤外科治疗人群中,CBS 发生率可达 4.5%[1]。多项研究报道,头颈部恶性肿瘤患者再次放疗为 CBS 独立和重要的危险因素。事实上,重复放疗可致颈动脉破裂的风险增加近 8 倍[3]。而且,对于累积辐射剂量超过 70Gy 的患者,CBS 风险增加 14 倍。相反,将未接受过放疗的患者作为单独亚组分析时,CBS 的发生率下降近约 50%。术前放疗使 CBS 风险增至 3%[4]。

超过 2/3 的 CBS 患者表现为急性出血[5]。因此,根据血管是否暴露于外界或口腔、出血是否可经保守治疗控制、持续出血,分别将

CBS 的风险分为高危性、临界性和活动性[6]。及时的干预与患者生存直接相关[7]。曾经,在手术室进行血管修复或结扎是唯一可用的治疗方法[8]。复发性 CBS 最常见的原因是疾病进展而非治疗失败[9]。虽然以前未报道肌瓣会降低手术患者发生 CBS 的风险,但 Cordova 等近期的前瞻性研究发现,股前外侧嵌合肌皮瓣可减少约 50% 的远期并发症[11]。未行球囊闭塞试验情况下,快速结扎颈总动脉(CCA)或颈内动脉(ICA)可致较高的脑血管意外(CVA)发生率[7]。而对 CBS 进行开放血管手术的治疗死亡率接近 100%[7]。既往,住院期间平均 54% 的患者死于急性出血或神经系统后遗症[12]。入院时的严重低血压被认为是预后不良及神经功能障碍的预测因素。此外,对近 50 年的 CBS 回顾研究显示,10%~20% 的患者伴永久性神经功能障碍[1]。最近,随着血管内治疗作为 CBS 的主要诊治方法以来,开放血管手术作为首选治疗方法的依赖性已降至 7%[5]。

血管内治疗的目标是提供诊断和治疗干预。数字减影血管造影(DSA)是评价头颈部血管系统的金标准。血流动力学稳定的患者如果需要闭塞颈动脉,可于 DSA 检查时进行球囊闭塞试验(BTO),以评估缺血风险[8,13]。然而,对于大量活动性出血且血流动力学不

稳定的患者,BTO 可能不可行。在这种情况下,介入科医生必须依靠对侧血管造影结果来判断能否代偿同侧灌注。

根据 BTO 结果或紧急评估,可尝试血管内栓塞或覆膜支架修复[13]。通常用于栓塞的物质包括弹簧圈和血管塞[14]。Onyx 栓塞剂是可选择的新型栓塞材料,2007 年首次被批准用于颅内动脉瘤的血管内栓塞[15]。Gandhi 等 2011 年发表了他们在创伤性颈动脉损伤中使用 Onyx 的经验[16]。Amplatzer 血管塞是一种独特的可解脱设备,2008 年首次用于治疗颅外段颈动脉瘤[17],2011 年首次用于治疗 CBS[18]。

一项 1218 例患者的研究显示,接受血管内栓塞治疗的患者死亡率约为 8%,而覆膜支架组患者死亡率为 10%[19]。

病理生理学

因高血流动力学的特性,颈动脉(特别是颈总动脉和颈内动脉颈段)的解剖结构具有独特性。事实上,颈动脉破裂而非其分支破裂是患者预后不良的独立预测因素[7]。因颈动脉粗大,特别是中膜较厚,由其外膜的滋养血管为深层结构提供大部分的营养和氧气。据报道,单侧颈总动脉血流平均流速约为 395mL/min,相当于总血量的 8%[20]。颈动脉外膜破裂压力超过 250kPa,而中膜则只能承受 60kPa 压力[21]。有趣的是,一项小型尸检研究表明,动脉粥样硬化性外膜在轴向(1996±867kPa)和周向(1802±703kPa)上提供的极限平均强度明显高于中膜(分别为 519±270kPa 和 1230±533kPa)[22]。相较而言,汽车轮胎压一般为 200~300kPa。

在外科操作过程中,广泛的颈部分离不仅破坏外膜的结构成分,而且可以影响关键的血供。颈动脉鞘的暴露破坏外膜滋养血管提供的血液和营养。因颈总动脉比颈外动脉或颈内动脉更依赖滋养血管,故大

多数破裂发生在颈动脉分叉部之前也就不足为奇[8]。有趣的是,手术或放疗后假性动脉瘤的形成可发生于原先治疗后 20 年之久的患者中[23]。

在近期接受再次放疗的 CBS 患者中,颈动脉破裂的死亡率高达 76%[24]。外膜为颈动脉壁提供超过 3/4 的血液和营养。放疗可致滋养血管血栓形成、外膜纤维化,从而导致血管壁结构强度下降。研究显示,再次放疗到 CBS 的平均时间为 7.5 个月[24]。在一个病例中,CBS 在二次放疗期间急性发生。在更长的时间内进行剂量的超分割治疗可降低 CBS 的风险[24]。同期化疗似乎未显著增加 CBS 的风险[24]。

同样,术区感染可诱发外膜滋养血管的炎症和血栓形成、组织破坏或瘘管形成而导致 CBS[1]。约 40% 的 CBS 患者存在细菌感染[25]。在这些患者中,40%~63% 的患者有咽部皮肤瘘管[25,26]。超过 50% 的患者还出现术区表面软组织皮瓣坏死[25,26]。

临床表现

一例 7 年前接受外部光束放疗和喉切除术的 67 岁男性喉鳞状细胞癌(SCC)患者,出现左侧颈总动脉(CCA)周围软组织裂开,之前于外院置入 CBS 覆膜支架(图 13.1)。考虑到继续留置支架可能导致血管感染,我们决定行左侧 CCA 结扎、切除、支架取出和伤口清创术。颈动脉结扎前在造影室行 BTO。

同一患者在 77 岁时再次出现口咽性吞咽困难并住进创伤重症监护病房,住院第三天出现急性恶化的口咽出血,CTA 示右侧颈动脉爆裂。血肿压迫口咽部,患者出现失血性休克(图 13.2)。双侧 CBS 非常罕见,在所有 CBS 患者中仅为 2%[25]。患者抢救过程中共使用 7 个单位浓缩红细胞、2 个单位新鲜冰冻血浆和 2 个单位血小板。气管切开处放

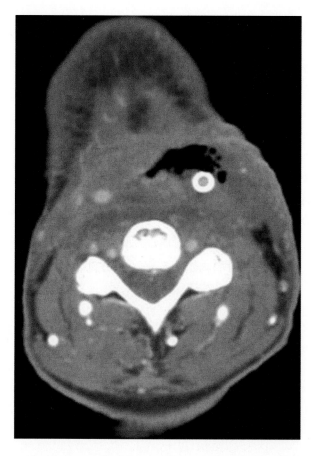

图 13.1　颈部 CTA 示软组织深部气肿，左侧颈总动脉支架置入处前方软组织裂开。

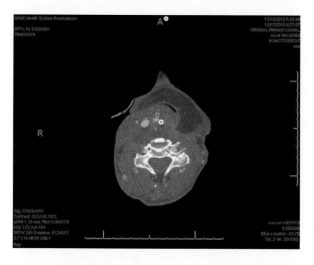

图 13.2　颈部 CTA 示右侧颈总动脉造影剂活动性外渗。

置 6 号 Shiley 气切套管，血流动力学稳定后即给予丙泊酚。用 kerlex 敷料压迫喉部并迅速转移至介入造影室行血管造影。

影像学

如上所述，患者行头颈部 CTA 示右侧

颈总动脉在 C4–C5 节段有造影剂活动性外渗（图 13.2）。随后行 DSA 检查。影像学资料示左侧颈总动脉近端信号截断与先前结扎切除区相一致，而左侧 ECA 通过左侧椎动脉供血。左后交通动脉顺行血流供应左侧 ICA 和 MCA 区。而左侧大脑半球部分血供通过右侧 ICA（前交通动脉）及椎动脉（后交通动脉）供血（图 13.3）。视及 CCA 颈段中远端假性动脉瘤后，将 8F Shuttle 鞘穿过 Simmons 送至 CCA 远端。将 7mm×39mm Viabahn 支架递送至 Shuttle 尖端，撤 Shuttle，然后将球囊加压至标称压力（12atm）后释放支架（图 13.4）。

治疗

目前，颈动脉爆裂综合征的治疗以血管重建为主，首选血管内治疗。然而，在紧急情况下，临床医生可能没有足够的时间来实施保血管的治疗。

外科治疗

考虑到患者既往左侧 CCA 已闭，保护其右侧颈动脉系统是必要的。患者即行头颈

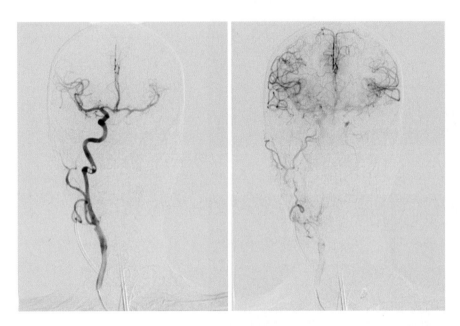

图 13.3 选择性右侧颈内动脉造影。DSA 示右侧 ICA 和前交通动脉向大脑左半球供血。

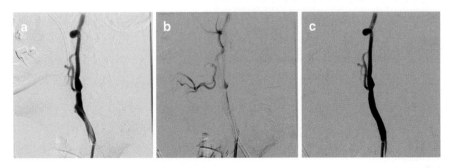

图 13.4 支架置入前后的右侧颈总动脉选择性血管造影。(a)DSA 示右侧颈总动脉中远端假性动脉瘤,(b) Viabahn 支架释放,(c)血运重建后的影像学资料。

部血管造影,以评估其覆膜支架血运重建效果。然而,详细了解既往外科手术治疗过程对于本次治疗策略的制订尤其关键。如上所述,患者因软组织裂开而出现高危性爆裂,并暴露先前左侧 CCA 的支架。一个由整形科团队、头颈外科医生和血管外科医生组成的多学科协作小组对其进行治疗。患者于全身麻醉下进行游离暴露颈部血管,用双股 0 号丝线结扎颈外动脉。同时切断颈总动脉近端,用 5-0 Prolene 缝线行 Blalock 式缝合。远心端用夹子夹闭并在其近端约 2cm 处横断颈内动脉,仍可见 Viabahn 支架位于颈内动脉。将 Viabahn 支架从内膜中分离,并在松开夹子的同时轻轻将其拉出。Viabahn 支架的剩余部分很容易被取出。颈内动脉远端采用 Blalock 式结扎并用 5-0 Prolene 缝线进行缝合。颈内动脉和颈总动脉残端均被闭塞。然后完整切除该处颈动脉。患者麻醉清醒后无任何明显的神经功能缺陷。

血管内治疗

血管内治疗为颈动脉爆裂综合征的治疗提供了一种好方法。考虑到此例之前左侧 CCA 已结扎和切除,在第二次出现爆裂时需要保留血管。通过 Seldinger 技术,经右侧股动脉采用微穿刺血管鞘和 8F 90cm Cook Shuttle 鞘开通血管通路。经鞘 0.038 的导丝置 5F Simmons Ⅱ 型导管于主动脉弓。视及 CCA 颈段中远端假性动脉瘤和爆裂处后,Shuttle 越过 Simmons 进入 CCA 远端。给予患者 4000 单位肝素和 10mg Ⅳ 型整合素。随后通过置入 7mm×39mm Viabahn 支架并释放治疗右侧 CCA 远端假性动脉瘤样爆裂,造影无残余病变显影(图 13.4a)。使用血管闭合器(Angioseal)止血。术后患者转至重症监护病房,病情稳定。

术后病程

术后患者在 ICU 治疗。3 天后患者行食管镜检查,示右鼻咽后部有一个溃疡性和外生性肿块。活检证实为右咽浸润性鳞状细胞癌(角化型)。因持续存在严重的口咽性吞咽困难和疼痛,于血管内治疗 6 天后放置 G 管。入院第 9 天,患者出院回家,接受家庭保健护理和姑息治疗。

参考文献

1. Chen YJ, Wang CP, Wang CC, Jiang RS, Lin JC, Liu SA. Carotid blowout in patients with head and neck cancer: associated factors and treatment outcomes. Head Neck. 2015;37(2):265–72.
2. Cartoni C, Niscola P, Breccia M, Brunetti G, D'Elia GM, Giovannini M, et al. Hemorrhagic complications in patients with advanced hematological malignancies followed at home: an Italian experience. Leuk Lymphoma. 2009;50(3):387–91.
3. Macdonald S, Gan J, McKay AJ, Edwards RD. Endovascular treatment of acute carotid blowout syndrome. J Vasc Interv Radiol. 2000;11(9):1184–8.
4. Krause CJ, Smits RG, McCabe BF. Complications associated with combined therapy of oral and pharyngeal neoplasms. Ann Otol Rhinol Laryngol. 1972;81(4):496–500.
5. Liang NL, Guedes BD, Duvvuri U, Singh MJ, Chaer RA, Makaroun MS, et al. Outcomes of interventions for carotid blowout syndrome in patients with head and neck cancer. J Vasc Surg. 2016;63(6):1525–30.
6. Chaloupka JC, Putman CM, Citardi MJ, Ross DA, Sasaki CT. Endovascular therapy for the carotid blowout syndrome in head and neck surgical patients: diagnostic and managerial considerations. AJNR Am J Neuroradiol. 1996;17(5):843–52.
7. Lu HJ, Chen KW, Chen MH, Chu PY, Tai SK, Wang LW, et al. Predisposing factors, management, and prognostic evaluation of acute carotid blowout syndrome. J Vasc Surg. 2013;58(5):1226–35.
8. Suarez C, Fernandez-Alvarez V, Hamoir M, Mendenhall WM, Strojan P, Quer M, et al. Carotid blowout syndrome: modern trends in management. Cancer Manag Res. 2018;10:5617–28.
9. Chaloupka JC, Roth TC, Putman CM, Mitra S, Ross DA, Lowlicht RA, et al. Recurrent carotid

blowout syndrome: diagnostic and therapeutic challenges in a newly recognized subgroup of patients. AJNR Am J Neuroradiol. 1999;20(6):1069–77.

10. Gall AM, Sessions DG, Ogura JH. Complications following surgery for cancer of the larynx and hypopharynx. Cancer. 1977;39(2):624–31.

11. Cordova A, D'Arpa S, Di Lorenzo S, Toia F, Campisi G, Moschella F. Prophylactic chimera anterolateral thigh/vastus lateralis flap: preventing complications in high-risk head and neck reconstruction. J Oral Maxillofac Surg. 2014;72(5):1013–22.

12. Razack MS, Sako K. Carotid artery hemorrhage and ligation in head and neck cancer. J Surg Oncol. 1982;19(4):189–92.

13. Chang FC, Luo CB, Lirng JF, Lin CJ, Lee HJ, Wu CC, et al. Endovascular Management of Post-Irradiated Carotid Blowout Syndrome. PLoS One. 2015;10(10):e0139821.

14. Bond KM, Brinjikji W, Murad MH, Cloft HJ, Lanzino G. Endovascular treatment of carotid blowout syndrome. J Vasc Surg. 2017;65(3):883–8.

15. Administration FaD. Approval letter. 2007.

16. Gandhi CD, El-Gengahy A, Cornett-Thompson OE, Kraus J, Prestigiacomo CJ. The novel use of Onyx for the rapid treatment of a traumatic carotid injury. J Neurointerv Surg. 2012;4(4):e18.

17. Geyik S, Cil BE, Yavuz K, Peynircioglu B, Saatci I, Cekirge S. Neuroapplication of Amplatzer vascular plug: a novel device for parent artery occlusion. Neuroradiology. 2008;50(2):179–83.

18. Shankar JJ, Maloney WJ, Vandorpe R. Amplatzer vascular plug for occlusion of parent artery in carotid blowout with active extravasation. Interv Neuroradiol. 2011;17(2):224–7.

19. Brinjikji W, Cloft HJ. Outcomes of endovascular occlusion and stenting in the treatment of carotid blowout. Interv Neuroradiol. 2015;21(4):543–7.

20. Ackroyd N, Gill R, Griffiths K, Kossoff G, Appleberg M. Quantitative common carotid artery blood flow: prediction of internal carotid artery stenosis. J Vasc Surg. 1986;3(6):846–53.

21. Sommer G, Regitnig P, Koltringer L, Holzapfel GA. Biaxial mechanical properties of intact and layer-dissected human carotid arteries at physiological and supraphysiological loadings. Am J Physiol Heart Circ Physiol. 2010;298(3):H898–912.

22. Teng Z, Tang D, Zheng J, Woodard PK, Hoffman AH. An experimental study on the ultimate strength of the adventitia and media of human atherosclerotic carotid arteries in circumferential and axial directions. J Biomech. 2009;42(15):2535–9.

23. Ernemann U, Herrmann C, Plontke S, Schafer J, Plasswilm L, Skalej M. Pseudoaneurysm of the superior thyroid artery following radiotherapy for hypopharyngeal cancer. Ann Otol Rhinol Laryngol. 2003;112(2):188–90.

24. McDonald MW, Moore MG, Johnstone PA. Risk of carotid blowout after reirradiation of the head and neck: a systematic review. Int J Radiat Oncol Biol Phys. 2012;82(3):1083–9.

25. Powitzky R, Vasan N, Krempl G, Medina J. Carotid blowout in patients with head and neck cancer. Ann Otol Rhinol Laryngol. 2010;119(7):476–84.

26. Heller KS, Strong EW. Carotid arterial hemorrhage after radical head and neck surgery. Am J Surg. 1979;138(4):607–10.

第 14 章

颈动脉纤维肌发育不良

Joseph F. Carrera, Andrew M. Southerland

引言

纤维肌发育不良(FMD)是一种特发性、节段性、非炎症性、非动脉粥样硬化性的血管性疾病,其以影响中、小型动脉为特征[1-3]。FMD最常影响肾脏和头颈部动脉(颈动脉和椎动脉),但常见多支血管受累,冠状动脉、内脏动脉、上下肢动脉也可能受到影响[1]。在本章中,我们将主要关注颈动脉 FMD 及其表现。

历史回顾

1938 年,Leadbetter 和 Burkland 首次描述了 FMD。他们报道了一例 5 岁半男童的病例,该男童患有明显的高血压,并在其肾动脉血管内发现了一个平滑肌肿块,随后对其进行了单侧肾脏切除后,其高血压症状也得到了治愈[4]。1958 年,McCormack 等首次在对 3 例高血压和肾动脉狭窄患者的描述中引入了"纤维肌增生"一词[5]。McCormack接着发表了一篇 FMD 的病理-动脉造影相关性的细则,以及病理分型系统,并根据病变最明显的部位(内膜、中膜、外膜)将 FMD分为 3 种亚型[6,7]。直到最近的共识声明倾向于使用血管造影进行分类之前,这种组织学分型系统一直是主要的分型系统[1,2]。

1964 年,Palubinskas 和 Ripley 最早将脑血管 FMD 确定并描述为颈内动脉(ICA)狭窄性疾病的一个非动脉粥样硬化性病因[8]。不久之后,Connett 和 Lansche 发表了第一例经组织学证实的颈内动脉 FMD 病例,该病例为一例 34 岁的女性,在左侧 ICA 闭塞后突然出现右侧偏瘫和失语症[9]。1971 年,Houser等描述了一系列包括颈内动脉和(或)椎动脉受累的 52 例头颈部动脉 FMD 患者[10]。1974 年,Stanley 等描述了 15 例女性 FMD病例,并提出肾动脉受累和颅内动脉瘤往往是共同出现的。在这篇具有里程碑意义的文献中,作者还提出了激素的影响和对血管壁的牵拉是促进 FMD 病程进展的原因之一[11]。1982 年,Mettinger 发表了一篇包含近 1100例 FMD 患者的综述,其中包括 300 例主动脉-颅动脉受累的患者,这篇综述也证实了在 FMD 患者中,女性发生率较高,且容易合并颅内动脉瘤[12]。2014 年,由美国和欧洲的多个专家组发表的共识提出了修订版的FMD 分型系统[1,2]。

分型

最初的分型方案主要关注血管壁受累最明显的部位(内膜、中膜、外膜)[6,7]。在这种分型方法下,绝大部分的病例被归为中膜病变型,然后是内膜型和外膜型(表 14.1)[7,13,14]。

在现代医学治疗中,因为很少取得血管组织标本,所以目前更多的分型系统是基于FMD影像学表现。欧洲专家共识和美国心脏协会(AHA)的科学声明都提倡使用将患者划分为多灶性或局灶性FMD分型系统[1,2]。其中术语"单病灶性"(unifocal)和"局灶性"(focal)可互换使用,但为了标准化,我们均用"局灶性FMD"表示。

多灶性FMD是最常见的类型,通常表现为被累及的血管有多处狭窄与扩张交替出现,形成所谓的"串珠样"影像改变(图14.1)。多灶性FMD是指在一根血管上出现2处或2处以上的狭窄,通常累及动脉的中段至远段部分[15]。根据病理-血管造影的相关性研究发现,这种病变可能与中膜纤维增生相关(表14.2)[6,16]。局灶性FMD是指血管局灶向心性(长度<1cm)或管状(长度>1cm)狭窄,更多与内膜或外膜的病变相关[1]。相对于局灶性FMD,多灶性FMD确诊病例多为年龄偏大的女性,且当前吸烟者较少[15]。

表 14.1　组织学纤维肌发育不良分型系统

组织学纤维肌发育不良分型系统[7]	
中膜	中膜纤维增生(60%~70%)
	中膜周围纤维增生(15%~25%)
	中膜增生(5%~15%)
内膜	内膜纤维增生(1%~2%)
外膜	外膜纤维增生(<1%)

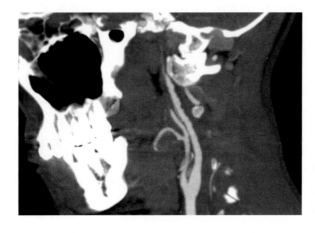

图 14.1　"串珠样"改变。一例多灶性颈内动脉纤维肌发育不良的计算机断层血管造影提示所谓的"串珠样"改变。注意颈内动脉中段、远段部分受累。

表 14.2　分型方案的病理-血管造影相关性

	多灶性	局灶性
血管造影表现	交替出现的狭窄和扩张导致"串珠样"改变发生在颈内动脉的中段和(或)远段部分	局灶向心性狭窄(<1cm)或管状狭窄(>1cm)
组织学亚型	中膜纤维增生(最常见)	内膜纤维增生(最常见)
	中膜周围纤维增生(罕见)	外膜纤维增生(罕见)
		中膜增生(罕见)

流行病学

颈动脉 FMD 在一般人群中的患病率是未知的，因为在许多情况下，FMD 是无临床症状的或是偶然发现的。已公布的 FMD 研究大多是基于欧洲人种的，目前缺乏其他种族群体 FMD 的流行病学数据。据估计，肾性 FMD 患者在一般人群中高达 4%[17,18]。肾性 FMD 患病率数据的一个来源是潜在的活体肾移植供体。在一项对 716 例潜在肾移植供体的回顾性研究中，80% 的供体有血管造影数据，最后报道了 6.6% 的患病率[19]。

颈动脉 FMD 的患病率可能较低，因为有报道称常规导管血管造影发现的患病率为 0.3%~3.2%[20]。其他更多的现代报道也提出了相似的颈动脉和肾动脉受累的患病率[13,21-23]。

在 FMD 患者中，多处血管床受累的情况相对较常见。在美国 FMD 登记处，约 65% 的颈动脉 FMD 患者合并肾动脉受累。同样，该登记处 65% 的肾性 FMD 患者也合并颈动脉 FMD[21]。在法国 ARCADIA 登记处，颈动脉 FMD 患者中，合并高血压病史的患者更易合并肾性 FMD（66.3% 对 41.4%）[22]。

FMD 主要影响年轻女性和中年女性。在美国 FMD 登记处的 FMD 患者（n=447）中 91% 为女性，诊断的中位年龄为 51.9 岁[21]。几乎所有发表的研究均反映了该病易发生在女性身上。例如，在肾动脉粥样硬化性病变心血管预后数据库中[24]，女性与男性的比例为 3:1。这毫不奇怪，随着人口统计的细分，激素因素确实与疾病的过程相关，但除了 FMD 患者的性别和年龄分布外，几乎没有证据支持激素的作用。

遗传风险

FMD 可能有复杂的遗传基础，遗传和基因组研究能促进我们对疾病的理解。不幸的是，有一些因素阻碍了对 FMD 遗传效应评估的研究进展。这些因素包括诊断的相对罕见性、无症状表型的频率、环境因素的影响及对家族史的不准确描述。在现代登记研究中，患者很少能确认其他家庭成员患有 FMD（1.9%~7.3%）[21,22]。在一组患者中，该病被证实为常染色体显性遗传[25,26]。最近的一项对患有 FMD 的家庭成员进行影像学检查的研究表明，11% 的 FMD 具有家族性[27]，尽管 FMD 与一些单基因结缔组织疾病（如 Ehlers-Danlos 综合征、马方综合征和 Loeys-Dietz 综合征）具有相似的表型特征，但是对这些已知突变基因的系统筛查并没有证实与 FMD 有一致的关联[28,29]。在一项全基因组关联研究中，PHACTR1 基因（6p24）中的一个内含子变异体（rs9349379-A）与 FMD 相关（OR 值:1.39）[30]值得注意的是，PHACTR1 基因的 rs9349379-A 单核苷酸多态性等位基因与许多 FMD 相关的症状有关，如高血压、偏头痛和颈动脉夹层，并与冠状动脉粥样硬化性疾病呈负相关[31-35]。通过利用 CRISPR 编辑的干细胞来源的内皮细胞，Gupta 等已经证明，这种 PHACTR1 变异体调节内皮素 1（EDN1）的下游表达，并进一步支持 FMD 与这些相关表型之间有一个共同的病理生理学途径[36]。

环境因素

除了上述提到的等位基因外，许多环境因素与 FMD 有关。目前吸烟（OR 值:2.5~4.1）和曾经吸烟（OR 值:1.8~4.1）都与肾性 FMD 有关[37,38]。此外，Sang 等报道了一项纳入 94 例患者的对照研究，表明吸烟与 FMD 风险之间存在剂量依赖性关系[39]。这一发现在最近的研究中没有被证实[20,22]。有吸烟史的 FMD 患者的动脉瘤发生率明显高于从未吸烟的患者，目前吸烟者的 FMD 和高血压诊断年龄均低于非吸烟者[38,40]。尽管有这些关联，在美国 FMD 登记处的病例中，只有 37%的 FMD 患者有吸烟史，这与一般人群相同[21]。

鉴于女性在 FMD 中占大多数，内源性或外源性雌激素可能与 FMD 相关，尽管这种关系的本质仍然不清楚。FMD 与口服避孕药、激素替代疗法或妊娠次数无关[39]。有趣的是，在最近的一项病例对照组织学研究中，在接受肾性 FMD 手术的患者的肾动脉样本中发现了雌激素和孕激素受体的比例异常。该研究发现，与对照组相比，FMD 患者肾动脉平滑肌细胞核内孕酮受体表达明显升高[41]。

几乎没有研究评估分子靶点和 FMD，但与匹配的肾供体对照者或匹配的健康可行走对照者相比，Sang 等报道了人类白细胞抗原(HLA)DRw6 型和 FMD 的相关性。最近的研究无法重复这些发现[39,42]。

临床表现

颈动脉 FMD 的临床表现多样且通常是非特异性的，这给诊断带来了挑战。此外，颈动脉 FMD 通常是无症状的，可能因为其他的症状而偶然发现。与颈动脉 FMD 相关的常见体征和症状包括头痛、头晕、搏动性耳鸣和听觉杂音。较不常见但更严重的脑血管并发症包括颈动脉夹层、颅内动脉瘤和缺血性或出血性脑卒中。下面将进行更详细的阐述。

头痛

头痛是与 FMD 相关的最常见的症状，据报道，70%的病例出现头痛，约 50%是偏头痛[1,3,22]。在美国 FMD 登记处，超过 30%的患者发病时头痛，另外约 40%的患者曾有头痛史[3]。Mettinger 和 Ericson 报道，近 80%的颈动脉 FMD 患者曾有反复头痛，大多数患者在诊断前 10 年内出现症状[26]。因此，晚发

头痛可能是 FMD 的一个临床线索。尽管 FMD 患者头痛的发生率很高，但这种关联背后的病理生理学机制尚不清楚，并且可能是多因素的，可能的机制包括硬脑膜疼痛敏感性升高、高血压控制不佳、脑血管内血流紊乱和结构损伤(例如夹层或微创伤)[43]。

搏动性耳鸣

搏动性耳鸣，通常被患者描述为听到"沙沙"或"呼呼"声，是美国 FMD 登记处超过 1/4 患者的主要症状[21]。这通常是由于 FMD 累及的血管节段出现湍流，引起颈动脉杂音。孤立性颈动脉杂音可能是颈动脉 FMD 的唯一征象，约 20%的患者有此症状[1]。20%~26%的患者有颈部疼痛、非搏动性耳鸣和头晕等症状[20,21,26]。所谓的头晕通常是轻微头痛，而不是真正的眩晕[1]。美国 FMD 登记处报道的其他不太常见的情况包括下颌运动障碍(5.2%)和眼交感神经缺损或霍纳综合征(4.7%)[21]。值得注意的是，即使在一个避免了报道偏倚影响的登记数据库中，仍然有5.6%的患者没有表现出任何症状或体征[21]。

颈动脉夹层

在 20 世纪 70 年代就已经有颈动脉夹层与 FMD 之间关系的描述[44-48]。严重头痛和颈部疼痛是颈动脉夹层的常见症状。脑神经功能缺损也可能发生，尤其是后组脑神经。这是由于颈内动脉给这些神经的血流供应中断。不全霍纳综合征也可以导致颈动脉夹层，继发于沿颈动脉壁上升的交感神经纤维的断裂。在一般情况下，这些患者不会出现无汗症，因为支配汗腺的促汗神经纤维沿着颈外动脉行进，因此，ICA 夹层通常表现为不全霍纳综合征，表现为上睑下垂和瞳孔缩小。

因为夹层可导致颈动脉闭塞或血栓栓塞，所以夹层是颈动脉 FMD 患者发生缺血性脑卒中或 TIA 最常见的原因。15%~20%

的颈动脉夹层患者有 FMD，这一比例在多发性颈动脉夹层的患者中可能更高[49-51]。在美国 FMD 登记处，颈动脉和椎动脉夹层患者分别为 16% 和 5%。在经历夹层的 FMD 患者人群中，最可能受累的动脉是颈动脉（64%），其次是多动脉夹层（37%），最后是孤立性椎动脉夹层（21%）[21]。

通常，FMD 患者的颈动脉夹层发生在颅外 ICA 的中段、远段。在这一位置颈动脉受到的牵引力最大，并由于头、颈部的仰伸和横向旋转造成张力的增加[52]。颈动脉夹层短期复发的风险较高，而长期复发风险较低（<2%/年），且在多动脉夹层的患者中复发风险更大。但 FMD 患者是否有较高的夹层复发风险尚不明确[53]。

此外，FMD 患者也有较高的自发性冠状动脉夹层的风险，对于出现急性心脏症状的颈动脉 FMD 患者，应该考虑这种情况[54]。

颅内动脉瘤

与 FMD 和动脉夹层的关联相似，已有报道描述 FMD 与颅内动脉瘤的关联。早期 FMD 患者病例分析中颅内动脉瘤发生率变化较大，最高可达 50%[12,20]。一项对超过 500 例头、颈部血管 FMD 患者的荟萃分析发现，未破裂颅内动脉瘤的患病率为 7%，高于一般人群中的 5%[55]。肾性 FMD 或头颈 FMD 患者颅内动脉瘤的患病率似乎没有差异[56]。美国 FMD 登记处报道，患有 FMD 的女性颅内动脉瘤的发生率为 12.9%，其中 4% 的患者有一个以上的颅内动脉瘤。值得注意的是，这些动脉瘤确实大于一般人群中的动脉瘤，约 30% 的动脉瘤直径至少为 5mm[21]。尽管直径越大可能预示着动脉瘤破裂的风险越高，但目前尚不清楚 FMD 患者的动脉瘤破裂率是否高于一般人群。

短暂性脑缺血发作或缺血性脑卒中

在美国 FMD 登记处登记信息时，13.4% 的患者曾患有短暂性脑缺血发作（TIA），9.8% 的患者曾患有脑卒中。此外，另有 5.2% 的患者曾有过一过性黑蒙[21]。要注意，因为与登记数据相关的报道和选择偏倚，FMD 的自然病程数据可能被高估了。颈动脉 FMD 缺血性事件的病因可继发于许多潜在的机制，包括夹层、动脉-动脉血栓栓塞或严重狭窄所致的低灌注。颈动脉 FMD 和偏头痛患者也可能经历频繁发作的与 TIA 相似的神经功能缺损事件，使得相关缺血性事件的诊断更困难。

蛛网膜下隙出血

如上所述，颈动脉 FMD 患者比一般人群有更高的动脉瘤患病率和更大的颅内动脉瘤，这可能使他们面临蛛网膜下隙出血的风险。FMD 患者蛛网膜下隙出血的另一个原因可能是椎动脉远端入颅段发生了夹层。根据 ARCADIA FMD 登记处的数据，FMD 患者蛛网膜下隙出血的患病率约为 3%，但值得注意的是，20% 的患者脑血管的表现是蛛网膜下隙出血[22]。

儿童 FMD

虽然不是本章的重点，但回顾 FMD 在儿童人群中的表现也很重要。由 Kirton 和同事描述的一个儿童 FMD（出生至 18 岁）病例分析突出了儿童与成人 FMD 在流行病学、组织学和常见临床表现方面的差异[57]。在儿童人群中，男女受影响的程度相当。平均诊断年龄为 7 岁，但近 1/3 的患者在 1 岁之内被诊断。在组织学上，儿童 FMD 的病变往往是局灶性的，并以内膜纤维增生为特征，而在成人人群中常出现的多灶性 FMD 伴中膜纤维增生的病例在儿童中非常罕见。不幸的是，缺血性脑卒中是儿童 FMD 中最常见的症状（63% 的病例中均出现），这被认为主要是颅内血管狭窄所导致的[57]。烟雾综合征是儿童 FMD 患者的另一种常见症状[58-61]。这些患者的预后很差，在平均随访 43 个月期间，复发性脑卒中和死亡的比例分别为 36% 和 44%[57]。主动脉狭窄性病变也与儿童 FMD 有关，通常表现为非典型主动脉缩窄或中间主动脉综合征。在成人人群中主动脉狭窄性病变还没有被描述过，这是儿童 FMD 与成人 FMD 的另一个区别[62,63]。鉴于儿童 FMD 的许多不同的临床特征，现在认为其可能是一个单独的临床综合征[1]。

鉴别诊断

颈动脉 FMD 的影像学和临床表现可能不易被发现，了解这些患者独特的临床和影像学表现对 FMD 与脑血管系统其他病变的鉴别至关重要。

鉴于年轻成人血管危险因素和动脉粥样硬化的负担日益加重，区分 FMD 和常见的动脉粥样硬化可能会更加困难。颈动脉 FMD 和颈部动脉粥样硬化可能共同存在，所以最好根据影像学病变的位置对它们进行区分[1,21]。动脉粥样硬化最常发生在动脉分叉部或动脉的近段，而 FMD 则更有可能影响血管的中段、远段。

与非炎性的 FMD 不同，血管炎的特点是动脉炎症。虽然动脉狭窄可能存在于一些大血管炎中，如巨细胞动脉炎和大动脉炎，但升高的炎症标志物（血细胞沉降率、C 反应蛋白）的存在有助于区分血管炎与 FMD，在 FMD 中这些指标通常是正常的[1,64]。

节段性动脉中膜溶解（SAM）也是一种非炎症性动脉疾病，其特征是自发性夹层、动脉瘤和闭塞性狭窄[65,66]。由于内脏血管的受累，SAM 通常表现为腹部症状，但也会累及颅内动脉[67]。仅在影像学上，SAM 与 FMD 难以区分，所以要根据不同的组织学特征和临床病程来更好地区分这两种疾病[68,69]。

很多单基因结缔组织疾病也会导致动脉瘤和夹层发生率增高，其表现类似或合并 FMD，如血管性 Ehlers–Danlos 综合征、Loeyz–Dietz 综合征和 1 型神经纤维瘤病[49,70,71]。

在放射学上，驻波是另一个通常被误认为与颈动脉 FMD 相关的变化特征。驻波是动脉壁的规则波动，其被认为与导管或造影剂引起的痉挛相关。波动的规律性有助于区别于 FMD，FMD 的波动往往表现得更不规则。另一个区别点是，与 FMD 相反，注入血管扩张剂可使驻波颠倒[72,73]。

可逆性脑血管收缩综合征（RCVS）也可能与 FMD 混淆，但 RCVS 往往是颅内的，而 FMD 通常仅限于颅外。RCVS 中的血管狭窄通常是平滑且逐渐变细的，而 FMD 更多的是串珠样狭窄。RCVS 与 FMD 的另一个显著差异是 RCVS 通常能对血管扩张剂（如钙通道阻滞剂）做出反应。

影像学

虽然常规血管造影仍然是诊断 FMD 的金标准，但许多非侵入性方法，如彩色多普勒超声、计算机断层血管造影（CTA）和磁共振血管造影（MRA）已成为大多数医学中心首选的成像方式。虽然没有足够的证据来推荐一种最优的诊断颈动脉 FMD 的非侵入性方法，但无论哪种方法，有几个解剖学特点是普遍存在的。如前所述，ICA 中段和远段的"串珠样"血管病变几乎是颈动脉 FMD 的特异性表现。颈内动脉中、远段的"S 形弯曲"也常见于颈动脉 FMD 患者。Sethi 等描述了 34% 的 FMD 患者存在 S 形弯曲，而在 70 岁以下年龄和性别匹配的非 FMD 对照组中,这一比例只有 2.7%[74]。颈动脉的延长和冗长是非特异性的,可能是由慢性高血压所致,虽然与其他 FDM 相比,它们更多地出现在老年 FMD 患者中。

彩色多普勒超声检查

彩色多普勒超声具有无创性和应用广泛等优点。除了灰度成像的结构分析外,多普勒超声还能够评估流速和湍流。虽然超声影像没有明确的 FMD 诊断标准,也缺乏超声与其他检查方法对比的文献,但是许多超声特征可以高度提示 FMD。颈动脉中段和远段的湍流、血流速度加快和迂曲均可提示FMD,因为这一区域不太容易受到动脉粥样硬化的影响[1,2]。相反,动脉粥样硬化相关的速度和湍流的变化通常出现在颈动脉分叉部或其稍远部位[1]。血管"串珠样改变"也可以在 FMD 患者的多普勒成像上显示(图 14.2),但超声比其他检查方式更难发现这一改变。

鉴于超声上的特征性 FMD 表现最常见于 ICA 的中段和远段,因此,对于潜在的FMD 患者而言,检查动脉的整个颈段是很重要的,而不是像常规的检查一样只集中在颈动脉球部和分叉部。

尽管颈动脉彩色多普勒超声成像具有许多优点,但其使用也有一些局限。首先,超声对颅内循环的成像能力非常有限,因此,在评估颅内动脉瘤或 FMD 颅内血管受累方面的作用十分有限。经颅超声能够评估颅内血流速度,但在血流速度增加的原因判断方面缺乏特异性。

除了初步评估外,又因为颈动脉彩色多普勒超声具有低成本、易携带和易于使用的特点,所以其成为颈动脉 FMD 患者间断随访和监测的有效方式。2011 年颅外颈动脉和椎动脉疾病指南提出用颈动脉彩色多普勒超声对颈动脉 FMD 患者进行每年监测(Ⅱa 类证据推荐)[75]。

计算机断层血管造影(CTA)

CTA 是一种通过静脉注射造影剂提供更详细的解剖影像和头颈部血管结构的成像方式。CTA 具有良好的空间分辨率(0.5mm),可以重建为三维多平面和立体渲染图像。与 MRA 成像相比,CTA 的采集时间较短,所以不太容易受到运动伪影的影响。在 CTA 上常见的 FMD 相关的异常影像包括多灶性病变的"串珠样改变"和局灶性病

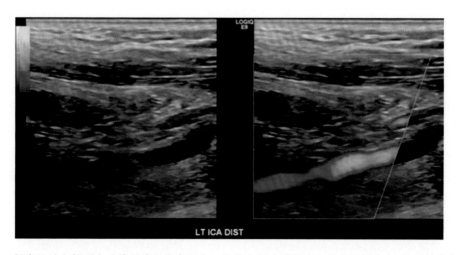

图 14.2　超声显示左侧颈内动脉纤维肌发育不良。虽然在颈动脉超声上很难识别病变,但通过彩色多普勒超声可以识别血管"串珠样改变"。纤维肌发育不良的其他常见超声表现包括动脉中段、远段的湍流和血流速度加快。

变的管状狭窄。与彩色多普勒超声不同，CTA 是一种非常客观地评估脑动脉瘤的成像方式（即使不是首选检查）。相对于常规的血管造影，CTA 在检测脑动脉瘤方面具有较高的敏感性和特异性，尤其是直径在 3mm 以上的动脉瘤[76,77]。尽管没有已发表的研究来严格地比较 CTA 与常规血管造影在诊断颈动脉 FMD 方面的作用，但可以肯定的是，CTA 在动脉粥样硬化性颈动脉狭窄的评估中是非常准确的（97%）[78]。

尽管 CTA 作为 FMD 患者的一种无创成像方式具有许多优点，但其应用仍有一定的局限性。CTA 成像需要使用碘造影剂，可能有肾毒性。鉴于 FMD 患者肾动脉狭窄和继发性高血压的患病率较高，如果怀疑合并肾脏疾病，则应谨慎使用 CTA。除非遇到紧急情况或患者正在透析，否则肾小球滤过率<30mL/（min·1.73m^2）的患者应避免应用 CTA。除了与造影剂相关的风险外，头颈部的 CTA 还会使患者暴露于辐射中[79]。特别是考虑到大多数 FMD 患者是年轻至中年女性，所以在使用 CTA 作为这一人群的检查手段之前应特别注意。

磁共振血管造影（MRA）

增强 MRA 是一种较好的获取 FMD 相关影像学改变的检测方式，特别是对碘造影剂过敏的患者。与 CTA 一样，目前还没有 MRA 与常规血管造影用于评估颈动脉 FMD 的对比研究。与 CTA 相比，MRA 的优点包括无需使用碘造影剂，不会造成辐射暴露，更有利于年轻患者[80,81]。怀疑颈动脉夹层时，使用 T1 脂肪饱和序列成像可能会提高检测率，因为在这种情况下一般选择行 MRI 而非 CTA[80]。然而，与 CTA 相似，因为考虑到使用含钆造影剂可能会诱发肾源性系统性纤维化，所以对于肾小球滤过率<30mL/（min·1.73m^2）的患者，禁止使用增强 MRA。MRA 的缺点包括空间分辨率较差（1~2mm），以及成像采集速度较慢更容易产生运动伪影（图 14.3）。

常规血管造影

常规的导管造影仍然是显示颈动脉 FMD 相关病变的金标准（图 14.4）。这在很大程度上是由于其优越的空间分辨率（<0.1mm）。常规血管造影能提供最佳的脑血管图像，并具有极佳的检测颅内动脉瘤的能力，以及 CTA 或 MRA 无法获得的血流动力学相关信息。尽管如此，由于医疗水平、操作侵入性及理论上该人群中医源性夹层的较高风险，常规血管造影并不常用于可疑 FMD 患者的诊断[82]。因此，常规血管造影通常用于未确诊但需要介入治疗，或检查有无小的颅内动脉瘤的颈动脉 FMD 患者。

治疗

偏头痛和搏动性耳鸣

正如本章前文所讨论的，头痛和搏动性耳鸣是颈动脉 FMD 最常见的两种功能丧失症状，所以可以针对这些情况进行治疗。需要考虑，尽管偏头痛是颈部 FMD 患者最常见的头痛类型（38% 的美国 FMD 登记处患者和 28% 的 ARCADIA 登记处的患者），但头痛也可能是由高血压控制不佳或颈动脉夹层所致[21,22]。目前尚没有前瞻性研究评估药物治疗 FMD 患者的偏头痛。因此，尚不清楚常规偏头痛的治疗措施是否会在 FMD 导致的偏头痛患者中表现出不同效果，或者是否存在某类药物可能对 FMD 相关的偏头痛有特殊的疗效。因此，建议采用普通偏头痛人群的治疗方案对 FMD 相关偏头痛进行类似治疗，但应谨慎使用容易引起流产的曲普坦或其他可能导致症状性血管收缩或加重高血压的拟交感神经药物。在有颈动脉或冠状

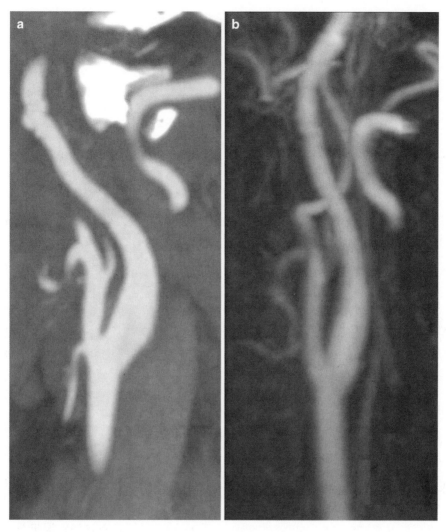

图 14.3　右侧颈内动脉纤维肌发育不良。CTA(a)和 MRA(b)上发现,在多灶性纤维肌发育不良的右侧颈内动脉交替出现扩张和狭窄病变。注意,相对于 MRA,CTA 的空间分辨率更高。

动脉夹层病史的颈动脉 FMD 患者中,禁用曲普坦、麦角和其他血管收缩剂[43]。至于搏动性耳鸣,心理安慰和教育可能会对患者有用。尽管尚未在颈动脉 FMD 人群中进行专门的研究,但那些症状更严重的患者可以尝试进行声音或认知行为的治疗[83-85]。听力学和(或)耳鼻喉科会诊可能有助于排除颈动脉 FMD 以外的耳鸣的其他潜在病因。

高血压

　　在缺乏任何研究评估颈动脉 FMD 患者

目标血压的情况下,对颈动脉 FMD 伴有高血压的成人患者根据常规推荐[如 2017 年美国心脏病学会/美国心脏协会(ACC/AHA)成人高血压预防、检测、评估和管理指南]进行治疗是合理的[86]。合并偏头痛的患者可以从某些降压药物(如 β 受体阻滞剂、钙离子通道拮抗剂)中获得双重好处。在颈动脉 FMD 合并颅内动脉瘤的患者中,适当控制高血压特别重要。除了药物管理,对并发肾性 FMD 的患者,特别是顽固性高血压患者(即尽管应用了足量且合理联合的 3 种包括利

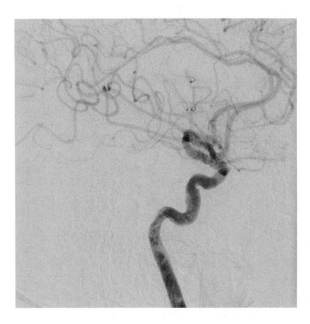

图 14.4 常规血管造影。通过选择性注射造影剂至左侧颈内动脉远段的常规血管造影，可以显示出小"串珠样"改变。注意高清的空间分辨率和对颅内循环的显像能力。

尿剂的降压药物后，血压仍然控制不佳），则可以尝试进行肾动脉血运重建[1]。

不伴脑血管并发症的颈动脉 FMD

由于颈动脉 FMD 患者容易并发其他部位血管的 FMD，建议对颈动脉 FMD 的患者均采取多学科治疗的方法[2]。对于那些没有经历过任何脑血管并发症的颈动脉 FMD 患者，每日服用低剂量（75~100mg/d）阿司匹林是预防脑卒中或 TIA 的合理选择，虽然目前缺乏严格的前瞻性研究数据支持抗血小板药用于原发性脑卒中的预防[1,3,20]。这一建议得到了 2011 年多学会指南的支持（Ⅱa 类证据推荐）[75]。如上所述，需要对合并高血压的 FMD 患者进行治疗。而对于无症状的颈动脉 FMD 患者，包括出现无症状动脉夹层的患者，无论狭窄的严重程度如何，均不建议采用手术或血管内干预治疗[75]。

伴脑血管并发症的颈动脉 FMD

在继发于颈动脉 FMD 的急性缺血性脑卒中或 TIA 患者中，推荐的治疗方案与非颈动脉 FMD 的患者相似[48]。静脉溶栓和（或）血管内取栓对于急性缺血性脑卒中患者是安全的[87,88]。与一般人群中的脑卒中或 TIA 一样，继发性脑卒中的预防方案应根据潜在的脑卒中机制及其血管危险因素而进行调整。

与 TIA 和脑卒中相似，颈动脉 FMD 患者脑出血或动脉瘤性蛛网膜下隙出血的处理应与一般人群的措施一致[89,90]。

对于颈动脉夹层患者，血管内治疗只适用于已使用最佳药物治疗但持续脑缺血的患者[88,91,92]。在对颈动脉 FMD 患者进行血管内介入治疗时，由于动脉壁发育不良，理论上较脆弱，所以术者应谨慎，避免发生医源性血管损伤。

由于颈动脉 FMD 和典型的脑血管动脉粥样硬化的病理生理学差异很大，所以他汀类药物的治疗效果尚不明确。一项回顾性研究未能证明他汀类药物对治疗肾性 FMD 患者再狭窄有任何治疗效果[93]。鉴于血脂异常与颈动脉 FMD 之间缺乏相关性，所以只有在合并动脉粥样硬化性疾病时才推荐使用他汀类药物。

生活方式的改变和其他因素

对颈动脉 FMD 患者来说，一个重要的可改变的危险因素就是戒烟。目前没有严格的研究证明戒烟对 FMD 病变进展速度的影响，但 Savard 和同事认为，与非吸烟的 FMD 患者相比，目前吸烟的 FMD 患者的病情进展得更快[38]。鉴于吸烟与脑血管事件的关系，强烈建议所有颈动脉 FMD 患者戒烟[1,94,95]。

如前文所述，没有数据表明口服避孕药或激素替代疗法与 FMD 的发展或进展速度有关，但其可能影响颅内动脉瘤的生长、破裂或瘤内血栓的形成。因此，有颅内动脉瘤或脑卒中病史的女性，特别是当前吸烟者，建议尽量以最低的有效剂量和最短的治疗时间进行激素治疗。

其他血管 FMD 的筛查

如前所述，大多数颈动脉 FMD 患者都有会累及其他动脉。因此，对于颈动脉 FMD 患者，建议用超声或 CTA 对肾动脉进行一次筛查。对尚未行颅内血管检查的颈动脉 FMD 患者也建议用 CTA 或 MRA 对颅内血管进行检查，以排除颅内动脉的受累和脑动脉瘤的存在。

结论

颈动脉 FMD 是一种发生在颈内动脉中段或远段的特发性、非炎症性、非动脉粥样硬化性的动脉病变，通常使用无创性血管成像方式即可诊断。虽然与病因相关的危险因素尚不明确，但最近的基因组学研究证实了其与颈动脉夹层、偏头痛的相关，以及和动脉粥样硬化类疾病的负相关。尽管继发颈动脉夹层和颅内动脉瘤的风险较高，但颈动脉 FMD 的总体自然病程通常是良好的，所以偶然发现此病的患者不必过度担心。治疗偏头痛和搏动性耳鸣可以改善有症状患者的生活质量。此后，应该不断地进行合作研究并做好患者登记，从而更好地了解其病理生理学机制，并根据其脑血管表现提供最佳的预防和治疗措施。

参考文献

1. Olin JW, Gornik HL, Bacharach JM, Biller J, Fine LJ, Gray BH, et al. Fibromuscular dysplasia: state of the science and critical unanswered questions: a scientific statement from the American Heart Association. Circulation. 2014;129(9):1048–78.
2. Persu A, Giavarini A, Touze E, Januszewicz A, Sapoval M, Azizi M, et al. European consensus on the diagnosis and management of fibromuscular dysplasia. J Hypertens. 2014;32(7): 1367–78.
3. Olin JW, Sealove BA. Diagnosis, management, and future developments of fibromuscular dysplasia. J Vasc Surg. 2011;53(3):826–36.e1. Epub 2011/01/18
4. LWaB L. Hypertension in unilateral renal disease. J Urol. 1938;39:611–26.
5. McCormack LJ, Hazard JB, Poutasse EF. Obstructive lesions of renal artery associated with remediable hypertension. Am J Pathol. 1958;34:582.
6. McCormack LJ, Poutasse EF, Meaney TF, Noto TJ, Dustan HP. A pathologic-arteriographic correlation of renal artery disease. Am Heart J. 1966;72:188–98.
7. Harrison EG Jr, McCormack LJ. Pathological classification of renal arterial disease in renovascular hypertension. Mayo Clin Proc. 1971;46:161–7.
8. Palubinskas AJ, Ripley HR. Fibromuscular hyperplasia in extrarenal arteries. Radiology. 1964;82:451–5. Epub 1964/03/01
9. Connett MC, Lansche JM. Fibromuscular hyperplasia of the internal carotid artery. Ann Surg. 1965;162:59–62.
10. Houser OW, Baker HL Jr, Sandok BA, Holley KE. Cephalic arterial fibromuscular dysplasia. Radiology. 1971;101(3):605–11.
11. Stanley JC, Fry WJ, Seeger JF, Hoffman GL, Gabrielsen TO. Extracranial internal carotid and

vertebral artery fibrodysplasia. Arch Surg. 1974;109(2):215–22. Epub 1974/08/01

12. Mettinger KL. Fibromuscular dysplasia and the brain. II. Current concept of the disease. Stroke. 1982;13(1):53–8.

13. Slovut DP, Olin JW. Fibromuscular dysplasia. N Engl J Med. 2004;350(18):1862–71.

14. Stanley JC, Gewertz BL, Bove EL, Sottiurai V, Fry WJ. Arterial fibrodysplasia. Histopathologic character and current etiologic concepts. Arch Surg. 1975;110:561–6.

15. Savard S, Steichen O, Azarine A, Azizi M, Jeunemaitre X, Plouin PF. Association between 2 angiographic subtypes of renal artery fibromuscular dysplasia and clinical characteristics. Circulation. 2012;126(25):3062–9. Epub 2012/11/17

16. Kincaid OW, Davis GD, Hallermann FJ, Hunt JC. Fibromuscular dysplasia of the renal arteries. Arteriographic features, classification, and observations on natural history of the disease. Am J Roentgenol RadiumTher Nucl Med. 1968;104(2):271–82.

17. Cragg AH, Smith TP, Thompson BH, Maroney TP, Stanson AW, Shaw GT, et al. Incidental fibromuscular dysplasia in potential renal donors: long-term clinical follow-up. Radiology. 1989;172(1):145–7.

18. Blondin D, Lanzman R, Schellhammer F, Oels M, Grotemeyer D, Baldus SE, et al. Fibromuscular dysplasia in living renal donors: still a challenge to computed tomographic angiography. Eur J Radiol. 2010;75(1):67–71. Epub 2009/04/11

19. Neymark E, LaBerge JM, Hirose R, Melzer JS, Kerlan RK Jr, Wilson MW, et al. Arteriographic detection of renovascular disease in potential renal donors: incidence and effect on donor surgery. Radiology. 2000;214(3):755–60.

20. Touzé E, Oppenheim C, Trystram D, Nokam G, Pasquini M, Alamowitch S, et al. Fibromuscular dysplasia of cervical and intracranial arteries. Int J Stroke. 2010;5(4):296–305. Epub 2010/07/20

21. Olin JW, Froehlich J, Gu X, Bacharach JM, Eagle K, Gray BH, et al. The United States registry for fibromuscular dysplasia: results in the first 447 patients. Circulation. 2012;125(25):3182–90. Epub 2012/05/23

22. Plouin PF, Baguet JP, Thony F, Ormezzano O, Azarine A, Silhol F, et al. High prevalence of multiple arterial bed lesions in patients with fibromuscular dysplasia: the ARCADIA registry (Assessment of Renal and Cervical Artery Dysplasia). Hypertension. 2017;70(3):652–8. Epub 2017/07/19

23. Bolen MA, Brinza E, Renapurkar RD, Kim ESH, Gornik HL. Screening CT angiography of the aorta, visceral branch vessels, and pelvic arteries in fibromuscular dysplasia. J Am Coll Cardiol Img. 2017;10(5):554–61. Epub 2016/09/26

24. Hendricks NJ, Matsumoto AH, Angle JF, Baheti A, Sabri SS, Park AW, et al. Is fibromuscular dysplasia underdiagnosed? A comparison of the prevalence of FMD seen in CORAL trial participants versus a single institution population of renal donor candidates. Vasc Med. 2014;19(5):363–7. Epub 2014/08/02

25. Perdu J, Boutouyrie P, Bourgain C, Stern N, Laloux B, Bozec E, et al. Inheritance of arterial lesions in renal fibromuscular dysplasia. J Hum Hypertens. 2007;21(5):393–400.

26. Mettinger KL, Ericson K. Fibromuscular dysplasia and the brain. I. Observations on angiographic, clinical and genetic characteristics. Stroke. 1982;13(1):46–52.

27. Pannier-Moreau I, Grimbert P, Fiquet-Kempf B, Vuagnat A, Jeunemaitre X, Corvol P, et al. Possible familial origin of multifocal renal artery fibromuscular dysplasia. J Hypertens. 1997;15(12 Pt 2):1797–801.

28. Ganesh SK, Morissette R, Xu Z, Schoenhoff F, Griswold BF, Yang J, et al. Clinical and biochemical profiles suggest fibromuscular dysplasia is a systemic disease with altered TGF-beta expression and connective tissue features. FASEB J. 2014;28(8):3313–24.

29. Poloskey SL, Kim E, Sanghani R, Al-Quthami AH, Arscott P, Moran R, et al. Low yield of genetic testing for known vascular connective tissue disorders in patients with fibromuscular dysplasia. Vasc Med. 2012;17(6):371–8.

30. Kiando SR, Tucker NR, Castro-Vega LJ, Katz A, D'Escamard V, Treard C, et al. PHACTR1 is a genetic susceptibility locus for fibromuscular dysplasia supporting its complex genetic pattern of inheritance. PLoS Genet. 2016;12(10):e1006367. Epub 2016/10/30

31. Deloukas P, Kanoni S, Willenborg C, Farrall M, Assimes TL, Thompson JR, et al. Large-scale association analysis identifies new risk loci for coronary artery disease. Nat Genet. 2013;45(1):25–33. Epub 2012/12/04

32. Nikpay M, Goel A, Won HH, Hall LM, Willenborg C, Kanoni S, et al. A comprehensive 1,000 Genomes-based genome-wide association meta-analysis of coronary artery disease. Nat Genet. 2015;47(10):1121–30. Epub 2015/09/08

33. Surendran P, Drenos F, Young R, Warren H, Cook JP, Manning AK, et al. Trans-ancestry meta-analyses identify rare and common variants associated with blood pressure and hypertension. Nat Genet. 2016;48(10):1151–61. Epub 2016/09/13

34. Debette S, Kamatani Y, Metso TM, Kloss M, Chauhan G, Engelter ST, et al. Common varia-

tion in PHACTR1 is associated with susceptibility to cervical artery dissection. Nat Genet. 2015;47(1):78–83. Epub 2014/11/25

35. Anttila V, Winsvold BS, Gormley P, Kurth T, Bettella F, McMahon G, et al. Genome-wide meta-analysis identifies new susceptibility loci for migraine. Nat Genet. 2013;45(8):912–7. Epub 2013/06/26

36. Gupta RM, Hadaya J, Trehan A, Zekavat SM, Roselli C, Klarin D, et al. A genetic variant associated with five vascular diseases is a distal regulator of endothelin-1 gene expression. Cell. 2017;170(3):522–33.e15. Epub 2017/07/29

37. Mackay A, Brown JJ, Cumming AM, Isles C, Lever AF, Robertson JI. Smoking and renal artery stenosis. Br Med J. 1979;2(6193):770. Epub 1979/09/29

38. Savard S, Azarine A, Jeunemaitre X, Azizi M, Plouin PF, Steichen O. Association of smoking with phenotype at diagnosis and vascular interventions in patients with renal artery fibromuscular dysplasia. Hypertension. 2013;61(6):1227–32.

39. Sang CN, Whelton PK, Hamper UM, Connolly M, Kadir S, White RI, et al. Etiologic factors in renovascular fibromuscular dysplasia. A case-control study. Hypertension. 1989;14(5):472–9.

40. O'Connor S, Gornik HL, Froehlich JB, Gu X, Gray BH, Mace PD, et al. Smoking and adverse outcomes in fibromuscular dysplasia: US Registry Report. J Am Coll Cardiol. 2016;67(14):1750–1.

41. Silhol F, Sarlon-Bartoli G, Daniel L, Bartoli JM, Cohen S, Lepidi H, et al. Intranuclear expression of progesterone receptors in smooth muscle cells of renovascular fibromuscular dysplasia: a pilot study. Ann Vasc Surg. 2015;29(4):830–5. Epub 2015/01/18

42. Shivapour DM, Erwin P, Kim E. Epidemiology of fibromuscular dysplasia: a review of the literature. Vasc Med. 2016;21(4):376–81. Epub 2016/04/14

43. O'Connor SC, Poria N, Gornik HL. Fibromuscular dysplasia: an update for the headache clinician. Headache. 2015;55(5):748–55.

44. O'Dwyer JA, Moscow N, Trevor R, Ehrenfeld WK, Newton TH. Spontaneous dissection of the carotid artery. Radiology. 1980;137(2):379–85. Epub 1980/11/01

45. Ringel SP, Harrison SH, Norenberg MD, Austin JH. Fibromuscular dysplasia: multiple "spontaneous" dissecting aneurysms of the major cervical arteries. Ann Neurol. 1977;1(3):301–4.

46. Mokri B, Sundt TM Jr, Houser OW, Piepgras DG. Spontaneous dissection of the cervical internal carotid artery. Ann Neurol. 1986;19(2):126–38. Epub 1986/02/01

47. Schievink WI. Spontaneous dissection of the carotid and vertebral arteries. N Engl J Med. 2001;344(12):898–906. Epub 2001/03/22

48. Debette S, Leys D. Cervical-artery dissections: predisposing factors, diagnosis, and outcome. Lancet Neurol. 2009;8(7):668–78. Epub 2009/06/23

49. Southerland AM, Meschia JF, Worrall BB. Shared associations of nonatherosclerotic, large-vessel, cerebrovascular arteriopathies: considering intracranial aneurysms, cervical artery dissection, moyamoya disease and fibromuscular dysplasia. Curr Opin Neurol. 2013;26(1):13–28.

50. Debette S. Pathophysiology and risk factors of cervical artery dissection: what have we learnt from large hospital-based cohorts? Curr Opin Neurol. 2014;27(1):20–8.

51. Bejot Y, Aboa-Eboule C, Debette S, Pezzini A, Tatlisumak T, Engelter S, et al. Characteristics and outcomes of patients with multiple cervical artery dissection. Stroke. 2014;45(1):37–41.

52. Callaghan FM, Luechinger R, Kurtcuoglu V, Sarikaya H, Poulikakos D, Baumgartner RW. Wall stress of the cervical carotid artery in patients with carotid dissection: a case-control study. Am J Physiol Heart Circ Physiol. 2011;300(4):H1451–8. Epub 2011/02/08

53. Compter A, Schilling S, Vaineau CJ, Goeggel-Simonetti B, Metso TM, Southerland A, et al. CADISP-plus consortium. Determinants and outcome of multiple and early recurrent cervical artery dissections. Neurology. 2018;91(8):e769–e80.

54. Hayes SN, Kim ESH, Saw J, Adlam D, Arslanian-Engoren C, Economy KE, et al. Spontaneous coronary artery dissection: current state of the science: a scientific statement from the American Heart Association. Circulation. 2018;137(19):e523–e57. Epub 2018/02/24

55. Cloft HJ, Kallmes DF, Kallmes MH, Goldstein JH, Jensen ME, Dion JE. Prevalence of cerebral aneurysms in patients with fibromuscular dysplasia: a reassessment. J Neurosurg. 1998;88(3):436–40.

56. Lather HD, Gornik HL, Olin JW, Gu X, Heidt ST, Kim ESH, et al. Prevalence of intracranial aneurysm in women with fibromuscular dysplasia: a report from the US registry for fibromuscular dysplasia. JAMA Neurol. 2017;74(9):1081–7. Epub 2017/07/18

57. Kirton A, Crone M, Benseler S, Mineyko A, Armstrong D, Wade A, et al. Fibromuscular dysplasia and childhood stroke. Brain. 2013;136(Pt 6):1846–56.

58. Reid AJ, Bhattacharjee MB, Regalado ES, Milewicz AL, El-Hakam LM, Dauser RC, et al. Diffuse and uncontrolled vascular smooth muscle cell proliferation in rapidly progressing pediatric moyamoya disease. J Neurosurg Pediatr. 2010;6(3):244–9. Epub 2010/09/03

59. Pilz P, Hartjes HJ. Fibromuscular dysplasia and multiple dissecting aneurysms of intracranial

arteries. A further cause of Moyamoya syndrome. Stroke. 1976;7(4):393–8.

60. Jansen JN, Donker AJ, Luth WJ, Smit LM. Moyamoya disease associated with renovascular hypertension. Neuropediatrics. 1990;21(1):44–7. Epub 1990/02/01

61. Choi Y, Kang BC, Kim KJ, Cheong HI, Hwang YS, Wang KC, et al. Renovascular hypertension in children with moyamoya disease. J Pediatr. 1997;131(2):258–63. Epub 1997/08/01

62. D'Souza SJ, Tsai WS, Silver MM, Chait P, Benson LN, Silverman E, et al. Diagnosis and management of stenotic aorto-arteriopathy in childhood. J Pediatr. 1998;132(6):1016–22. Epub 1998/06/17

63. Suarez WA, Kurczynski TW, Bove EL. An unusual type of combined aortic coarctation due to fibromuscular dysplasia. Cardiol Young. 1999;9(3):323–6.

64. Hata A, Noda M, Moriwaki R, Numano F. Angiographic findings of Takayasu arteritis: new classification. Int J Cardiol. 1996;54(Suppl):S155–63. Epub 1997/08/01

65. Slavin RE, Saeki K, Bhagavan B, Maas AE. Segmental arterial mediolysis: a precursor to fibromuscular dysplasia? Mod Pathol. 1995;8(3):287–94.

66. Lapides DA, Abusamaan MS, Davick JJ, Sharma AM, Mandell JW, Lopes MBS, et al. Segmental arterial mediolysis: a rare cause of rapidly progressive arterial dissections. Neurol Clin Pract. 2017;7(6):e43–e6. Epub 2018/02/13

67. Sakata N, Takebayashi S, Shimizu K, Kojima M, Masawa N, Suzuki K, et al. A case of segmental mediolytic arteriopathy involving both intracranial and intraabdominal arteries. Pathol Res Pract. 2002;198(7):493–7; discussion 9–500. Epub 2002/09/18.

68. Filippone EJ, Foy A, Galanis T, Pokuah M, Newman E, Lallas CD, et al. Segmental arterial mediolysis: report of 2 cases and review of the literature. Am J Kidney Dis. 2011;58(6):981–7. Epub 2011/08/30

69. Slavin RE. Segmental arterial mediolysis: course, sequelae, prognosis, and pathologic-radiologic correlation. Cardiovasc Pathol. 2009;18(6):352–60. Epub 2008/11/26

70. Schievink WI, Limburg M. Angiographic abnormalities mimicking fibromuscular dysplasia in a patient with Ehlers-Danlos syndrome, type IV. Neurosurgery. 1989;25(3):482–3. Epub 1989/09/01

71. Lassmann G. Vascular dysplasia of arteries in neurocristopathies: a lesson for neurofibromatosis. Neurofibromatosis. 1988;1(5–6):281–93. Epub 1988/01/01

72. Sharma AM, Gornik HL. Standing arterial waves is NOT fibromuscular dysplasia. Circ Cardiovasc Interv. 2012;5(1):e9–e11. Epub 2012/02/18

73. Lehrer H. The physiology of angiographic arterial waves. Radiology. 1967;89(1):11–9. Epub 1967/07/01

74. Sethi SS, Lau JF, Godbold J, Gustavson S, Olin JW. The S curve: a novel morphological finding in the internal carotid artery in patients with fibromuscular dysplasia. Vasc Med. 2014;19(5):356–62. Epub 2014/08/20

75. Brott TG, Halperin JL, Abbara S, Bacharach JM, Barr JD, Bush RL, et al. 2011 ASA/ACCF/AHA/AANN/AANS/ACR/ASNR/CNS/SAIP/SCAI/SIR/SNIS/SVM/SVS guideline on the management of patients with extracranial carotid and vertebral artery disease. Stroke. 2011;42(8):e464–540. Epub 2011/02/02

76. Lu L, Zhang LJ, Poon CS, Wu SY, Zhou CS, Luo S, et al. Digital subtraction CT angiography for detection of intracranial aneurysms: comparison with three-dimensional digital subtraction angiography. Radiology. 2012;262(2):605–12. Epub 2011/12/07

77. Donmez H, Serifov E, Kahriman G, Mavili E, Durak AC, Menku A. Comparison of 16-row multislice CT angiography with conventional angiography for detection and evaluation of intracranial aneurysms. Eur J Radiol. 2011;80(2):455–61. Epub 2010/08/24

78. Anzidei M, Napoli A, Zaccagna F, Di Paolo P, Saba L, Cavallo Marincola B, et al. Diagnostic accuracy of colour Doppler ultrasonography, CT angiography and blood-pool-enhanced MR angiography in assessing carotid stenosis: a comparative study with DSA in 170 patients. La Radiologia medica. 2012;117(1):54–71. Epub 2011/03/23

79. Smith-Bindman R, Lipson J, Marcus R, Kim KP, Mahesh M, Gould R, et al. Radiation dose associated with common computed tomography examinations and the associated lifetime attributable risk of cancer. Arch Intern Med. 2009;169(22):2078–86. Epub 2009/12/17

80. Furie DM, Tien RD. Fibromuscular dysplasia of arteries of the head and neck: imaging findings. AJR Am J Roentgenol. 1994;162(5):1205–9. Epub 1994/05/01

81. Heiserman JE, Drayer BP, Fram EK, Keller PJ. MR angiography of cervical fibromuscular dysplasia. AJNR Am J Neuroradiol. 1992;13(5):1454–7. Epub 1992/09/01

82. Leonardi M, Cenni P, Spagnoli M, Simonetti L, Raffi L, Agati R. Three-year retrospective study of complications arising during interventional procedures. Interv Neuroradiol. 2003;9(4):395–406. Epub 2003/12/20

83. Makar SK, Mukundan G, Gore G. Treatment of tinnitus: a scoping review. Int Tinnitus J. 2017;21(2):144–56.

84. Searchfield GD, Durai M, Linford T. A state-of-the-art review: personalization of tinnitus sound therapy. Front Psychol. 2017;8:1599. Epub 2017/10/04

85. Sismanis A. Pulsatile tinnitus: contemporary assessment and management. Curr Opin Otolaryngol Head Neck Surg. 2011;19(5):348–57. Epub 2012/05/04

86. Whelton PK, Carey RM, Aronow WS, Casey DE Jr, Collins KJ, Dennison Himmelfarb C, et al. 2017 ACC/AHA/AAPA/ABC/ACPM/AGS/APhA/ASH/ASPC/NMA/PCNA guideline for the prevention, detection, evaluation, and management of high blood pressure in adults: a report of the American College of Cardiology/American Heart Association Task Force on Clinical Practice Guidelines. J Am Coll Cardiol. 2018;71(19):e127–248. Epub 2017/11/18

87. Debette S, Goeggel Simonetti B, Schilling S, Martin JJ, Kloss M, Sarikaya H, et al. Familial occurrence and heritable connective tissue disorders in cervical artery dissection. Neurology. 2014;83(22):2023–31. Epub 2014/10/31

88. Powers WJ, Rabinstein AA, Ackerson T, Adeoye OM, Bambakidis NC, Becker K, et al. 2018 guidelines for the early management of patients with acute ischemic stroke: a guideline for healthcare professionals from the American Heart Association/American Stroke Association. Stroke. 2018;49(3):e46–e110. Epub 2018/01/26

89. Etminan N, Brown RD Jr, Beseoglu K, Juvela S, Raymond J, Morita A, et al. The unruptured intracranial aneurysm treatment score: a multidisciplinary consensus. Neurology. 2015;85(10):881–9. Epub 2015/08/16

90. Connolly ES Jr, Rabinstein AA, Carhuapoma JR, Derdeyn CP, Dion J, Higashida RT, et al. Guidelines for the management of aneurysmal subarachnoid hemorrhage: a guideline for healthcare professionals from the American Heart Association/American Stroke Association. Stroke. 2012;43(6):1711–37. Epub 2012/05/05

91. Rahme RJ, Aoun SG, McClendon J Jr, El Ahmadieh TY, Bendok BR. Spontaneous cervical and cerebral arterial dissections: diagnosis and management. Neuroimaging Clin N Am. 2013;23(4):661–71. Epub 2013/10/26

92. Schirmer CM, Atalay B, Malek AM. Endovascular recanalization of symptomatic flow-limiting cervical carotid dissection in an isolated hemisphere. Neurosurg Focus. 2011;30(6):E16. Epub 2011/06/03

93. Davies MG, Saad WE, Peden EK, Mohiuddin IT, Naoum JJ, Lumsden AB. The long-term outcomes of percutaneous therapy for renal artery fibromuscular dysplasia. J Vasc Surg. 2008;48(4):865–71. Epub 2008/08/12

94. Bofinger A, Hawley C, Fisher P, Daunt N, Stowasser M, Gordon R. Increased severity of multifocal renal arterial fibromuscular dysplasia in smokers. J Hum Hypertens. 1999;13(8):517–20. Epub 1999/08/24

95. Nicholson JP, Teichman SL, Alderman MH, Sos TA, Pickering TG, Laragh JH. Cigarette smoking and renovascular hypertension. Lancet. 1983;2(8353):765–6. Epub 1983/10/01

第 15 章

巨细胞动脉炎

Nathan Gaines，David S. Liebeskind

引言

巨细胞动脉炎(GCA)是最常见的系统性血管炎[1]。其靶点是大管径和中管径的血管，典型症状与好发于颈动脉的头颅分支有关。其是中老年性疾病，少见累及<50 岁人群。其临床表现变化极大，往往造成诊断困难，且诊断性检测通常缺乏特异性或不可靠。漏诊的后果很严重，15%~20%的患者出现永久性视觉丧失[2]。但由于其是老年患者的疾病，常有医学合并症，在许多情况下采用标准的全身性皮质类固醇治疗的效果不佳。对表现不特异的患者应保持高度疑诊的态度，详细检查并进行诊断性检查；同时应理解每一例 GCA 疑诊患者最佳治疗方案的不确定性。

历史回顾

Gene Hunder 在 *Mayo Clinic Proceedings* 上发表了 GCA 早期历史的极好综述[3]。Hutchinson在 19 世纪 90 年代早期描述了一个病例，该病例为双侧头皮红色疼痛条纹的 70 多岁男性，他认为是颞浅动脉肿胀所致[4]。随着时间的推移，动脉搏动伴随可见的炎症消退而减弱，剩下的只有坚硬的血栓化血管。直到 20 世纪 30 年代才有更多关于该疾病的报道，当时 Horton 及同事报道了 2 例有数周全身症状、头痛、下颌运动障碍、沿颞动脉走行有头皮触痛区的患者。这些病例的活检标本显示相同的慢性动脉炎。在同一个十年里，其他报道的 55~70 岁患者有相似的临床表现[5-7]。

Horton 排除可能病因为普通感染后，向5 例 70 多岁的健康志愿者的头皮和 1 例 60 多岁诊断为 GCA 女性的前臂注射颞动脉标本来探索自身免疫性病因的可能性[8]，健康志愿者没有反应，而患有 GCA 的女性出现发热、贫血、红细胞沉降率(ESR)升高。

20 世纪三四十年代开始出现视觉表现的报道。20 世纪 50 年代，Wagener 和 Hollenhorst 回顾了梅奥诊所遇到的 122 例有眼部表现的 GCA 患者，其中 44%的患者出现视觉丧失，主要的检眼镜检查结果为缺血性视神经病变[9]。Horton 和 Magath 在 20 世纪 50 年代的美国医学会的会议上提出了 GCA，但几十年后才被医生广泛认识。20 世纪之前还没有评估 GCA 发病率的可靠来源，而认识的提高无疑是发病率显著增高的一个因素，人口老龄化也可能发挥了重要作用，因为该疾病几乎只影响>50 岁的人群。

多年来，GCA 有很多名称。Hutchinson

最初称其为老年血栓性动脉炎,而 Horton 使用颞动脉炎的名称。早期文献中也出现过 Horton 病、头颅动脉炎、肉芽肿性动脉炎、老年性动脉炎、动脉炎性多肌痛[3]。两个使用时间最长的名称是巨细胞动脉炎和颞动脉炎。这些名称可以互换,但为了保持一致,本章将使用巨细胞动脉炎(GCA),除非参考文献使用了其他替代名称。

临床表现

流行病学

　　GCA 是美国最常见的系统性血管炎,确定的最大的危险因素包括:年龄、性别、种族。其几乎只影响>50 岁的人群,绝大多数病例发生在 70 多岁[10]。尽管数据有限且不一致,但斯堪的纳维亚后裔的发生率最高(约 17/100 000,>50 岁人群),欧洲南部和中东人群居中(约 10/100 000,>50 岁人群),非裔美国人、拉丁美洲、亚洲、阿拉伯人群罕见[11]。真实的发生率因有未诊断的病例而可能更高:一项瑞典的研究进行了颞动脉的尸检分析,报道了 1.6% 的 GCA 病变的证据[12]。女性更易受累,与男性的比例约为 3:1[11]。

普通症状

　　GCA 最常见的症状是头痛、全身性症状、风湿性多肌痛(PMR)引起的肌肉和关节疼痛、下颌运动障碍和视觉症状[13]。虽然多数医生都能正确诊断这一系列症状,但许多 GCA 患者的体格检查正常且仅有一些非特异性的症状。常见的症状(如头痛、乏力、肌肉疼痛)在一般人群中高发,更特异性的症状(如下颌运动障碍)少见,除非医生特别询问,否则患者不会主动提出。因此,一般需要抱着高度疑诊的态度,仔细、细致地询问。根据症状发作的顺序或最明显的症状,患者可

出现在各种临床环境中, 包括初级保健诊所、急救护理或急诊科、验光或眼科门诊、头痛专科、普通神经科诊所、脑卒中诊所等。为此, 所有医生熟悉临床表现的易变性很重要,因为在这些情况下的任何诊断延误将导致本可避免的不可逆性失明。

　　与多数继发性头痛一样,GCA 头痛的主观感受可表现为几乎任何形式的弥漫性或局限性头痛。患者一般描述为搏动性疼痛,但临床工作中会遇到各种类型的疼痛。双颞侧头痛见于约 50% 的病例,可能与头皮压痛有关, 这一发现有助于鉴别 GCA 与更常见的双颞侧紧张性头痛。与其他继发性头痛相比,GCA 应注意的关键特征是 50 多岁患者的新发头痛(或慢性头痛患者的头痛类型改变)[14]。

　　下颌运动障碍是少见但高度特异性的 GCA 症状之一,但必须与许多其他更常见的下颌痛原因鉴别[10]。颞下颌关节(TMJ)的下颌痛作为关节受压的直接后果而发生于咀嚼开始时。相反,GCA 引起的下颌运动障碍是由咀嚼肌的血流减少所致,在咀嚼开始后延迟发病,且下颌得到休息后可改善。在某些情况下,其可表现为下颌乏力,而非明显的疼痛。

　　视觉表现变化也很大。突发的单眼视觉丧失更常见,但也可能是任何类型的缺血性视觉障碍,包括波动性视觉丧失、短暂性单眼视觉丧失、双侧视觉丧失、偏盲,甚至第 3、第 4 或第 6 脑神经或眼外肌直接缺血引起的复视。复视仅见于约 5% 的患者,但却是疑诊 GCA 时少见且相对特异性高的症状之一[13]。Charles-Bonnet 综合征可见于任何病因的眼性或神经性视觉丧失中,且已在 GCA 中报道。仔细的神经眼科学检查可正确区分永久性视觉损失或功能障碍,但病史的质量限制了辨识暂时性视觉症状的准确性质。从事后偏盲中鉴别暂时性单眼视觉丧失往往

并不可靠,除非患者有意识地每次遮盖单侧眼睛,或者他们能描述眼部缺血的标志性特征,如反映视网膜动脉缺血时从远端到近端血流丧失的"落幕"表现。约80%的视觉丧失病例由动脉炎性缺血性视神经病变(AION)引起,约10%的病例由视网膜中央动脉闭塞(CRAO)引起,视网膜分支动脉闭塞(BRAO)少见(<5%)。缺血性视觉丧失用皮质类固醇治疗不可逆[10]。这一点将在后续深入讨论。

风湿性多肌痛(PMR)所致的关节和肌肉疼痛在发病后常见,往往与GCA同时出现。PMR见于40%~50%的GCA患者,而PMR患者中约15%出现GCA[15]。即便如此命名,但这并不是一种肌病,而是一种累及肌腱和滑膜囊的炎症性关节炎。患者通常主诉颈部、肩部和臀部疼痛及僵硬,肩部和臀部的肌肉疼痛在早晨加剧[16]。

全身症状(如发热、厌食、体重减轻、乏力)常见,但仍无特异性。应始终关注肿瘤或感染,特别是在老年人群中。发热和体重减轻往往是中度或轻度的,但也可更严重。全身症状似乎在某种程度上与系统性炎症标志物相关,这将在下文中深入讨论。约15%不明原因发热的老年病例是由GCA所致[17]。

体格检查和实验室发现

尽管体格检查在某些情况下有明显发现,但多数患者发病后缺乏明显的体格检查发现。发热和不明原因的体重减轻没有特异性但是很重要。从耳屏前上方开始向上的颞动脉触诊,可发现压痛、搏动减弱、发红和肿胀、变硬。头皮或舌头的皮肤可能出现明显的坏死。检眼镜检查可显示缺血性视神经病变的征象(视盘苍白和水肿)或少见的视网膜动脉闭塞(苍白的视网膜上有樱红色斑点,由代偿血流经侧支到达黄斑所致)。

ESR在GCA时通常明显升高,达100mm/h[18],C反应蛋白(CRP)也一样。但ESR或CRP轻度升高或正常也不能排除该疾病,并且似乎也不能预示病程更好。少数患者(研究中约10%或更少)的ESR值<50mm/h,在不到5%的病例中,ESR正常[19-21]。但ESR和CRP是非特异性的炎症标志物;升高水平的鉴别诊断非常多。IL-6可能是GCA疾病活动性的更好标志物,但并未广泛使用,且一般没有必要检测[22]。

其他常用的实验室检查异常包括正常红细胞性贫血、反应性血小板增多、血清白蛋白轻度降低、肝酶轻度升高,所有这些情况往往在开始糖皮质激素治疗后改善或消失。发病时白细胞计数一般正常,甚至在系统性炎症性症状出现时也正常。

症状、检查和实验室发现的诊断价值

当仅发现一些怀疑GCA的体征或症状时,一个常见的困难是不同检查有多大的诊断价值。Smetana和Schmerling在其文献《患者是否有颞动脉炎》[13]中很好地比较了GCA的诊断性检查的价值。在其研究中,增加颞动脉活检阳性可能的唯一表现是下颌运动障碍、复视和颞动脉异常,而ESR正常却显著降低了活检阳性的可能性。但这些结果并没有提高诊断GCA的敏感性,几乎所有常见的GCA症状也是如此。临床医生面临整体评估临床检查的艰巨任务,往往在诊断未确定的情况下就进行治疗。

疾病类型和组织病理学

典型的GCA引起中血管和大血管全层的炎症,中膜肉芽肿形成、弹力层破坏、内膜快速向心性增生。内膜增厚是血管损伤的非特异性反应,在各种炎症性和非炎症性血管病变中都能见到。非血栓形成性管腔狭窄是GCA缺血的主要机制。坏死并非GCA的病理学特征,除了弹力层破碎以外,动脉壁的其他成分一般不会被完全破坏[23]。

GCA 是一种异质性综合征,临床表现似乎受免疫反应与病理学类型之间差异的影响。PMR 可能是临床过程的一种终末期,其严重的系统性综合征与 GCA 极其相似;GCA 会分泌白细胞介素-1(IL-1)和 IL-6,但并未动员破坏性干扰素产生的 T 细胞[18]。IL-6 是系统性炎症反应的关键诱因,但与血管缺血性损伤呈负相关。一种解释是,IL-6 具有强大的血管生成属性,可诱导缺血灶周围的侧支血流通路[19]。另一种解释可能是,与那些缺血性损伤作为前哨性事件的患者相比,那些有强烈炎症反应和容易有明显全身性症状的患者更快地得到诊断和治疗。有明显缺血性症状但无全身性症状的 GCA 被认为是一种"隐匿性"变异,有明显全身性症状而无缺血性并发症的 GCA 被称为"静默性"变异。

此外,GCA 的血管炎分为狭窄性和非狭窄性,可能是由于 T 细胞的不同反应。有缺血性疾病的患者中,内膜增生所致的管腔狭窄由试图修复受累血管的生长因子和血管生成因子所致。其他患者有血管炎症和损伤,但没有导致缺血性后遗症的反应性内膜增生[18]。根据疾病的不同阶段也存在组织病理学变异,早期和晚期阶段可能都没有巨细胞,因为 60%~70% 的样本中都缺乏巨细胞[24]。

GCA 和弹力层的密切关系,与其好发于主动脉及其近端分支有关,一般不涉及颅内动脉(没有或罕有弹性纤维)。颅内动脉也缺乏血管滋养管,而 GCA 的炎症细胞可能通过血管滋养管浸润。对于颅外的颈部动脉,椎动脉比颈动脉更常被累及。有累及颅内动脉的报道,但似乎是一组罕见的 GCA,病程剧烈,有皮质类固醇治疗抵抗[25]。

尽管头部和颈部的颅外血管炎是 GCA 的标志性特征,但该区域以外的大血管也常受累。主动脉和上肢或下肢血管炎的体征和症状(如跛行、肢体冰冷、脉搏减弱、血压不对称)是 20%~80%GCA 患者的临床特征,可在诊断之前发现。许多这类患者缺乏典型的头部表现,如头痛、颞动脉异常或眼科并发症,但可表现为 GCA(包括 PMR)的系统性炎症性症状。继发于 GCA 的主动脉炎一般呈临床静默状态,但主动脉特别易于扩张和形成动脉瘤,而一般不发生于其他动脉,可表现为背部疼痛、腹部疼痛、呼吸困难或无症状。有主动脉破裂的报道[19]。

视觉丧失、脑卒中、其他神经系统并发症

约 20% GCA 患者在糖皮质激素治疗开始前出现视觉丧失;糖皮质激素时代前报道的 GCA 的预计视觉丧失率更高,为 35%~60%。视觉丧失最常见的原因是 AION(80%)和 CRAO(5%~15%),类型一般为无疼痛、突然发生、单眼。双眼视觉丧失可以是对侧眼睛因后续缺血性事件导致视觉丧失,也可以是更罕见的双眼同时缺血导致视觉丧失。预计暂时性单眼视觉丧失见于 10%~15% 的患者,可能预示即将发生永久性眼部缺血,就像进行性 TIA 可能预示进展性颈动脉疾病和即将发生大血管脑卒中一样。GCA 所致的视觉丧失不可逆,但却是许多闭塞性血管炎性疾病所表现的症状[26]。

如前所述,复视是 GCA 少有的高度特异性症状之一,但仅见于 <10% 的患者中。其常由脑神经或眼外肌缺血所致,导致分离性凝视[27]。

1.5%~7% 的 GCA 患者有脑卒中或短暂性脑缺血发作(TIA),更常见于后循环受累的硬膜外椎动脉,然后是硬膜外颈动脉[21]。除了视觉丧失的眼部原因外,脑卒中也是 GCA 致残的一个主要原因;由于 GCA 的死亡率似乎并未增加,患者往往很多年都认为是 GCA 相关性残疾。应特别注意后循环脑卒中(脑干、小脑、枕叶、丘脑)和椎基底动脉

供血不足(如站立时眩晕,特别是伴有局灶性神经功能障碍时)的症状。有灾难性双侧椎动脉闭塞的报道[28]。

脑卒中一般发生于疾病的临床活动期,最常见于症状发作至皮质类固醇开始治疗后约 1 个月,作为 GCA 的后期并发症少见。血管性机制似乎是缺血而非血栓形成。GCA 的主要脑卒中危险因素可能包括高血压、吸烟、男性、既往缺血性事件等传统性心血管危险因素。如前所述,强烈的系统性炎症反应似乎降低了脑卒中风险,这可能是由于 IL-6 的血管生成属性增加了侧支血供、更早诊断和治疗患者[29];由于其可能是一种不同的疾病类型,自然史的血管炎性并发症更少。

影像学

疑诊 GCA 患者的影像学检查应根据临床表现和机构的能力而定。颞动脉彩色多普勒超声对诊断非常有用,将在下一节讨论。

大动脉源性局灶性症状患者,MRA 和 CTA 是寻找潜在异常(如狭窄或扩张)的首选检查,但对中血管和小血管成像并不可靠。CTA 和 MRA 对显示节段性管腔狭窄或扩张都很好。对比剂增强的 MRI 可显示颞动脉或枕动脉的血管壁增强,少数研究报道其敏感性为 68%~89%,特异性为 73%~97%[30]。颈动脉超声对筛查颈动脉狭窄也很有用,但 CTA 或 MRA 鉴别狭窄原因的诊断价值更高,特别是由于 GCA 患者年龄较大,因而更容易有非 GCA 性颈动脉粥样硬化性狭窄。

氟脱氧葡萄糖正电子发射断层扫描(FDG-PET)有助于在症状无法定位时显示血管炎,如不明原因的发热或其他全身性症状,其敏感性和特异性分别为 77% 和 66%,甚至在糖皮质激素开始治疗后至少 6 个月仍有摄取[30]。在这些检查中,鉴别动脉粥样硬化和血管炎并不总是可能的,包括 FDG-PET,活动性动脉粥样硬化性病变也能摄取示踪剂。

检查和治疗

诊断性检查

确诊 GCA 具有挑战性。视觉丧失的威胁造成高度疑诊时在可能情况下尽早实施治疗,但对有糖尿病或其他类固醇治疗并发症的老年患者要同时考虑长期糖皮质激素治疗的不良反应,因此我们更期待证实诊断。主要的诊断方法仍是颞动脉活检的组织学检查。尽管该检查一般在门诊进行且通常是安全的,但假阴性结果造成的高风险并不能改善诊断的不确定性,只有 25%~30% 的病例活检结果为阳性[31]。

虽然活检不能排除 GCA,但仍是确诊的依据。切片长度至少为 5mm 才能改善诊断,在理想状况下,首次活检行冰冻切片,以便在阴性时从对侧留取样本。炎症沿血管走行但并不连续,形成所谓的"跳跃性病变";尽管许多假阴性可帮助诊断缺乏标志性病理学结果的疾病早期或晚期阶段,或者反映有更明显系统性炎症和(或)大动脉血管炎而非累及头颅动脉(如前所述)的 GCA 变异,但仍可能产生某些变异。活检的敏感性范围为 70%~90%;特异性并非 100%。幸运的是,活检准确率直到类固醇治疗开始 1~2 周似乎下降不多,可迅速治疗而不会错过准确诊断的机会[24]。

活检的主要替代方式是颞动脉彩色多普勒超声成像,但其应用受限于各个医学中心,必须有技术专家。阳性检查结果是动脉壁周围有一个血管壁水肿形成的由低回声环构成的"光环征"。不同研究的敏感性和特异性不同,分别为 55%~100% 和 78%~100%,

部分原因可能是技术专家经验不同。类固醇治疗开始后 2~3 周，光环征消失，但也可能持续数月[30]。如前所述，MRI、CTA、FDG-PET 也有助于诊断，特别是当疾病类型与典型的头颅动脉血管炎表现不同时。

临床上一般可以进行 GCA 与相关炎症性疾病的鉴别。大动脉炎是另一种主要的大血管炎，与 GCA 的大动脉变异（如累及锁骨下动脉）表现相似，但见于年轻得多的患者，视觉丧失罕见。一些小血管和中血管的血管炎[如肉芽肿性多血管炎（GPA）、显微镜下多血管炎（MPA）、结节性多动脉炎（PAN）]均可累及颞动脉，与 GCA 相似，但往往累及特定的不同血管区域。

归根结底，GCA 是一种临床诊断。应从整体上综合病史、体格检查、实验室检查、影像学检查、活检结果，某种程度的诊断不确定性很常见。

治疗

糖皮质激素是 GCA 的主要治疗药物，一旦强烈疑诊就应开始治疗，以期避免缺血性并发症，如视觉丧失。使用的剂量各不相同，但一般都从相当于 40~60mg 泼尼松的剂量开始，持续 2~4 周，然后每 2 周逐渐减少约 10mg 等效剂量，并密切监测复发[30]。一旦达到 20mg/d，减量应缓慢，一般每 2 周减少 2.5mg，直至 10mg/d，然后非常缓慢地每 2~4 周减少 1mg。复发更可能出现在<20mg/d 时。当出现复发时，剂量增加应与临床事件成比例，如视觉丧失或其他缺血性并发症将在诱导剂量下重新开始，而更轻微的全身性症状可能仅需比复发前剂量适度增加。若患者表现为缺血性并发症，或在减量期间出现，可考虑静脉内高剂量使用甲泼尼松（500~1000mg/d，持续 3~5 天），后续注射高剂量泼尼松；尽管没有充足的证据表明单独口服类固醇优于推荐的常规疗法。ESR 和 CRP 是该疾病活动期并不完美的生物标志物，不能单独依此来监测复发。

用甲氨蝶呤或塔西单抗辅助治疗也是一种选择，特别是患者有类固醇治疗禁忌证时。塔西单抗是一种 IL-6 受体拮抗剂，与单用糖皮质激素相比，其可改善缓解率，并降低糖皮质激素累积剂量负荷[32]。使用塔西单抗的一种结果是作为直接效应使 ESR 和 CRP 快速恢复正常，因此，临床上需要监测复发。作为一种新的治疗，其在 GCA 治疗中的最佳作用仍有待确定，包括是否能治疗潜在的血管炎，或是否通过降低系统性炎症反应而有更大的支持作用。甲氨蝶呤似乎在 GCA 中的获益不大，但也有助于减少糖皮质激素累积剂量负荷[30]，这对许多类固醇耐受性差的患者非常重要。

全身性症状和疼痛（包括头痛）可在类固醇治疗开始后的数天内改善，同时系统性炎症标志物的血液水平也会降低。类固醇可预防视觉丧失，但症状发生后就无法逆转，即使开始治疗，视觉丧失仍可持续进展几天[33]。

结论

GCA 是一种异质性、诊断困难的疾病，缺乏价值高的生物标志物、明确有效的诊断标准或敏感性高的金标准诊断性检查。即使存在这些困难，事实上，正是因为这些困难，所有医生意识到这种复杂疾病就显得极为重要，因为患者可出现在各种临床环境中，漏诊可能导致病期延长，以及引起可避免的永久性视觉丧失和其他缺血性并发症。

参考文献

1. González-Gay MA, García-Porrúa C. Systemic vasculitis in adults in northwestern Spain, 1988-1997. Clinical and epidemiologic aspects. Medicine (Baltimore). 1999;78:292–308.

2. Docken WP, Rosenbaum JT. Clinical manifestations of giant cell arteritis. In: Ramirez Curtis M, editor. UpToDate. Waltham, MA: UpToDate Inc. http://www.uptodate.com. Accessed on May 9, 2018.

3. Hunder G. The early history of giant cell arteritis and polymyalgia Rheumatica: first descriptions to 1970. Mayo Clin Proc. 2006;81(8):1071–83.

4. Hutchinson J. Diseases of the arteries. Arch Surg (London). 1889–90;1:323.

5. Horton BT, Magath TB, Brown GE. An Undescribed form of arteritis of the temporal vessels. Proc Staff Meet Mayo Clin. 1932;7:700–1.

6. Horton BT, Magath TB, Brown GE. Arteritis of the temporal vessels: previously undescribed form. Arch Int Med. 1934;53:400–9.

7. Horton BT, Magath TB. Arteritis of the temporal vessels: report of 7 cases. Proc Staff Meet Mayo Clin. 1937;12:548–53.

8. Horton BT. The temporal arteritis story: discovery of a new entity, Horton's disease. Boswell Hosp Proc. 1979;5:60–71.

9. Wagener HP, Hollenhorst RW. The ocular lesions of temporal arteritis. Am J Ophthalmol. 1958;45:617–30.

10. Gonzalez-Gay MA, Vazquez-Rodriguez TR, Lopez-Diaz MJ, Miranda-Filloy JA, Gonzalez-Juanatey C, Martin J, Llorca J. Epidemiology of giant cell arteritis and polymyalgia rheumatica. Arthritis Rheum. 2009;61(10):1454–61.

11. Smith CA, Fidler WJ, Pinals RS. The epidemiology of giant cell arteritis. Report of a ten-year study in Shelby County, Tennessee. Arthritis Rheum. 1983 Oct;26(10):1214–9.

12. Ostberg G. An arteritis with special reference to Polymyalgia Arteritica. Acta Pathol Microbiol Scand Suppl. 1973;237(Suppl 237):1.

13. Smetana GW, Shmerling RH. Does this patient have temporal arteritis. JAMA. 2002;287(1):92–101.

14. Solomon S, Cappa KG. The headache of temporal arteritis. J Am Geriatr Soc. 1987;35:163–5.

15. Gonzalez-Gay MA, Barros S, Lopez-Diaz MJ, Garcia-Porrua C, Sanchez-Andrade A, Llorca J. Giant cell arteritis: disease patterns of clinical presentation in a series of 240 patients. Medicine (Baltimore). 2005;84(5):269–76.

16. Salvarani C, Cantini F, Olivieri I, Barozzi L, Macchioni L, Niccoli L, Padula A, De Matteis M, Pavlica P. Proximal bursitis in active polymyalgia Rheumatica. Ann Intern Med. 1997;127(1):27–31.

17. Arnow PM, Flaherty JP. Fever of unknown origin. Lancet. 1997;350(9077):575–80.

18. Gonzalez-Gay MA, Lopez-Diaz MJ, Barros S, Garcia-Porrua C, Sanchez-Andrade A, Paz-Carreira J, Martin J, Llorca J. Giant cell arteritis: laboratory tests at the time of diagnosis in a series of 240 patients. Medicine (Baltimore). 2005;84(5):277–90.

19. Salvarani C, Hunder GG. Giant cell arteritis with low erythrocyte sedimentation rate: frequency of occurence in a population-based study. Arthritis Rheum. 2001;45(2):140–5.

20. Liozon E, Jauberteau-Marchan MO, Ly K, Loustaud-Ratti V, Soria P, Vidal E. Giant cell arteritis with a low erythrocyte sedimentation rate: comments on the article by Salvarani and Hunder. Arthritis Rheum. 2002;47(6):692–3.

21. Kermani TA, Schmidt J, Crowson CS, Ytterberg SR, Hunder GG, Matteson EL, Warrington KJ. Utility of erythrocyte sedimentation rate and C-reactive protein for the diagnosis of giant cell arteritis. Semin Arthritis Rheum. 2012;41(6):866.. Epub 2011 Nov 25–71.

22. Roche NE, Fulbright JW, Wagner AD, Hunder GG, Goronzy JJ, Weyand CM. Correlation of interleukin-6 production and disease activity in polymyalgia rheumatica and giant cell arteritis. Arthritis Rheum. 1993;36(9):1286–94.

23. Weyand CM, Goronzy JJ. Medium- and large-vessel Vasculitis. N Engl J Med. 2003;349(2):160–9.

24. Borchers AT, Gershwin ME. Giant cell arteritis: a review of the classification, pathophysiology, geoepidemiology and treatment. Autoimmun Rev. 2012;11(6–7):A544–54. https://doi.org/10.1016/j.autrev.2012.01.003.. Epub 2012 Jan 21

25. Salvarani C, Giannini C, Miller DV, Hunder G. Giant cell arteritis: involvement of intracranial arteries. Arthritis Rheum. 2006;55(6):985–9.

26. Soriano A, Muratore F, Pipitone N, Boiardi L, Cimino L, Salvarani C. Visual loss and other cranial ischaemic complications in giant cell arteritis. Nat Rev Rheumatol. 2017;13(8):476–84. https://doi.org/10.1038/nrrheum.2017.98.. Epub 2017 Jul 6

27. Biousse V, Newman N. Ischemic optic neuropathies. N Engl J Med. 2015;372:2428–36.
28. Rüegg S, Engelter S, Jeanneret C, Hetzel A, Probst A, Steck AJ, Lyrer P. Bilateral vertebral artery occlusion resulting from giant cell arteritis: report of 3 cases and review of the literature. Medicine (Baltimore). 2003;82(1):1–12.
29. Gonzalez-Gay MA, Vazquez-Rodriguez TR, Gomez-Acebo I, Pego-Reigosa R, Lopez-Diaz MJ, Vazquez-Triñanes MC, Miranda-Filloy JA, Blanco R, Dierssen T, Gonzalez-Juanatey C, Llorca J. Strokes at time of disease diagnosis in a series of 287 patients with biopsy-proven giant cell arteritis. Medicine (Baltimore). 2009;88(4):227–35. https://doi.org/10.1097/MD.0b013e3181af4518.
30. Buttgereit F, Dejaco C, Matteson EL, Dasgupta B. Polymyalgia Rheumatica and giant cell arteritis: a systematic review. JAMA. 2016;315(22):2442–58. https://doi.org/10.1001/jama.2016.5444.
31. Docken WP. Diagnosis of giant cell arteritis. Ramirez Curtis M, editor. UpToDate. Waltham, MA: UpToDate Inc. http://www.uptodate.com Accessed on May 9, 2018.
32. Stone JH, Tuckwell K, Dimonaco S, Klearman M, Aringer M, Blockmans D, Brouwer E, Cid MC, Dasgupta B, Rech J, Salvarani C, Schett G, Schulze-Koops H, Spiera R, Unizony SH, Collinson N. Trial of tocilizumab in giant-cell arteritis. N Engl J Med. 2017;377(4):317–28.
33. Hayreh SS, Zimmerman B. Visual deterioration in giant cell arteritis patients while on high doses of corticosteroid therapy. Ophthalmology. 2003;110(6):1204–15.

第 16 章

大动脉炎

Yilin Shek, Shlee S. Song

引言

大动脉炎(也称 Takayasu 动脉炎)是一种慢性非特异性动脉炎,主要累及主动脉及其大的分支,如颈动脉、锁骨下动脉、头臂干、椎动脉、肾动脉、肺动脉和冠状动脉。该病是一种罕见疾病,最常见于年轻的亚洲成年人中,通常发病年龄在 20~40 岁[1]。在全球范围内,美国、欧洲和南美洲均有相关病例的报道。1830 年,日本内科医生 Rokushu Yamamoto 首次报道了这种动脉炎[2]。Yamamoto 描述了一例 45 岁的男性病例,主要表现为持续发热,并伴随着体重减轻和呼吸困难,桡动脉和颈动脉没有搏动感。在日本眼科学会 1908 年的年会上,日本金泽大学眼科教授 Mikito Takayasu 博士报道了一例 22 岁的女性病例,其视力模糊,具有特征性的眼底动静脉吻合[3]。同年,Ohnishi 描述了一例类似的病例,22 岁的患者表现为桡动脉搏动消失[4]。1920 年发表了第一例大动脉炎尸检报告,显示为大血管性动脉炎。这也支持了大动脉炎患者的眼底病变可能由视网膜缺血引起的观点[2]。动脉炎症是疾病的标志,与不同程度的全身急性期反应有关。大动脉炎的发病机制尚不明确,但免疫介导的动脉损伤似乎起着主要作用[5]。显微镜下,大动脉炎可分为急性期、红斑期、炎症期和慢性纤维化期。在急性期,动脉壁中层可见淋巴细胞炎性浸润,偶见多核巨细胞,并同时伴有外膜血管炎和内膜增生。在慢性期,其主要表现为弹力组织破坏、纤维化和瘢痕形成。巨检可见炎性病变导致动脉壁增厚和动脉重塑,继而引起肌成纤维细胞增生,从而导致继发性的动脉狭窄、动脉瘤的形成和血栓形成[6,7]。

临床表现

大动脉炎通常发生在 40 岁以下的患者中,这些患者有非特异性的全身性症状,如低热、乏力、食欲缺乏、关节痛、肌肉痛和体重减轻等。而非特异性的症状往往会导致诊断和治疗的延误。随着动脉炎症的进展,颈动脉、锁骨下动脉、头臂干、椎动脉等动脉逐渐出现狭窄闭塞,血管病变的临床症状变得明显。在主动脉分支中,最常受累的动脉是锁骨下动脉和颈总动脉。在大多数研究中,90%的患者有狭窄或闭塞病变,而动脉瘤性疾病的发生率高达 25%[1]。其临床表现同样复杂,轻者可无症状,因动脉无搏动发现;而重者可有神经功能损伤的严重病变[2,8]。30%~

50%的大动脉炎炎患者无全身性症状[1]。发病患者主要包括以下包括以下临床表现。

外周脉搏减弱或消失，84%~96%的大动脉炎患者手臂脉搏减弱或消失[9]，因此大动脉炎也被称为无脉症。而锁骨下动脉狭窄使大多数患者存在双上肢血压差(>10mmHg,1mmHg=0.133kPa)。颈动脉、锁骨下动脉和腹部血管常可闻及动脉杂音[10]。同时，部分患者会出现手部皮肤温度低，四肢间歇性运动障碍，并伴有血流量减少引起的疼痛和压痛。

另外，33%~83%的大动脉炎患者表现为高血压，主要原因是肾动脉狭窄，以及主动脉及其分支弹性降低[10,11]。10%~30%的大动脉炎患者在发病时出现颈动脉痛(颈面部痛的一种特殊类型)，这可由颈总动脉受压引起，是重要的诊断线索[1,12]。37%的大动脉炎患者有 Takayasu 视网膜病变[13,14]。50%的大动脉炎患者肺动脉受累，并可能导致肺动脉高压[15,16]。心脏并发症常见，包括升主动脉扩张引起的主动脉瓣反流。冠状动脉炎可能导致心肌缺血，主动脉炎可导致冠状动脉开口狭窄。另外，大动脉炎也可能引起高血压、主动脉瓣反流和扩张型心肌病相关的充血性心力衰竭[9,11]。其他表现包括腹痛、肠系膜动脉缺血引起的胃肠道出血，以及下肢结节性红斑[11]。

颅外脑动脉受累可导致脑低灌注和脑缺血。其临床表现为体位性眩晕、晕厥、头痛、黑蒙、短暂性脑缺血发作和脑卒中。Duarte 等最近的一项荟萃分析表明，大动脉炎患者合并脑卒中-短暂性脑缺血发作的患病率为 15.8%[17]。脑卒中可能是首发表现，可不伴有其他全身性症状。Bond 等在对 79 例患者的研究中发现，11.4%的患者出现急性缺血性脑卒中，6.3%的患者出现短暂性脑缺血发作，1.3%的患者出现症状性颅内出血[18]。最近的一项法国研究表明，脑卒中对大动脉炎患者的预后有重大影响：59%的患者有神经功能障碍，35%的患者脑卒中复发，24%的患者出现癫痫[19]。目前认为，大动脉炎导致缺血性脑卒中的潜在机制主要包括血管炎和动脉血栓引起的继发性动脉闭塞、血管近端栓塞(包括动脉性栓塞或心源性栓塞)，以及伴有血流动力学改变的血管狭窄或窃血、颈动脉夹层及烟雾病等导致的脑低灌注[18-24]。

大动脉炎的自然病程主要分为三个阶段，初期表现为全身性炎症和狭窄前病变，逐渐进展为狭窄或动脉瘤样血管损伤，最后为纤维化阶段[10,14]。每个疾病阶段的持续时间和病程因患者而异，不同人群之间的疾病表现也不同。Moriwaki 等对日本的一项队列研究显示，女性患者主要表现为无脉和头晕，多数患有主动脉瓣反流，同时伴有持续且严重的炎症活动。而印度裔患者(其中 37%是男性)往往表现为头痛和高血压[25]。Kerr 等在对 60 例患者的研究中发现，20%的患者有单时相自限性疾病，而 80%的患者病程较长，需要药物治疗。此外，在获得缓解的患者中，约有 50%复发，其中 88%的患者表现出疾病进展[11]。一项由 Ishikawa 等完成的日本病例队列研究显示，该疾病的 15 年生存率从 79.9%(1957—1975 年)提高到 96.5%(1976—1990 年)[26]。该疾病的主要死亡原因是脑血管疾病和心力衰竭[13]。Comarmond 等在最近的一项法国全国范围的研究中发现，对 318 例患者中位随访时间 6.1 年后，42.7%的大动脉炎患者复发，38.4%的大动脉炎患者出现血管并发症，死亡率为 5%[27]。

影像学表现

大动脉炎是一种特发性全身性炎性血管病变，通常进展为终末器官缺血。其临床表现的多样性经常导致诊断延误，与此同时，对疾病活动、进展及治疗反应的监测也很困难。因此，除了全面的临床评估外，血管成像技术在临床的诊断及治疗过程中发挥着重要的作用。影像学检查可以用来检测受累动脉壁内是否存在炎症及临床相关血管损伤，如狭窄或闭塞、扩张、动脉瘤或血栓形成（图16.1），从而有助于诊断和治疗。在临床实践中，动脉壁炎症和多个大血管存在管腔异常病变是诊断大动脉炎的重要线索。此外，在大动脉炎的发展过程中，动脉壁炎症可用于评估疾病活动性和监测疾病的治疗反应。包括超声、超声心动图、MRI、MRA、CTA、PET和动脉内血管造影在内的不同成像方式可以分析动脉壁的形态和（或）功能特征[28-32]。

高分辨率彩色多普勒超声可用于评估颈总动脉和锁骨下动脉近端部分，有助于大动脉炎的诊断。血管超声可以显示大动脉炎特有的"通心粉"征，即受累动脉的动脉壁回声环状增厚，提示血管壁水肿[33,34]。此外，多普勒超声可提供血流的相关信息，并估计血流速度，可对狭窄节段进行功能评估，这使得超声成为监测疾病进展和指导治疗的有效方式[35]。腹部超声可用于腹主动脉瘤的筛查。最近证实，微泡超声造影（CEUS）能够改善血管壁的显示，增强动脉管腔，并能够检测外膜新生血管，这可能是炎症细胞进入动脉壁的主要入口[36,37]。Giordana等的最新研究证据表明，颈动脉CEUS可用于诊断和监测大动脉炎的治疗反应[38,39]。据报道，颈动脉CEUS扫描显示，一例大动脉炎患者治疗前动脉壁明显增厚并有多个血管滋养管。而在类固醇激素治疗后超声影像异常逐渐改变，动脉壁和血管滋养管强化明显降低，且与患者症状的显著改善相关。超声成像的优点包括非侵入性、广泛的可用性、不昂贵和无电离辐射。但其主要限制是无法透过骨骼，同时对操作者的技术要求较高。

常规动脉内血管造影是诊断和准确显示主动脉及其分支的重要影像手段，同时便于术前评估和制订手术计划。其缺点包括检查具有侵入性，无法显示动脉壁和动脉周围结构。因此，其可能无法发现存在动脉壁炎症而管腔直径尚未改变的狭窄前阶段[40]。

相比之下，碘或钆增强CTA或MRA可以分析动脉管腔形态并检测血管壁炎症。在血管炎早期阶段，CTA典型表现为受累动脉的向心性管壁增厚[41,42]。在未增强成像上，炎性动脉壁可通过较高的衰减与正常血管腔区分开来。在健康对照组中，在未增强图像上无法识别主动脉壁，且CTA动脉期显示主动脉壁厚度小于1mm[43,44]。在增强后的图像中，由于内膜肿胀增强较弱，外环的炎症

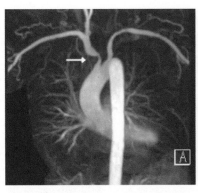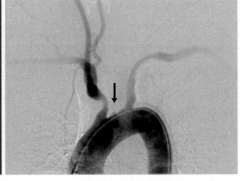

图16.1　大动脉炎患者的主动脉弓。左侧MRA图像显示无名动脉近端的中度至重度狭窄（箭头所示）。左侧颈总动脉在起始处附近闭塞。左侧锁骨下动脉近端管腔不规则。右图显示主动脉弓部的血管造影图，证实了MRA的发现。左侧颈总动脉仅可见近端残端（箭头所示）。

性中膜和外膜明显增强,会形成双环强化模式,这是大动脉炎的早期典型表现[44,45]。在疾病晚期,CTA 有助于发现并发症,如动脉瘤、狭窄闭塞性病变和血栓形成[42]。与常规血管造影相比,CTA 诊断累及胸主动脉及其主要分支的大动脉炎的敏感性和特异性分别为95% 和 100%[46]。此外,冠状动脉 CTA 可以帮助确定大动脉炎的冠状动脉受累情况[47,48]。Kang 等的一项 111 例大动脉炎患者的队列研究显示,53% 的患者冠状动脉 CTA 显示冠状动脉病变(主要表现为冠脉开口狭窄、非开口冠状动脉狭窄和冠状动脉瘤)[47]。CTA 的优点是其广泛的可用性和较短的扫描时间,但其缺点是需要暴露于电离辐射,同时有使用碘造影剂相关的风险。相反,MRI 对动脉壁和管腔的高分辨率显影及避免辐射的特点使其在诊断大动脉炎、监测疾病进展和识别复发方面很有吸引力,特别是对于典型的年轻患者有优势。时间飞跃序列(TOF)MRA 是最常用的非对比剂增强 MRA 技术,可用于有对比剂禁忌证的患者。增强 MRA 可以提供空间分辨率更高的血管腔评估[49]。MRI 在评估大动脉炎方面的另一个好处是能够进行心血管 MRI(CMR),除了对主动脉及其分支进行成像外,还可以通过评估心肌功能和主动脉瓣反流来评估心脏并发症[50,51]。MRA 的局限性包括对血管狭窄程度的高估、较长的扫描时间、伪影及与植入装置相关的安全问题。

18F-氟脱氧葡萄糖(FDG)正电子发射断层扫描(PET)越来越多地用于评估大动脉炎患者。18F-FDG 是一种放射性标记的葡萄糖类似物,18F-FDG-PET 成像利用受累血管壁中活化的炎症细胞中脱氧葡萄糖的代谢积累[52]。一般来说,比肝脏更强烈的摄取被认为是血管炎的特异性表现[53,54]。放射性标记的脱氧葡萄糖积累有助于发现大动

脉炎早期的狭窄前病变,并通过显示动脉壁炎症来揭示疾病的范围[37,55,56]。据报道,FDG-PET 诊断大动脉炎的敏感性为 65% ~ 100%[56,57]。虽然 PET 的空间分辨率相对较低,但 PET 图像与 CTA 或 MRA 的结合已被证明能更好地显示动脉壁异常,并对功能数据进行更精确的解剖定位,从而提高诊断的准确性[58-61]。此外,最近的一项前瞻性研究评估了 PET-CT 在大动脉炎和巨细胞动脉炎患者与类似大血管炎的患者和健康对照者中的应用,数据表明,临床缓解期间的 FDG-PET 扫描可以预测未来疾病的临床复发[62]。因此,PET 扫描不仅为大动脉炎的早期诊断提供了有价值的线索,而且也是有价值的疾病监测方式。18F-FDG-PET 成像的局限性是缺乏对炎症细胞的特异性判断,因为 FDG 可以被任何代谢活跃的组织摄取。最近,一种新的 PET 配体 11C-PK11195,与单核细胞和中性粒细胞中高表达的转位蛋白(TSPO)特异性结合,已被用于诊断大动脉炎的研究[63,64]。Pugliese 等报道,11C-PK11195 PET-CTA 成像显示,所有 6 例有症状的大动脉炎或巨细胞动脉炎患者的动脉壁摄取均显著增加,但无症状对照组中未增加[65]。目前,具有更长物理半衰期的第二代放射性标记配体正在进行更广泛的临床应用测试[66]。

除了上述成像方式外,还可以使用经胸超声心动图(TTE)和经食管超声心动图(TEE)来评估大动脉炎过程中的心血管并发症,包括主动脉瓣反流、主动脉根部扩张和心肌疾病。TTE 通常是用于评估升主动脉和主动脉瓣的首选检查,提供了有关主动脉根部和主动脉瓣解剖和功能特征的有价值的信息。与 TTE 相比,TEE 侵入性更强,但能提供更好的高分辨率图像,有助于识别主动脉夹层和壁内血肿等大动脉炎并发症[29]。

诊断与治疗

诊断

大动脉炎是一种罕见的大血管炎，主要影响年轻人，有相当高的发病率和死亡率。因此，疾病的早期诊断至关重要，最好是在狭窄前阶段确定诊断，这样才能开始积极的治疗，以防止重要器官的损害。临床医生应该对该疾病有高度的怀疑，将这种疾病纳入有相关临床表现患者的鉴别诊断。全面的临床评估包括详细的病史记录和细致的体格检查，通过分析急性期反应物来判断全身炎症，并使用适当的影像学方法。1990 年美国风湿病学会（ACR）为大动脉炎的传统分类制订了 6 个标准[67]：①发病年龄小于或等于 40 岁；②肢体间歇性运动障碍；③肱动脉搏动减弱；④双上肢收缩压差大于 10mmHg；⑤锁骨下动脉或主动脉杂音；⑥动脉造影确定整个主动脉、其主要分支或上下肢近端大动脉狭窄或闭塞。该诊断标准的敏感性和特异性分别为 73.6% 和 98.3%，因此，有必要更新大血管炎的分类和诊断标准[68]。例如，Yoshida 等研究表明，年龄不是绝对的诊断标准，15%~20% 的大动脉炎患者在 40 岁之后发病[69]。此外，非侵入性影像技术提高了诊断的敏感性，应该纳入更新的 ACR 标准中。

对于出现上述症状或原因不明的急性期反应或高血压的年轻患者，有必要进行进一步的研究。目前还没有特异的实验室诊断指标，如针对大动脉炎的特异性自身抗体或其他血清学异常[70]。急性期反应物的检测，如红细胞沉降率（ESR）和 C 反应蛋白（CRP），无疑提供了一个有用的工具来支持全身炎症过程的存在。然而，它们不能可靠地识别血管炎症和疾病进展[11,13,14,71]。此外，在 ESR 和 CRP 水平正常的情况下，也可能出现活动性疾病[11,71]。

血管成像技术为大动脉炎的诊断、疾病活动性的判断、基线血管受累程度的确定、常规随访和疗效评估提供了有价值的工具，并指导临床治疗。非侵入性方法显然更可取、更合适。多普勒超声易应用于颅外血管，可以测量最常见的颈动脉和近端锁骨下动脉的管壁增厚和管腔狭窄。此外，其还可以为 MRA 或 CTA 血流动力学提供补充信息[29]。[18F]-FDG-PET-CT 可检测动脉壁炎症，适用于疑诊狭窄前阶段患者的诊断[1]。一旦诊断，建议通过 MRA 或 CTA 对胸部、头颈部、腹部或其他区域的动脉进行彻底评估，以确定管腔形态和血管壁厚度[72]。MRA 检查没有放射暴露风险，是长期随访监测疾病进展的良好选择。

获取活检组织相对困难，所以很少通过组织病理学来诊断大动脉炎。组织学检查仅限于那些接受血运重建或动脉瘤修复的病例。组织病理学结果有助于建立诊断并确定疾病状态（如活动性炎症期与非活动性纤维化期），这可能导致不同的疾病治疗策略。

治疗

大动脉炎患者的治疗是具有挑战性的，主要是因为病程的不确定性、评估实际疾病活动性的困难及对治疗反应的不一致。临床数据包括对患者症状的评估、急性期反应物的测定和影像学研究结果的结合，用于寻找活动性疾病，监测疾病进展，并帮助指导治疗。此外，识别大动脉炎的预后预测因素也很重要，这可能有助于确定需要更积极治疗和密切随访的患者。Ishikawa 等的研究发现，出现主要并发症（大动脉炎视网膜病变、继发性高血压、主动脉瓣反流或动脉瘤）或进展性病程都是预后不良的预测因素。同时存在主要并发症和进展性病程是最差的预后指标，15 年生存率为 43%。无并发症组无患者死亡[26]。最近，Comarmond 等发现男性、CRP 水平升高和颈动脉痛是与大动脉炎复发相关的危险因素。此外，他们的研究表明，进展性病程和视网膜病变情况下血管并发症的风险分别增加 2 倍和 3.4 倍[27]。

药物治疗的基本原理是通过适当的免疫抑制来抑制血管和全身炎症。主要的治疗目标是防止动脉疾病的进展，如狭窄或动脉瘤的形成。皮质类固醇是治疗大动脉炎的主要药物。有证据表明，多达 60% 的患者，单独使用皮质类固醇治疗可以达到临床缓解或至少一次缓解[11,73]。Hall 等的研究表明，在 16 例接受皮质类固醇治疗的患者中，有 8 例在延迟几个月后恢复了动脉搏动[14]。然而，高达 50% 的大动脉炎患者，仅用皮质类固醇治疗并不能达到持续的缓解作用，当皮质类固醇治疗逐渐减量时，经常会出现疾病的复发[74]。在这种情况下，需要使用常规免疫抑制剂（如甲氨蝶呤、硫唑嘌呤或环磷酰胺）进行治疗[73,75,76]。常规免疫抑制剂的另一个好处是将皮质类固醇的潜在不良反应降至最低。一项小型的甲氨蝶呤开放性研究显示，在 16 例使用激素无效的患者中，有 81% 的患者病情缓解。然而，当停用皮质类固醇后，44% 的患者复发[74]。在难治性病例中，可以尝试使用 TNF-α 和 IL-6 拮抗剂（如依那西普、英夫利昔单抗和托珠单抗）进行生物靶向治疗，据报道，可以使 60%~70% 的患者疾病活动得到控制[77,78]。在一项对 36 例难治性大动脉炎患者进行的托珠单抗的随机、安慰剂对照试验中，托珠单抗在复发时间方面优于安慰剂[79]。总体而言，尽管有上述药物治疗，但在大动脉炎的病程中，疾病复发并不少见，特别是在逐渐减少用药的情况下。因此，使用血管成像进行详细的随访至关重要，最初每 6 个月随访一次，以监测对治疗的反应和疾病进展[80,81]。

有症状的狭窄闭塞性病变或动脉瘤样扩张可能需要血管内介入和外科手术治疗[82-84]。血管内介入治疗的适应证包括导致脑或心脏缺血的血管狭窄或闭塞性病变，继发于严重肾动脉狭窄导致难以控制的高血压，伴有破裂风险的动脉瘤样扩张，以及严重的主动脉瓣反流。一般来说，手术应在疾病非活动期进行，以避免再狭窄、吻合口动脉瘤形成及血栓形成等并发症[85,86]。

最后，治疗大动脉炎的另一个重要方面是治疗相关的心血管危险因素和并发症，包括高血压、炎症导致的加速性动脉粥样硬化、肺动脉高压、心力衰竭和脑卒中。这就强调了在治疗大动脉炎患者时多学科联合的必要性。

参考文献

1. Mason JC. Takayasu arteritis – advances in diagnosis and management. Nat Rev Rheumatol. 2010;6:406–15.
2. Numano F, Okawara M, Inomata H, Kobayashi Y. Takayasu's arteritis. Lancet. 2000;356:1023–5.
3. Terao C. History of Takayasu arteritis and Dr. Mikito Takayasu. Int J Rheum Dis. 2014;17:931–5.
4. Numano F, Kakuta T. Takayasu arteritis – five doctors in the history of Takayasu arteritis. Int J Cardiol. 1996;54:S1–10.
5. Weyand CM, Goronzy JJ. Medium- and large-vessel vasculitis. N Engl J Med. 2003;349:160–9.
6. Johnston SL, Lock RJ, Gompels MM. Takayasu arteritis: a review. J Clin Pathol. 2002;55:481–6.
7. Gravanis MB. Giant cell arteritis and Takayasu aortitis: morphologic, pathogenetic and etio-logic factors. Int J Cardiol. 2000;75(Suppl. 1):S21–33.. discussion S35–6
8. Kerr GS. Takayasu's arteritis. Rheum Dis Clin N Am. 1995;21:1041–58.
9. Subramanyan R, Joy J, Balakrishnan KG. Natural history of aortoarteritis (Takayasu's dis-ease). Circulation. 1989;80:429–37.

10. Lupi-Herrera E, Sánchez-Torres G, Marcushamer J, Mispireta J, Horwitz S, Vela JE. Takayasu arteritis. Clinical study of 107 cases. Am Heart J. 1977;93:94–103.

11. Kerr GS, Hallahan CW, Giordano J, Leavitt RY, Fauci AS, Rotten M, et al. Takayasu arteritis. Ann Intern Med. 1994;120:919–29.

12. Jain S, Kumari S, Ganguly NK, Sharma BK. Current status of Takayasu arteritis in India. Int J Cardiol. 1996;54(Suppl):S111–6.

13. Ishikawa K. Natural history and classification of occlusive thromboaortopathy (Takayasu's disease). Circulation. 1978;57:27–35.

14. Hall S, Barr W, Lie JT, Stanson AW, Kazmier FJ, Hunder GG. Takayasu arteritis. A study of 32 North American patients. Medicine. 1985;64:89–99.

15. Lupi E, Sánchez G, Horwitz S, Gutierrez E. Pulmonary artery involvement in Takayasu's arteritis. Chest. 1975;67:69–74.

16. Yamada I, Shibuya H, Matsubara O, Umehara I, Makino T, Numano F, et al. Pulmonary artery disease in Takayasu's arteritis: angiographic findings. AJR Am J Roentgenol. 1992;159:263–9.

17. Duarte MM, Geraldes R, Sousa R, Alarcao J, Costa J. Stroke and transient ischemic attack in Takayasu's arteritis: a systematic review and meta-analysis. J Stroke Cerebrovasc Dis. 2016;25:781–91.

18. Bond KM, Nasr D, Lehman V, Lanzino G, Cloft HJ, Brinjikji W. Intracranial and extracranial neurovascular manifestations of Takayasu arteritis. AJNR Am J Neuroradiol. 2017;38:766–72.

19. Couture P, Chazal T, Rosso C, Haroche J, Leger A, Hervier B, et al. Cerebrovascular events in Takayasu arteritis: a multicenter case-controlled study. J Neurol. 2018;265:757–63.

20. Kumral E, Evyapan D, Aksu K, Keser G, Kabasakal Y, Balkir K. Microembolus detection in patients with Takayasu's arteritis. Stroke. 2002;33:712–6.

21. Park KC, Kim JH, Yoon SS, Heo SH. Takayasu's disease presenting with atherothrombotic ischaemic stroke. Neurol Sci. 2008;29:363–6.

22. Kim HJ, Suh DC, Kim JK, Kim SJ, Lee JH, Choi CG, et al. Correlation of neurological manifestations of Takayasu's arteritis with cerebral angiographic findings. Clin Imaging. 2005;29:79–85.

23. Hao R, Zhang J, Ma Z, Xiao M, Zhou L, Kang N, et al. Takayasu's arteritis presenting with common carotid artery dissection: a rare case report. Exp Ther Med. 2016;12:4061–3.

24. Skeik N, Rumery KK, Udayakumar PD, Crandall BM, Warrington KJ, Sullivan TM. Concurrent Takayasu arteritis with common variable immunodeficiency and moyamoya disease. Ann Vasc Surg. 2013;27(240):e213–48.

25. Moriwaki R, Noda M, Yajima M, Sharma BK, Numano F. Clinical manifestations of Takayasu arteritis in India and Japan—new classification of angiographic findings. Angiology. 1997;48:369–79.

26. Ishikawa K, Maetani S. Long-term outcome for 120 Japanese patients with Takayasu's disease: clinical and statistical analyses of related prognostic factors. Circulation. 1994;90:1855–60.

27. Comarmond C, Biard L, Lambert M, Mekinian A, Ferfar Y, Kahn JE, et al. Long-term outcomes and prognostic factors of complications in Takayasu's arteritis: a multicenter study of 318 patients. Circulation. 2017;136:1114–22.

28. Ammirati E, Moroni F, Pedrotti P, Scotti I, Magnoni M, Bozzolo EP, et al. Non-invasive imaging of vascular inflammation. Front Immunol. 2014;5:399.

29. Hartlage GR, Palios J, Barron BJ, Stillman AE, Bossone E, Clements SD, et al. Multimodality imaging of aortitis. JACC Cardiovasc Imaging. 2014;7:605–19.

30. Prieto-Gonzalez S, Arguis P, Cid MC. Imaging in systemic vasculitis. Curr Opin Rheumatol. 2015;27:5362.

31. Prieto-Gonzalez S, Espıgol-Frigole G, Garcia-Martinez A, Alba MA, Tavera-Bahillo I, Hernandez-Rodriguez J, et al. The expanding role of imaging in systemic vasculitis. Rheum Dis Clin N Am. 2016;42:733–51.

32. Tombetti E, Mason JC. Application of imaging techniques for Takayasu arteritis. Presse Med. 2017;46:e215–23.

33. Gornik HL, Creager MA. Aortitis. Circulation. 2008;117:3039–51.

34. Maeda H, Handa N, Matsumoto M, Hougaku H, Ogawa S, Oku N, et al. Carotid lesions detected by B-mode ultrasonography in Takayasu's arteritis: "macaroni sign" as an indicator of the disease. Ultrasound Med Biol. 1991;17(7):695–701.

35. Schmidt WA, Backhaus M. What the practicing rheumatologist needs to know about the technical fundamentals of ultrasonography. Best Pract Res Clin Rheumatol. 2008;22(6):981–99.

36. Coli S, Magnoni M, Sangiorgi G, Marrocco-Trischitta MM, Melisurgo G, Mau- riello A, et al. Contrast-enhanced ultrasound imaging of intraplaque neovascularization in carotid arteries: correlation with histology and plaque echogenicity. J Am Coll Cardiol. 2008;52(3):223–30.

37. Andrews J, Mason JC. Takayasu's arteritis: recent advances in imaging offer promise. Rheumatology. 2007;46:6–15.

38. Giordana P, Baque-Juston MC, Jeandel PY, Mondot L, Hirlemann J, Padovani B, et al. Contrast-

enhanced ultrasound of carotid artery wall in Takayasu disease: first evidence of application in diagnosis and monitoring of response to treatment. Circulation. 2011;124(2):245–7.

39. Magnoni M, Dagna L, Coli S, Cianflone D, Sabbadini MG, Maseri A. Assessment of Takayasu arteritis activity by carotid contrast-enhanced ultrasound. Circ Cardiovasc Imaging. 2011;4(2):e1–2.

40. Lambert M, Hatron PY, Hachulla E, Warembourg H, Devulder B. Takayasu's arteritis diagnosed at the early systemic phase: diagnosis with noninvasive investigation despite normal findings on angiography. J Rheumatol. 1998;25:376–7.

41. Khandelwal N, Kalra N, Garg MK, Kang M, Lal A, Jain S, et al. Multidetector CT angiography in Takayasu arteritis. Eur J Radiol. 2011;77(2):369–74.

42. Yoshida S, Akiba H, Tamakawa M, Yama N, Takeda M, Hareyama M, et al. The spectrum of findings in supra-aortic Takayasu's arteritis as seen on spiral CT angiography and digital subtraction angiography. Cardiovasc Intervent Radiol. 2001;24(2):117–21.

43. Park JH, Chung JW, Im JG, Kim SK, Park YB, Han MC. Takayasu arteritis: evaluation of mural changes in the aorta and pulmonary artery with CT angiography. Radiology. 1995;196:89–93.

44. Matsunaga N, Hayashi K, Sakamoto I, Ogawa Y, Matsumoto T. Takayasu arteritis: protean radiologic manifestations and diagnosis. Radiographics. 1997;17(3):579–94.

45. Restrepo CS, Ocazionez D, Suri R, Vargas D. Aortitis: imaging spectrum of the infectious and inflammatory conditions of the aorta. Radiographics. 2011;31:435–51.

46. Yamada I, Nakagawa T, Himeno Y, Numano F, Shibuya H. Takayasu arteritis: evaluation of the thoracic aorta with CT angiography. Radiology. 1998;209(1):103–9.

47. Kang EJ, Kim SM, Choe YH, Lee GY, Lee KN, Kim DK. Takayasu arteritis: assessment of coronary arterial abnormalities with 128-section dual-source CT angiography of the coronary arteries and aorta. Radiology. 2014;270(1):74–81.

48. Soto ME, Melendez-Ramirez G, Kimura-Hayama E, Meava-Gonzalez A, Achenbach S, Herrera MC, et al. Coronary CT angiography in Takayasu arteritis. J Am Coll Cardiol Img. 2011;4:958–66.

49. Hartung MP, Grist TM, Francois CJ. Magnetic resonance angiography: current status and future directions. J Cardiovasc Magn Reson. 2011;13:19.

50. Keenan NG, Mason JC, Maceira A, Assomull R, O'Hanlon R, Chan C, et al. Integrated cardiac and vascular assessment in Takayasu arteritis by cardiovascular magnetic resonance. Arthritis Rheum. 2009;60:3501–9.

51. Ramen SV, Aneja A, Jarjour WN. CMR in inflammatory vasculitis. J Cardiovasc Magn Reson. 2012;14:82.

52. Ishimori T, Saga T, Mamede M, Kobayashi H, Higashi T, Nakamoto Y, et al. Increased (18) F-FDG uptake in a model of inflammation: concanavalin A- mediated lymphocyte activation. J Nucl Med. 2002;43(5):658–63.

53. Belhocine T, Blockmans D, Hustinx R, Vandevivere J, Mortelmans L. Imaging of large vessel vasculitis with(18)FDG PET: illusion or reality? A critical review of the literature data. Eur J Nucl Med Mol Imaging. 2003;30(9):1305–13.

54. Hayashida T, Sueyoshi E, Sakamoto I, Uetani M, Chiba K. PET features of aortic diseases. AJR Am J Roentgenol. 2010;195:229–33.

55. Blockmans D, Bley T, Schmidt W. Imaging for large-vessel vasculitis. Curr Opin Rheumatol. 2009;21:19–28.

56. Walter MA. [18F]fluorodeoxyglucose PET in large vessel vasculitis. Radiol Clin N Am. 2007;45:735–44.

57. Lehmann P, Buchtala S, Achajew N, Haerle P, Ehrenstein B, Lighvani H, et al. 18F-FDG PET as a diagnostic procedure in large vessel vasculitis – a controlled, blinded re-examination ofo routine PET scans. Clin Rheumatol. 2011;30:37–42.

58. Weber DA, Ivanovic M. Correlative image registration. Semin Nucl Med. 1994;24(4):311–23.

59. Kobayashi Y, Ishii K, Oda K, Nariai T, Tanaka Y, Ishiwata K, et al. Aortic wall inflammation due to Takayasu arteritis imaged with 18F-FDG PET coregistered with enhanced CT. J Nucl Med. 2005;46(6):917–22.

60. Henes JC, Muller M, Krieger J, Balletshofer B, Pfannenberg AC, Kanz L, et al. [18F] FDG-PET/CT as a new and sensitive imaging method for the diagnosis of large vessel vasculitis. Clin Exp Rheumatol. 2008;26(3 Suppl 49):S47–52.

61. Einspieler I, Thurmel K, Pyka T, Elber M, Wolfram S, Moog P, et al. Imaging large vessel vasculitis with fully integrated PET/MRI: a pilot study. Eur J Nucl Med Mol Imaging. 2015;42:1012–24.

62. Grayson PC, Alehashemi S, Bagheri AA, Civelek AC, Cupps TR, Kaplan MJ, et al. 18F-fluorodeoxyglucose-positron emission tomography as an imaging biomarker in a prospective, longitudinal cohort of patients with large vessel vasculitis. Arthritis Rheumatol. 2018;70:439–49.

63. Papadopoulos V, Baraldi M, Guilarte TR, Knudsen TB, Lacapere JJ, Lindemann P, et al.

Translocator protein (18kDa): new nomenclature for the peripheral-type benzodiazepine receptor based on its structure and molecular function. Trends Pharmacol Sci. 2006;27(8):402–9.

64. Canat X, Guillaumont A, Bouaboula M, Poinot-Chazel C, Derocq JM, Carayon P, et al. Peripheral benzodiazepine receptor modulation with phagocyte differentiation. Biochem Pharmacol. 1993;46(3):551–4.

65. Pugliese F, Gaemperli O, Kinderlerer AR, Lamare F, Shalhoub J, Davies AH, et al. Imaging of vascular inflammation with [11C]-PK11195 and positron emission tomography/computed tomography angiography. J Am Coll Cardiol. 2010;56(8):653–61.

66. Wang Y, Yue X, Kiesewetter DO, Niu G, Teng G, Chen X. PET imaging of neuroinflammation in a rat traumatic brain injury model with radiolabeled TSPO ligand DPA-714. Eur J Nucl Med Mol Imaging. 2014;41(7):1440–9.

67. Arend WP, Michel BA, Bloch DA, Hunder GG, Calabrese LH, Edworthy SM, et al. The American College of Rheumatology 1990 criteria for the classification of Takayasu arteritis. Arthritis Rheum. 1990;33(8):1129–34.

68. Seeliger B, Sznajd J, Robson JC, Judge A, Craven A, Grayson PC, et al. Are the 1990 American College of Rheumatology vasculitis classification criteria still valid? Rheumatology. 2017;56:1154–61.

69. Yoshida M, Watanabe R, Ishii T, Machiyama T, Akita K, Fujita Y, et al. Retrospective analysis of 95 patients with large vessel vasculitis: a single center experience. Int J Rheum Dis. 2016;19:87–94.

70. Hoffman GS, Ahmed AE. Surrogate markers of disease activity in patients with Takayasu arteritis. A preliminary report from The International Network for the Study of the Systemic Vasculitides (INSSYS). Int J Cardiol. 1998;66:S191–4.

71. Lagneau P, Michel JB, Vuong PN. Surgical treatment of Takayasu's disease. Ann Surg. 1987;205(2):157–66.

72. Japanese Circulation Society. Guideline for management of vasculitis syndrome (JCS2008). Japanese Circulation Society. Circ J. 2011;75(2):474–503.

73. Shelhamer JH. Takayasu's arteritis and its therapy. Ann Intern Med. 1985;103:121–6.

74. Hoffman GS, Leavitt RY, Kerr GS, Rottem M, Sneller MC, Fauci AS. Treatment of glucocorticoid-resistant or relapsing Takayasu arteritis with methotrexate. Arthritis Rheum. 1994;37(4):578–82.

75. Maksimowicz-Mckinnon K, Clark TM, Hoffman GS. Limitations of therapy and a guarded prognosis in an American cohort of Takayasu arteritis patients. Arthritis Rheum. 2007;56:1000–9.

76. Valsakumar AK, Valappil UC, Jorapur V, Garg N, Nityanand S, Sinha N. Role of immunosuppressive therapy on clinical, immunological, and angiographic outcome in active Takayasu's arteritis. J Rheumatol. 2003;30(8):1793–8.

77. Youngstein T, Peters JE, Hamdulay SS, Mewar D, Price-Forbes A, Lloy M, et al. Serial analysis of clinical and imaging indices reveals prolonged efficacy of TNF-a and IL-6 receptor targeted therapies in refractory Takayasu arteritis. Clin Exp Rheumatol. 2014;32:S11–8.

78. Mekinian A, Comarmond C, Resche-Rigon M, Mirault T, Kahn JE, Lambert M, et al. Efficacy of biological-targeted treatments in Takayasu arteritis: multicenter, retrospective study of 49 patients. Circulation. 2015;132:1693–700.

79. Nakaoka Y, Isobe M, Takei S, Tanaka Y, Ishii T, Yokota S, et al. Efficacy and safety of tocilizumab in patients with refractory Takayasu arteritis: results from a randomised, double-blind, placebo-controlled, phase 3 trial in Japan (the TAKT study). Ann Rheum Dis. 2018;77(3):348–54.

80. Youngstein T, Mason JC. Interleukin 6 targeting in refractory Takayasu arteritis: serial noninvasive imaging is mandatory to monitor efficacy. J Rheumatol. 2013;40:1941–4.

81. Tombetti E, Mason J. Takayasu arteritis: advanced understanding is leading to new horizons. Rheumatology (Oxford). 2018;58(2):206–19.

82. Rao SA, Mandalam KR, Rao VR, Gupta AK, Joseph S, Unni MN, et al. Takayasu arteritis: initial and long-term follow-up in 16 patients after percutaneous transluminal angioplasty of the descending thoracic and abdominal aorta. Radiology. 1993;189(1):173–9.

83. Ogino H, Matsuda H, Minatoya K, Sasaki H, Tanaka H, Matsumura Y, et al. Overview of late outcome of medical and surgical treatment for Takayasu arteritis. Circulation. 2008;118:2738–47.

84. Mason JC. Takayasu arteritis: surgical interventions. Curr Opin Rheumatol. 2015;27:45–52.

85. Perera AH, Youngstein T, Gibbs RG, Jackson JE, Wolfe JH, Mason JC. Optimizing the outcome of vascular intervention for Takayasu arteritis. Br J Surg. 2014;101:43–50.

86. Saadoun D, Lambert M, Mirault T, Resche-Rigon M, Koskas F, Cluzel P, et al. Retrospective analysis of surgery versus endovascular intervention in Takayasu arteritis: a multicenter experience. Circulation. 2012;125:813–9.

第 17 章

颈动脉体瘤:术前处理及文献综述

Karen S. Chen，Juan Vicenty-Padilla，M. Ali Aziz-Sultan

引言:病理学和临床表现

颈动脉体瘤(也称颈动脉副神经节瘤或颈动脉球瘤)是起源于颈动脉体的肿瘤。颈动脉体属于自主副神经节系统,虽小但很重要。颈动脉体主要由球细胞组成,这种细胞是非神经元细胞,起源于和自主神经系统有密切关系的神经嵴组织。在正常情况下,这些细胞沿着神经和血管分布感知生理变化,并分泌神经递质,通过自主神经反应调节体内平衡。颈动脉体作为化学感受器的正常功能是探测血氧和二氧化碳水平的变化,通过舌咽神经(Hering 神经)和交感神经系统对呼吸和血管舒缩活性进行感应[1,2]。

血管球瘤或副神经节瘤是自主神经副神经节的肿瘤,因此有两种类型:副交感神经型和交感神经型。球细胞从交感神经系统接收输入信号并分泌儿茶酚胺,在临床上会出现伴有头痛、心悸和出汗[3]的阵发性高血压,需要引起注意。交感神经起源的副神经节瘤可以存在于沿着胸部、腹部和骨盆的副交感神经链的任何地方。其倾向于(约 75%)出现在腹部的主动脉旁体(Zuckerkandl器),在腹主动脉侧方,靠近髂动脉分叉部或膀胱、肾脏的交感神经丛[4]。当位于肾上腺时,交感神经副神经节瘤被称为嗜铬细胞瘤。这种区别很重要,因为其在多灶性、恶性肿瘤风险和基因检测方面具有临床意义[5]。

副交感起源的副神经节瘤从副交感神经接收输入信号,但通常认为无内分泌功能[4],且多数是因为美容或明显的颈部肿物才被发现[6]。除此之外,肿瘤带来外在压迫,发生在四个不同的位置:沿着舌咽神经的鼓室神经在中耳(鼓膜)的耳蜗突出处;沿着位于颈静脉孔内的迷走神经耳支;颈内动脉段颈动脉鞘内的迷走神经;位于颈动脉分叉部内隐藏的颈动脉体。由于肿瘤压迫,患者可能会出现声音嘶哑、吞咽困难、霍纳综合征、面神经麻痹或耳鸣。头部和颈部的副神经节瘤中约 18%[7]的非功能性肿瘤存在已知的突变,但在分泌性肿瘤中占 49%[8]。与副神经节瘤和嗜铬细胞瘤相关的遗传综合征包括多发性内分泌肿瘤 2A 型和 2B 型、1 型神经纤维瘤病、von Hippel Lindau 和 Carney - Stratakis 综合征,这些综合征伴有 VHL、RET、NF1 和 SDH (SDHD、SDHB、SDHC)基因突变[3,7,8]。

虽然只有不到5%的副神经节瘤具有功能性[9]，但为了避免潜在的因为神经分泌异常而危及生命的心血管并发症，生化检查是很有必要的。应在术前进行尿液或血浆儿茶酚胺检测（如肾上腺素、去甲肾上腺素和多巴胺或其代谢物甲氧基肾上腺素和甲氧基去甲肾上腺素），要记住，这种分泌可能是不定时发生的[10]。

头颈部最常见的副神经节瘤是颈动脉球瘤（图17.1）[9]，而迷走神经球瘤很罕见（图17.2）。事实上，一些研究报道显示，颈动脉体瘤占头颈部副神经节瘤的60%[11]。如前所述，这些肿瘤中绝大多数是无痛、缓慢生长的颈前三角肿块，伴有或不伴有迷走神经或舌下神经受压的表现。有时，一些颈动脉副神经节瘤可能会向颅底侵犯，并引起低位脑神经麻痹。该肿瘤的自然史不清，文献中其相关治疗和处理存在众多争议。

颈部解剖

为了更好地理解这种肿瘤，彻底了解局部解剖结构至关重要。必须准确了解咽旁间隙和颈动脉间隙及其神经血管的相互关系。

● **颈动脉间隙**：颈动脉鞘为该区域的边界，以舌骨作为划分标记，分为上下两个垂直空间。位于舌骨上间隙或舌骨上间隙延伸至颅底，包含颈内静脉、颈内动脉、IX~XII后组脑神经和交感神经丛。舌骨下间隙下降至胸腔出口，包含颈动脉分叉部、颈总动脉和颈内静脉[12]。

● **咽旁间隙**：该空间本质上与颈动脉上间隙相关。通常将其描述为倒金字塔形。该间隙顶部以颞骨为界，向下指向舌骨。其内侧界限是颊咽筋膜，而外侧界限是翼状肌的筋膜。在这个充满脂肪的潜在空间的内部有重要的神经血管结构，其中就包括脑神经IX~XII，以及颈内动脉和颈内静脉[13]。

● **血管关系**：颈动脉体瘤起源于颈动脉体，后者是一小簇细胞位于颈动脉分叉部后内侧的外膜中。颈动脉分叉部本身，尽管经典定义为位于C3-C4椎体水平，但其垂直位置变化很大。这种变异最终可能影响该部位的外科手术操作，在极端情况下，可能需要进行其他手术操作，如茎突切除术、下颌骨切开术或下颌半脱位[14]。大多数颈动脉体

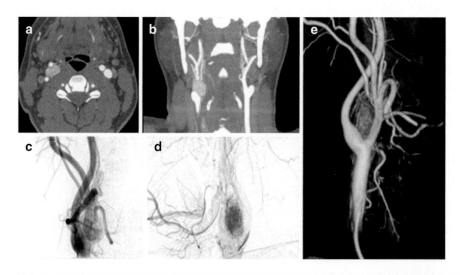

图17.1　轴位(a)和冠状位(b)MIP CT图像显示起源于右侧颈内-颈外动脉间的明显增强的肿块。将颈内动脉和颈外动脉推挤分开。肿块位于颈动脉分叉部。正位(c)和侧位(d)DSA显示动脉晚期（正位）和毛细血管期（侧位）肿瘤图像。3D重建图像(e)显示为颈动脉体瘤。

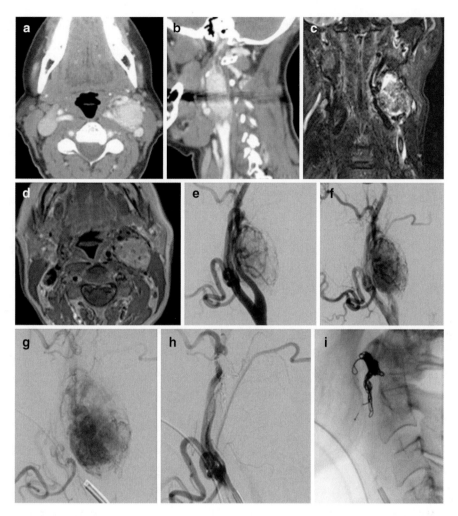

图 17.2 迷走神经球瘤是一种不太常见的球瘤，但常被混淆为颈动脉体瘤。增强的轴位(a)和矢状位(b)CT 显示在颈动脉分叉部稍上方的颈动脉鞘内增强明显的肿瘤。颈内动脉和颈外动脉未被推挤开，而是向前内侧移位。冠状位 STIR(c)和轴位增强 T1 加权(d)图像显示 T2 高信号强化(T1 序列上为等信号)的颈动脉鞘肿块。T1 加权相上肿瘤明显强化呈高信号的背景下，可见黑色的血管流空，此为球瘤的经典"椒盐征"现象。左侧颈总动脉 DSA 显示颈动脉分叉部上方在动脉早期(e)、动脉晚期(f)和毛细血管期(g)均明显增强的团块。100~300μm 三丙烯微球和弹簧圈栓塞咽升动脉后血管减影(h)及非减影(i)显示肿瘤血供被完全阻断。估计的手术失血量为 50mL。

瘤由颈外动脉的分支供血，特别是咽升动脉及颈动脉的滋养血管。典型的颈动脉体瘤可以观察到咽升动脉的异常扩张[15]。除了上述动脉关系，由于肿瘤直接粘连或手术本身操作的原因，必须特别小心保护颈内静脉系统，已有许多病例出现了颈内静脉直接损伤或被迫牺牲[16]。

● **神经关系**：颈动脉间隙的垂直划分简

化了与颈动脉体瘤相关的解剖结构。一些系列报道发现最常见的短暂性或永久性神经损伤为迷走神经损伤，其次是舌下神经损伤，舌咽神经、脊髓副神经和喉上神经损伤也可能出现。由于迷走神经纵行穿过颈动脉鞘，因此，特别容易受到肿瘤的侵袭，手术操作也容易影响迷走神经。迷走神经在颈动脉分叉部或颈内动脉后内侧经喉上神经发出重要的喉部分支。另一方面,舌下神经虽然位置可变,但与颈动脉分叉部紧密相关(前外侧)。脑神经Ⅸ可能受肿瘤向颞下窝的垂直延伸而被累及,以及通过对颈动脉体自然支配的 Hering 神经而受影响。当发生颈内动脉夹层时,可能会发生交感神经节后神经纤维的损伤。表 17.1 总结了一些最常见的神经系统并发症。

术前评估

颈动脉体瘤的治疗已在文献中进行了广泛讨论。手术切除仍然是治疗的金标准[18],这一点已被广泛接受。外科手术切除仍是一个挑战,不仅因为肿瘤与颈动脉分叉部及颈内和颈外动脉关系密切,而且其大小、向颅底延伸及血管浸润或包裹的程度等都会给手术带来挑战[18]。神经和血管的解剖关系也极大地影响切除[19]。全面的围术期计划将有助于降低这种复杂肿瘤手术的并发症发生率和死亡率[2,20-24]。因此,Shamblin 等在 1971年提出了一种结合解剖学和放射学的辅助手术的分型方法[2](表 17.2)。这种重要的分型强调了对这种实体肿瘤采取逐步治疗的方法,以避免重大的手术并发症[21]。然而,尽管这种分型方法仍被广泛使用,但最初的Shamblin 分型并没有特别针对肿瘤的大小,也无法预测血管浸润的可能性[22]。另外,一些作者认为这种分型并不能预测术后并发症的风险[23]。尽管如此,Shamblin 分型是颈动脉体瘤手术的一个里程碑,并引导了其他涉及更多因素的更全面的分型方法。Luna-

Ortiz 等[25]和 Prasad 等[24]提出了其中两种分型。第一种专门针对肿瘤的大小和血管浸润程度。如前所述,肿瘤的大小并不一定意味着血管浸润(表 17.3)。该分型还预测了术中血管牺牲和神经损伤的风险。在另一篇文献中,Prasad 等描述了颈动脉体瘤与颈内动脉周围受累的关系[26],以及肿瘤垂直延伸至咽旁间隙和颞下窝时可能需要术前支架置入术及术中可能需要牺牲神经[24](表 17.4)。

一些人认为,这些经过改良的分型系统可以更准确地反映神经血管损伤发生率[22],其围术期发生率为 0~38%[6,17,25,27-30],并且总是与颈动脉损伤有关。据报道,院内死亡率为 5%[31],而脑神经损伤发生率为 7%~40%[6,31-34]。2015 年的一项回顾性研究的脑神经损伤总发生率为 4%;465 例患者共切除 526 个颈动脉体瘤,其中 23 例发生永久性

表 17.1　颈动脉体瘤手术常见神经系统并发症

颈动脉体瘤手术:神经系统并发症	
脑卒中	交感神经纤维损伤
舌下神经损伤	脊髓副神经损伤
舌咽神经损伤	面神经下颌缘支损伤
喉上神经损伤	迷走神经损伤

表 17.2　颈动脉体瘤的 Shamblin 分型[2]

Ⅰ 型	局灶小肿瘤。与血管外膜周围尚有间隙
Ⅱ 型	较大又有粘连的肿瘤。部分包绕血管
Ⅲ 型	较大肿瘤。完全包绕血管

表 17.3　Luna-Ortiz 等颈动脉体瘤的改良 Shamblin 分型[22]

	大小	血管侵犯或包绕	切除难度
Ⅰ 型	<4cm	无	无难度
Ⅱ 型	>4cm	部分	困难
Ⅲa 型(原Ⅲ型)	>4cm	紧密包绕	困难,可能需要牺牲血管或血管移植
Ⅲb 型(原Ⅰ、Ⅱ或Ⅲ型)	任何大小	紧密包绕	替代

表 17.4　Prasad 等颈动脉体瘤分类法

肿瘤类型	详解		范围	血管内支架	手术入路
Ⅰ型	肿瘤局限于颈动脉分叉部（咽旁间隙下部）。肿瘤累及与颈内、颈外或颈总动脉的夹角<90°			不推荐	经颈入路
Ⅱ型	肿瘤局限于咽旁间隙中部。肿瘤累及与颈内、颈外或颈总动脉的夹角>90°但<180°			不推荐	经颈入路或联合经腮腺入路
Ⅲ型	肿瘤累及咽旁间隙上部伴或不伴累及颞下窝。肿瘤累及与颈内、颈外或颈总动脉的夹角为180°			推荐	经颈-乳突入路
Ⅳ型	肿瘤累及咽旁间隙上部、颞下窝及颈静脉球。肿瘤累及与颈内、颈外或颈总动脉的夹角>180°			推荐	颞下窝入路 A 型

Reproduced from Prasad et al.[24] with permission from John Wiley and Sons

脑神经损伤[34]。

在考虑干预颈动脉体瘤时，必须考虑其他因素。尽管这些肿瘤中的大多数从代谢上来讲是无功能的，但有些可能具有肾上腺素相关的内分泌颗粒。因此，在围术期有时会进行尿液或血清中肾上腺素的筛查。此外，由于这些肿瘤可能会损伤喉神经，因此，有时需要进行术前声带评估。麻醉医生还应评估困难气道的可能性及血红蛋白的情况,因术中有大量失血的可能性。

术前血管造影

术前血管造影用于了解肿瘤的血供,确诊和评估多灶性/对侧病变(图 17.1 和图 17.2)。血供基本来自咽升动脉、枕动脉、甲状颈干的小分支,甚至当肿瘤与颈动脉壁紧密粘连时血供可来自动脉外膜的滋养动脉[35]。术前血管造影还提供了进行球囊闭塞试验和术前栓塞的机会。

肿瘤同侧的 ICA 球囊闭塞试验可明确患者在手术过程中是否可以耐受血管结扎。将充满造影剂的球囊导入颈内动脉,就在颈动脉球部上方沿着颈内动脉起始段。球囊膨胀,从球囊近端缓慢地进行对比剂注射测试,以确认完全闭塞血管。然后测试患者是否有缺血性脑卒中症状,包括言语、力量、感觉、注意力和视野。将患者的血压降低到基线以下 20mmHg 进行重复神经功能测试,进一步增加了代偿循环。或者,也可以使用第二个导管经对侧 ICA 进行脑血管造影,以评估球囊膨胀时的大脑半球毛细血管期和静脉期情况。同侧 ICA 闭塞后,静脉期显像延迟>2s 提示球囊闭塞试验失败,意味着术中不能耐受闭塞颈动脉。球囊闭塞试验的第三种测试方法可以使用锝标记 HMPAO(静脉给药)的首过效应。这种药物通过对侧 ICA 到达大脑,并以相对较高的首次通过率被动扩散穿过亲脂膜,如果同侧 ICA 闭塞,则可以模拟代偿性灌注。尽管有多种测试方法,但小系列病例研究中表明,球囊闭塞试验证实有足够血流的患者,血管结扎后死亡率和发病率为 22%~44%[36-38]。

术前经动脉栓塞

截至 2000 年,术前栓塞的报道大量使用了 150~500μm 的栓塞颗粒和明胶海绵(表 17.5)。后来的研究表明,液体栓塞剂和弹簧圈的使用增加,这与弹簧圈供应商的增加及 2005 年 Onyx 进入市场有关[39]。

迄今为止,尚无随机对照试验评价术前栓塞的效果或并发症的发生率。大量的文献回顾汇集了众多病例报告及小样本的病例研究,得出的结论却是矛盾的[34]。许多单臂研究报道了接受或不接受如覆膜支架置入[40,41]、ICA 或 ECA 暂时性球囊阻断[29,42-49]或直接穿刺栓塞(表 17.6)等辅助操作的经动脉栓塞的一些结果,如术中失血、手术时间和并发症等发生率(表 17.5)。对于那些接受手术切除的患者,平均手术失血量为 50~4000mL[50,51]。已经有 TIA[27,29,52-55]、脑卒中[17,27,53,56-60]、死亡[30,61]和非目标栓塞[41]引起血管牺牲的报道。许多小样本病例研究在术中失血[23,53,56,62-65]、手术时间[23,52,53,56,60,65]、住院天数[32,53,56,58,66]或围术期并发症的发生率[56]方面不支持术前栓塞。其他比较两种技术的研究发现,术前栓塞能有效降低手术难度、ICA 闭塞概率及手术出血量[60]。实际上,最近更多的较大研究表明,术前栓塞对减少失血[29,30,40,52,60,67-73]、手术时间[29,30,52,56,60,67-70]及住院时间[29,67]均是有益的。但是,在并发症(如暂时性或永久性脑神经损伤、死亡或脑卒中)方面没有统计学上的显著差异。这可能更多地反映了文献报道并发症的多种方式,但缺乏强有力的统计来证明任何一种类型的并发症的影响到底有多大。例如,一些论文报道了总并发症的发生率,包括脑神经损伤、血管结扎或重建及脑卒中。另一些则详细报道了哪些患者存在脑神经功能缺损,哪些病例手术切除了神经,以及个别永久性或暂时性的术后脑神经功能缺损。由于报道的差异很大,因此,应谨慎理解这些统计数据,尤其是在相对病例数较少的亚组分析中。表 17.7 综合列出了经动脉栓塞的比较研究。

表 17.5 经动脉栓塞的单臂研究

研究 ID	年份	患者数量/肿瘤/血管球/手术/经动脉栓塞					材料	手术时间 (min)	失血量(mL)
Schick	1980	1	1	1	0	1	Ivalon 海绵栓	NR	4000
Kumar	1982	6	6	3	0	3	微纤维胶原	NR	NR
Hennessy	1984	1	1	1	0	1	明胶海绵	NR	NR
DuBois	1987	1	2	2	0	2	PVA 250~500μm	NR	NR
Iafrati	1999	1	1	1	0	1	未报道	NR	NR
Kafie	2001	2	2	2	0	2	Onyx,embolyx	NR	200
Horowitz	2002	1	1	1	0	1	纯酒精	NR	NR
Persky	2002	47	53	53	0	53	多种试剂,未列出	NR	CBT:517,VP 450, JP 494
Yilmaz	2003	5	5	5	0	5	PVA 100~500μm	NR	100~250
Puggioni	2005	1	1	1	0	1	PVA	NR	NR
Pecorari	2008	1	1	1	0	1	PVA 150μm	NR	450
Siedek	2009	6	6	6	0	6	弹簧圈,氰基丙烯酸盐黏合剂	NR	NR
Hall	2010	1	1	1	0	1	未报道	NR	NR
Gemmete	2011	1	1	1	0	1	弹簧圈和微球	NR	NR
Shah	2011	7	7	7	0	7	Onyx	NR	55(只栓塞)
Yang	2011	2	2	2	0	2	1:3氰基丙烯酸正丁酯	NR	<100
Alaraj	2012	1	1	1	0	1	Onyx 和颈内动脉覆膜支架	NR	500
San Noberto	2012	1	1	1	0	1	Poloxamer 407	78	115
Cvjetko	2013	1	1	1	0	1	弹簧圈	NR	230
Kalani	2013	11	13	13	0	12	Onyx(9),Onyx 和弹簧圈(1),氰基丙烯酸正丁酯(2)	NR	192
Griauze	2013	27	27	27	0	17	PVA 100~500μm	276	475

注:NR,未报道;CBT,颈动脉体瘤;VP,迷走神经副神经节瘤;JP,颈鼓室副神经节瘤;PVA,聚乙烯醇栓塞颗粒;TA,经动脉栓塞。

很少有研究有足够样本量来控制死亡率和并发症发生率的已知预测因素,如 Shamblin 分型[30,74]。其他研究应谨慎理解,因为许多术前栓塞病例是在更大、更复杂的 Shamblin Ⅲ型肿瘤中进行的。考虑到肿瘤的大小是失血的预测因素[52,75],无统计学意义的发现可能反映栓塞没有任何手术益处,或者可能表明栓塞可以简化复杂的手术病例[72]。

术前栓塞的效果最令人信服的证据来自 2015 年和 2019 年发表的荟萃分析,报道显示术前栓塞在手术失血量和手术时间方面有优势,且差异具有统计学意义。两个治疗队列之间的肿瘤大小无显著差异[76]。2019年荟萃分析汇总了来自 25 项研究的结果,

表 17.6 经动脉栓塞过程中使用辅助技术的小样本研究

研究 ID	年份	患者数量	肿瘤数量	球瘤数量	单纯切除	单纯栓塞	材料	辅助技术
Hennessy	1984	1	1	1	0	1	明胶海绵	球囊临时阻断颈外动脉
Horowitz	2002	1	1	1	0	1	纯酒精	球囊临时阻断颈内及远端颈外动脉
Yilmaz	2003	5	5	5	0	5	PVA 100~500μm	2 例患者行颈内动脉球囊临时阻断
Abud	2004	9	9	9	0	9	Glubran	球囊临时阻断颈静脉球瘤的椎动脉供血支,采用动脉栓塞:聚乙烯醇栓塞颗粒
Krishnamoorthy	2007	1	1	1	0	1	氰基丙烯酸正丁酯	球囊临时阻断颈内动脉
Wanke	2009	4	6	6	0	6	Onyx	球囊临时阻断颈内动脉近端
Li	2010	62	66	66	30	36	PVA 300~500μm	3 例经动脉栓塞病例颈内动脉球囊临时阻断
Avgerinos	2011	27	29	29	20	4	PVA	1 例患者经动脉栓塞颈外动脉联合覆膜支架置入,4 例颈外动脉覆膜支架置入
Alaraj	2012	1	1	1	0	1	Onyx	颈内动脉覆膜支架置入
Weigand	2010	1	1	1	0	1	Onyx	颈内动脉球囊临时阻断
Yang	2011	2	2	2	0	2	1:3 氰基丙烯酸正丁酯	颈内动脉球囊临时阻断

包括 1326 例患者,显示了术中失血量(加权均数差 -135.32 [CI -224.58,-46.06],$P=0.000$)和手术时间(加权均数差 -38.61 [CI-65.61,-11.62],$P=0.000$)的统计学差异[75]。在亚组分析中,术前 24~48 小时接受栓塞的术前栓塞组的住院时间更短。在 3 项荟萃分析中,两组之间的脑神经麻痹、脑卒中或TIA差异均无统计学意义。使用"国家住院样本数据"进行的研究也未发现对于死亡或脑卒中的益处,但无法评价脑神经麻痹,因为这些数据未记录在该数据库中[58]。较早的一项

包含 295 个肿瘤的 12 项研究的荟萃分析报告显示术前栓塞治疗对失血具有相似的益处[OR -0.52(CI-0.77,-0.28),$P<0.0001$][76]。对于手术时间,荟萃分析发现 6 份报告包含 174 个肿瘤,数据充足,显示术前栓塞患者的手术时间更短[-0.46(CI-0.77,-0.14),$P=0.004$]。使用有限的数据集,并发症的发生率没有显著差异,因为许多研究报道了整个队列的并发症,而不是依据栓塞状态分析。

这些大型研究可能仍不足以进行有意义的风险评估。与此同时发表的另一项荟萃

表 17.7 比较有无术前栓塞的球瘤切除术后的结果研究

研究 ID	年份	患者数量	球瘤	切除/栓塞		材料	手术时间:NE 比 TA(min)	失血量:NE 比 TA(mL)
Ward*	1988	16	6	10	6	PVA 100~250μm	280 对 105	1375 对 397
Robison	1989	6	7	2	5	未报道	NR	332 (组合的)
LaMuraglia	1992	17	19	8	11	PVA 150~300μm, 明胶海绵	270 对 246	609 对 373
Fruhwirth	1996	16	18	15	3	明胶海绵和弹簧圈	NR	NR
Litle*	1996	21	22	11	11	PVA 200~500μm	234 对 306	764 对 1123
Muhm	1997	24	28	14	8	PVA 250μm	NR	NR
Tikkakowski*	1997	19	27	15	12	PVA 150~250μm	288 对 204	1374 对 588
Westerband	1998	31	32	26	6	PVA	NR	NR
Ramos	1998	23	23	12	11	NR	无差别	无差别
Liapis	2000	18	18	13	3	PVA 150~300μm, 明胶海绵	NR	700 对 400
Wang	2000	29	36	18	17	NR	NR	625 对 855
Dardik	2002	25	27	5	22	NR	NR	307 对 395
Tasar	2004	17	18	3	18	弹簧圈、PVA 300~1000μm	NR	NR
Antonitsis	2006	13	14	2	11	微小弹簧圈	NR	NR
Kollert	2006	22	34	7	20	NR	NR	NR
Liu	2006	25	25	15	8	PVA 250~350μm 和明胶海绵	NR	600 对 238
Kasper	2007	20	25	12	13	PVA 100~750μm	NR	360 对 365
Karatas	2008	1	3	1	2	PVA 355~500μm	NR	NR
Ozay	2008	14	14	9	5	NR	NR	411 对 372
Karaman	2009	26	27	3	22	微小弹簧圈	NR	NR
Martinelli	2009	12	15	8	7	NR	NR	NR
Vogel	2009	2117	NR	1686	129	NR	NR	NR
Zeitler	2010	25	25	15	10	PVA	NR	266 对 305
Li*	2010	62	66	30	36	PVA 300~500μm	225 对 170	656 对 355
Lim*	2010	13	15	7	6	PVA	360 对 360	400 对 550
Avgerinos	2011	27	29	20	4	PVA	NR	747 对 301~415

(待续)

表 17.7(续)

研究 ID	年份	患者数量	球瘤	切除/栓塞		材料	手术时间:NE比 TA(min)	失血量:NE比 TA(mL)
Fennessy	2011	1	3	1	2	PVA	NR	NR
Gwon	2011	16	17	3	14	PVA 和明胶海绵	NR	NR
Nazari	2012	45	50	47	3	NR	NR	NR
Power*	2012	131	98	71	33	PVA 150~1000μm	265 对 250	599 对 263
Zhang*	2012	32	32	11	21	PVA 150~500μm, 弹簧圈	220 对 180	450 对 280
Fruhmann	2013	50	63	55	8	NR	NR	NR
Sen	2013	32	34	19	15	明胶海绵, PVA	NR	NR
Bercin*	2015	13	13	6	7	PVA	160 对 172	375 对 283
Law*	2017	20	21	12	9	NR	269 对 264	667 对 530
Liu*	2018	58	58	27	31	NR	188 对 111	140 对 396
Basel	2018	104	114	100	14	弹簧圈	NR	NR
Ikeda*	2018	150	94	18	76	NR	Shamblin 分型:229,262,461	Shamblin 分型:78,229,404
Zhang*	2018	29	29	18	11	PVA, 弹簧圈, Onyx, 或者联用	160 对 120	200 对 80
Arnold*	2009	15	15	5	4	PVA 300~450μm, 明胶海绵	180 对 127	700 对 150

注:PVA,聚乙烯醇栓塞颗粒;NR,未报道;NE,未栓塞;TA,经动脉栓塞。粗体突出显示了量化手术时间和失血量的研究,以便在栓塞和非栓塞病例之间进行比较。星号表示报告了用于荟萃分析的两个参数的研究[75]。

分析强调了这一点,但该分析针对每个感兴趣的结果纳入的研究较少[77],而且该分析中所报道的研究存在大量重叠。作者用 6 项研究(包括 176 例肿瘤)来评估术前栓塞对失血的影响。尽管固定效应模型中的点估计法在统计学上有利于栓塞,但作者对随机效应模型给出了更大的解释权重。尽管点估计值更倾向于栓塞获益,但置信区间变宽使其无

统计学意义。对于手术时间,作者进行了 3 项包含 105 例肿瘤的研究,其结果与先前的荟萃分析相似,但在随机效应模型中仍无统计学意义。最终,作者认为利用随机效应模型对最近的荟萃分析进行研究使后一项研究的统计效能不足,而大量的研究表明术前栓塞对术中失血和手术时间的益处具有统计学意义[75]。在所有荟萃分析中,术前栓塞

对包括脑神经损伤、脑卒中、TIA 或死亡在内的任何并发症的影响均无统计学意义。

经皮穿刺肿瘤内栓塞

1992 年在巴黎提出了术前经皮直接穿刺栓塞(图 17.3)，用于供血动脉太细而无法行导管内栓塞的肿瘤[78]。从那时起，零星的报道多单独采用胶[43,46,47,79-81]或 Onyx[48,50,81-83]直接穿刺栓塞；结合经动脉颗粒或液体栓塞剂[81]，并在球囊辅助下配合使用[43,47]。有 1 例报道称，胶的迁移延迟导致偏瘫和脑卒中[47]。在其余队列中，报道了 1 例短暂性舌下神经麻痹[57]和 1 例短暂性下颌神经麻痹[43]，但没有永久性神经功能缺损。

61 例病例中的 19 例(43%)实现了完全的血运阻断，因为并非所有研究都报告了每位患者是否实现了完全的血运阻断，所以该数据可能偏低。一组研究者在两篇不同的论文中报道了其发现，这两篇论文可能有重叠，该研究中重复使用了示例性案例图像就证明了这一点(图 17.1b[83]、图 17.1d[83]和图 17.1c[84]、图 17.1f[84])。上述估测不包括较早的病例。表 17.8 列出了直接穿刺在术前栓塞或确定性治疗中的使用情况。

用于补充经皮穿刺栓塞的其他辅助技术包括覆膜支架置入[41,85]、临时性球囊阻断[43,44,47]和同期动脉内膜切除术[31,58]。也有报道称使用新型的热敏性非血栓形成性聚合物对 ECA 进行术中临时栓塞[86]。切除 Shamblin Ⅱ 型肿瘤后，用冷生理盐水溶解聚合物，恢复右侧 ECA 的血流。带有病例说明的外科治疗将在下一章中讨论。

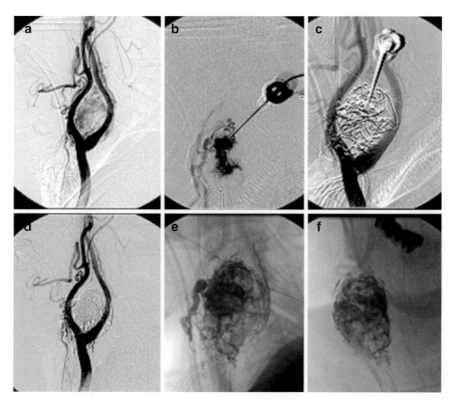

图 17.3 经皮直接穿刺进行 Onyx 栓塞治疗颈动脉体瘤。动脉期 DSA(a)显示强化的肿块将颈动脉分叉部推挤开。在空白路径图(b)下，Onyx 通过经皮放置的针头浸润肿瘤。栓塞后 DSA(c,d)证明肿瘤血供完全被阻断，且没有非靶向栓塞的证据。未减影的血管造影照片(e,f)显示在肿瘤内的 Onyx 铸形。

表 17.8 经皮穿刺直接肿瘤内栓塞相关研究

研究 ID	年份	肿瘤数量	球瘤	材料	完全血运阻断	辅助技术 (μm)
Chaloupka	1999	34	8	Histoacryl	3	5 例经动脉栓塞:PVA,弹簧圈
Casasco	1999	65	22	1:1 histoacryl 和碘油	NR	颈外动脉球囊临时阻断
Abud	2004	9	9	Glubran	5	球囊临时阻断阻断颈静脉球瘤椎动脉供血支,采用动脉栓塞:PVA
Harman	2004	1	1	nBCA	1	
Krishnamoorthy	2007	1	1	nBCA	1	
Elhammady	2009	1	1	Onyx	1	
Wanke	2009	6	6	Onyx	6	颈内动脉球囊临时阻断
Gemmete	2010	15	9	Onyx 18 或 34	8	弹簧圈或 PVA 150~300 或 300~500
Ozyer	2010	10	10	1:2 到 1:4 histoacryl	2	6 例经动脉栓塞:PVA 355~500 或 500~710
Weigand	2010	1	1	Onyx	1	颈内动脉球囊临时阻断
Sahin	2011	12	12	1:3 Glubran 和碘油	NR	3 例经动脉栓塞:PVA
Yang	2011	2	2	1:3 nBCA	1	颈内动脉高位球囊临时阻断
Elhammady	2012	18	12	Onyx 18,34 或联用	NR	无
Shah	2012	7	7	Onyx 34	7	无
Abdel-Aziz	2013	5	5	Onyx	4	颈内动脉球囊临时阻断
Griauzde	2013	17	10	Onyx	NR	无

注:PVA,聚乙烯醇栓塞颗粒;nBCA,氰基丙烯酸正丁酯;NR,未报道。

放射治疗

在 20 世纪 80 年代中期出现了最早的放射治疗血管球瘤的报道[87,88]。这些队列通常是由于肿瘤位置和手术并发症而不能进行手术的人群[88,89]。长期随访的小样本病例研究表明,单纯放射治疗可使疾病稳定或肿瘤消退[87,90]。肿瘤复发更常见于鼓室球瘤[90]。从 20 世纪 90 年代末开始,立体定向放射外科被用于残余或复发性病例的辅助治疗[91]。多个病例的长期随访已显示出较高的肿瘤控制率及耳鸣、吞咽困难和舌无力症状的缓解[92]。在一项针对颈静脉球瘤的手术和放射治疗比较的综述中,尽管 100% 的患者存在残留肿瘤,但放射治疗的复发率较低。手术组平均随访时间为 49 个月,放射外科组平均随访时间为 39 个月。作者的结论是,至少在短期内,放射外科是安全有效的[93]。随后的荟萃分析表明,与次全切除术、联合或不联合放射治疗的大部切除手术和仅立体定向放射治疗相比,辅助放射治疗的肿瘤控制率更低[94]。在这四种治疗策略中,平均随访时间为 5 个月,单纯立体定向放射治疗肿瘤控制率最高。而且和全切除组相比,单纯立体定向放射治疗后脑神经功能缺损的发生率更低。

然而,这些研究大多数以颈静脉球瘤为主。由于手术切除是主要的治疗方式,所提及的颈动脉球瘤或迷走神经球瘤的放射治疗,通常只用于拒绝手术的患者[95]、接受术前放射治疗以缩小肿瘤的大肿瘤患者[27]、复发性肿瘤或可能发生局部转移的恶性肿瘤患者[30]。鉴于采用放射治疗最初的动机是为了避免外科手术并发症,因此,颈动脉球瘤比颈静脉球瘤更低的脑神经损伤率可以解释外科医生不急于采取替代治疗的原因。尽管如此,最近对 67 篇文献(包括 2175 例手术患者)和 17 篇文献(包括 127 例放射治疗患者)的回顾性研究显示,平均随访时间为 81 个月,其肿瘤切除率分别为 93.8% 和 94.5%[96]。与放射治疗相比,开放手术更容易发生新的

脑神经损伤(22%对 0,$P<0.004$)。随着技术的进步,颈动脉体瘤的治疗策略在各个方面都在改善,为这种具有挑战性的疾病患者提供了乐观的前景。

结论

颈动脉体瘤是神经血管专家遇到的特殊实体肿瘤,可以从多学科方法中获益,以避免相关并发症的高发生率和死亡率。在处理这些肿瘤时,全面的围术期评估和手术策略至关重要。在制订治疗方案时,对局部解剖学和影像学的正确理解和知识储备是主要因素。事实证明,血管内技术对于手术切除是一种有效的补充手段,在尽可能治愈该肿瘤方面具有极其重要的作用。根据患者的具体需求量身定制这些治疗策略将获得最佳结果。

参考文献

1. Boedeker CC. Paragangliomas and paraganglioma syndromes. GMS Curr Top Otorhinolaryngol Head Neck Surg. 2011;10:Doc03. https://doi.org/10.3205/cto000076.
2. Shamblin WR, ReMine WH, Sheps SG, Harrison EGJ. Carotid body tumor (chemodectoma). Clinicopathologic analysis of ninety cases. Am J Surg. 1971;122(6):732–9. https://doi.org/10.1016/0002-9610(71)90436-3.
3. Young WF. Paragangliomas: epidemiology, clinical presentation, diagnosis, and histology. UpToDate.
4. Lee JA, Duh Q-Y. Sporadic paraganglioma. World J Surg. 2008;32(5):683–7. https://doi.org/10.1007/s00268-007-9360-4.
5. Plouin P-F, Gimenez-Roqueplo A-P. Pheochromocytomas and secreting paragangliomas. Orphanet J Rare Dis. 2006;1:49. https://doi.org/10.1186/1750-1172-1-49.
6. Torrealba JI, Valdes F, Kramer AH, Mertens R, Bergoeing M, Marine L. Management of carotid bifurcation tumors: 30-year experience. Ann Vasc Surg. 2016;34:200–5. https://doi.org/10.1016/j.avsg.2015.12.029.
7. Neumann HPH, Pawlu C, Peczkowska M, et al. Distinct clinical features of paraganglioma syndromes associated with SDHB and SDHD gene mutations. JAMA. 2004;292(8):943–51. https://doi.org/10.1001/jama.292.8.943.
8. Amar L, Bertherat J, Baudin E, et al. Genetic testing in pheochromocytoma or functional paraganglioma. J Clin Oncol. 2005;23(34):8812–8. https://doi.org/10.1200/JCO.2005.03.1484.
9. Taha AY. Carotid body tumors: a review. Int J Clin Med. 2015;6(3):1–13. https://doi.org/10.4236/ijcm.2015.63017.
10. Pacak K, Tella SH. Pheochromocytoma and Paraganglioma. Endotext.
11. Papaspyrou K, Mann WJ, Amedee RG. Management of head and neck paragangliomas: review of 120 patients. Head Neck. 2009;31(3):381–7. https://doi.org/10.1002/hed.20967.
12. Chengazi HU, Bhatt AA. Pathology of the carotid space. Insights Imaging. 2019;10(1):21. https://doi.org/10.1186/s13244-019-0704-z.
13. Colin V, Gavid M, Timochenko A, Prades JM. The parapharyngeal adipose corpus: surgical anatomy and imaging. Morphologie. 2017;101(333):71–6. https://doi.org/10.1016/j.morpho.2017.03.004.

14. Michalinos A, Chatzimarkos M, Arkadopoulos N, Safioleas M, Troupis T. Anatomical considerations on surgical anatomy of the carotid bifurcation. Anat Res Int. 2016;2016:6907472. https://doi.org/10.1155/2016/6907472.

15. Van den Berg R, Rodesch G, Lasjaunias P. Management of paragangliomas. Clinical and angiographic aspects. Interv Neuroradiol. 2002;8(2):127–34. https://doi.org/10.1177/159101990200800204.

16. Woolen S, Gemmete JJ. Paragangliomas of the head and neck. Neuroimaging Clin N Am. 2016;26(2):259–78. https://doi.org/10.1016/j.nic.2015.12.005.

17. Sen I, Stephen E, Malepathi K, Agarwal S, Shyamkumar NK, Mammen S. Neurological complications in carotid body tumors: a 6-year single-center experience. J Vasc Surg. 2013;57(2 Suppl):64S–8S. https://doi.org/10.1016/j.jvs.2012.06.114.

18. Davidovic LB, Djukic VB, Vasic DM, Sindjelic RP, Duvnjak SN. Diagnosis and treatment of carotid body paraganglioma: 21 years of experience at a clinical center of Serbia. World J Surg Oncol. 2005;3(1):10. https://doi.org/10.1186/1477-7819-3-10.

19. Shirakura S, Tsunoda A, Akita K, et al. Parapharyngeal space tumors: anatomical and image analysis findings. Auris Nasus Larynx. 2010;37(5):621–5. https://doi.org/10.1016/j.anl.2010.01.003.

20. Malec K, Cenda P, Brzewski P, Kuchta K, Dobosz P, Modrzejewski M. Paragangliomas of head and neck – a surgical challenge. J Craniomaxillofac Surg. 2017;45(1):127–30. https://doi.org/10.1016/j.jcms.2016.10.003.

21. Basel H, Bozan N. Cervical paragangliomas: experience of 114 cases in 14 years. Braz J Otorhinolaryngol. June 2018; https://doi.org/10.1016/j.bjorl.2018.05.001.

22. Luna-Ortiz K, Rascon-Ortiz M, Villavicencio-Valencia V, Herrera-Gomez A. Does Shamblin's classification predict postoperative morbidity in carotid body tumors? A proposal to modify Shamblin's classification. Eur Arch Otorhinolaryngol. 2006;263(2):171–5. https://doi.org/10.1007/s00405-005-0968-4.

23. Law Y, Chan YC, Cheng SW. Surgical management of carotid body tumor – is Shamblin classification sufficient to predict surgical outcome? Vascular. 2017;25(2):184–9. https://doi.org/10.1177/1708538116657504.

24. Prasad SC, Laus M, Al-Ghamdi S, Vashishth A, Piazza P, Sanna M. Update in the classification and the role of intra-arterial stenting in the management of carotid body paragangliomas. Head Neck. 2019;41(5):1379–86. https://doi.org/10.1002/hed.25567.

25. Bobadilla-Rosado LO, Garcia-Alva R, Anaya-Ayala JE, et al. Surgical management of bilateral carotid body tumors. Ann Vasc Surg. 2019;57:187–93. https://doi.org/10.1016/j.avsg.2018.10.019.

26. Arya S, Rao V, Juvekar S, Dcruz AK. Carotid body tumors: objective criteria to predict the Shamblin group on MR imaging. AJNR Am J Neuroradiol. 2008;29(7):1349–54. https://doi.org/10.3174/ajnr.A1092.

27. Gad A, Sayed A, Elwan H, et al. Carotid body tumors: a review of 25 years experience in diagnosis and management of 56 tumors. Ann Vasc Dis. 2014;7(3):292–9. https://doi.org/10.3400/avd.oa.13-00116.

28. Ma D, Liu M, Yang H, Ma X, Zhang C. Diagnosis and surgical treatment of carotid body tumor: a report of 18 cases. J Cardiovasc Dis Res. 2010;1(3):122–4. https://doi.org/10.4103/0975-3583.70905.

29. Li J, Wang S, Zee C, et al. Preoperative angiography and transarterial embolization in the management of carotid body tumor: a single-center, 10-year experience. Neurosurgery. 2010;67(4):941–8.; discussion 948. https://doi.org/10.1227/NEU.0b013e3181eda61d.

30. Liu J, Li Y, Yang L, Cai H. Surgical resection of carotid body tumors with versus without preoperative embolization: retrospective case-control study. Head Neck. 2018;40(12):2590–5. https://doi.org/10.1002/hed.25387.

31. Maxwell JG, Jones SW, Wilson E, et al. Carotid body tumor excisions: adverse outcomes of adding carotid endarterectomy. J Am Coll Surg. 2004;198(1):36–41. https://doi.org/10.1016/j.jamcollsurg.2003.08.024.

32. Westerband A, Hunter GC, Cintora I, et al. Current trends in the detection and management of carotid body tumors. J Vasc Surg. 1998;28(1):83–4.

33. Netterville JL, Reilly KM, Robertson D, Reiber ME, Armstrong WB, Childs P. Carotid body tumors: a review of 30 patients with 46 tumors. Laryngoscope. 1995;105(2):115–26. https://doi.org/10.1288/00005537-199502000-00002.

34. Economopoulos KP, Tzani A, Reifsnyder T. Adjunct endovascular interventions in carotid body tumors. J Vasc Surg. 2015;61(4):1081–91.e2. https://doi.org/10.1016/j.jvs.2015.01.035.

35. Borges LF, Heros RC, DeBrun G. Carotid body tumors managed with preoperative embolization. Report of two cases. J Neurosurg. 1983;59(5):867–70. https://doi.org/10.3171/jns.1983.59.5.0867.

36. Dare AO, Gibbons KJ, Gillihan MD, Guterman LR, Loree TR, Hicks WLJ. Hypotensive endovascular test occlusion of the carotid artery in head and neck cancer. Neurosurg Focus.

2003;14(3):e5.

37. Origitano TC, al-Mefty O, Leonetti JP, DeMonte F, Reichman OH. Vascular considerations and complications in cranial base surgery. Neurosurgery. 1994;35(3):351–3. https://doi.org/10.1227/00006123-199409000-00001.

38. McIvor NP, Willinsky RA, TerBrugge KG, Rutka JA, Freeman JL. Validity of test occlusion studies prior to internal carotid artery sacrifice. Head Neck. 1994;16(1):11–6.

39. Global Neuroendovascular Coils Market 2017–2021.

40. Avgerinos ED, Moulakakis K, Brountzos E, et al. Advances in assessment and management of carotid body tumors. Vascular. 2011;19(5):250–6. https://doi.org/10.1258/vasc.2011.oa0291.

41. Alaraj A, Pytynia K, Carlson AP, et al. Combined preoperative onyx embolization and protective internal carotid artery covered stent placement for treatment of glomus vagale tumor: review of literature and illustrative case. Neurol Res. 2012;34(6):523–9. https://doi.org/10.1179/1743132812Y.0000000036.

42. Hennessy O, Jamieson CW, Allison DJ. Pre-operative embolisation of a chemodectoma. Br J Radiol. 1984;57(682):845–6. https://doi.org/10.1259/0007-1285-57-681-845.

43. Yang T-H, Ou C-H, Yang M-S, Lee Y-C, Yeh L-R. Preoperative embolization of carotid body tumor by direct percutaneous intratumoral injection of N-butyl cyanoacrylate glue assisted with balloon protection technique. J Chin Med Assoc. 2011;74(2):91–4. https://doi.org/10.1016/j.jcma.2011.01.018.

44. Horowitz M, Whisnant RE, Jungreis C, Snyderman C, Levy EI, Kassam A. Temporary balloon occlusion and ethanol injection for preoperative embolization of carotid-body tumor. Ear Nose Throat J. 2002;81(8):536–8, 540, 542 passim.

45. Yilmaz S, Sindel T, Luleci E, Tuncar R. Preoperative embolization of carotid body tumors with microsphere particles. Ann Vasc Surg. 2003;17(6):697–8.. author reply 698

46. Abud DG, Mounayer C, Benndorf G, Piotin M, Spelle L, Moret J. Intratumoral injection of cyanoacrylate glue in head and neck paragangliomas. AJNR Am J Neuroradiol. 2004;25(9):1457–62.

47. Krishnamoorthy T, Gupta AK, Rajan JE, Thomas B. Stroke from delayed embolization of polymerized glue following percutaneous direct injection of a carotid body tumor. Korean J Radiol. 2007;8(3):249–53. https://doi.org/10.3348/kjr.2007.8.3.249.

48. Wanke I, Jackel MC, Goericke S, Panagiotopoulos V, Dietrich U, Forsting M. Percutaneous embolization of carotid paragangliomas using solely Onyx. AJNR Am J Neuroradiol. 2009;30(8):1594–7. https://doi.org/10.3174/ajnr.A1601.

49. Wiegand S, Kureck I, Chapot R, Sesterhenn AM, Bien S, Werner JA. Early side effects after embolization of a carotid body tumor using Onyx. J Vasc Surg. 2010;52(3):742–5. https://doi.org/10.1016/j.jvs.2010.04.026.

50. Elhammady MSA, Farhat H, Ziayee H, Aziz-Sultan MA. Direct percutaneous embolization of a carotid body tumor with Onyx. J Neurosurg. 2009;110(1):124–7. https://doi.org/10.3171/2008.4.17513.

51. Schick PM, Hieshima GB, White RA, et al. Arterial catheter embolization followed by surgery for large chemodectoma. Surgery. 1980;87(4):459–64.

52. LaMuraglia GM, Fabian RL, Brewster DC, et al. The current surgical management of carotid body paragangliomas. J Vasc Surg. 1992;15(6):1035–8.

53. Lim J-Y, Kim J, Kim SH, et al. Surgical treatment of carotid body paragangliomas: outcomes and complications according to the shamblin classification. Clin Exp Otorhinolaryngol. 2010;3(2):91–5. https://doi.org/10.3342/ceo.2010.3.2.91.

54. Fruhmann J, Geigl JB, Konstantiniuk P, Cohnert TU. Paraganglioma of the carotid body: treatment strategy and SDH-gene mutations. Eur J Vasc Endovasc Surg. 2013;45(5):431–6. https://doi.org/10.1016/j.ejvs.2013.01.018.

55. Streeter GL. The development of the venous sinuses of the dura mater in the human embryo. Am J Anat. 1915;18(2):145–78.

56. Litle VR, Reilly LM, Ramos TK. Preoperative embolization of carotid body tumors: when is it appropriate? Ann Vasc Surg. 1996;10(5):464–8. https://doi.org/10.1007/BF02000594.

57. Sahin MA, Jahollari A, Guler A, et al. Results of combined preoperative direct percutaneous embolization and surgical excision in treatment of carotid body tumors. Vasa. 2011;40(6):461–6. https://doi.org/10.1024/0301-1526/a000149.

58. Vogel TR, Mousa AY, Dombrovskiy VY, Haser PB, Graham AM. Carotid body tumor surgery: management and outcomes in the nation. Vasc Endovasc Surg. 2009;43(5):457–61. https://doi.org/10.1177/1538574409335274.

59. Gwon JG, Kwon T-W, Kim H, Cho Y-P. Risk factors for stroke during surgery for carotid body tumors. World J Surg. 2011;35(9):2154–8. https://doi.org/10.1007/s00268-011-1167-7.

60. Power AH, Bower TC, Kasperbauer J, et al. Impact of preoperative embolization on outcomes of carotid body tumor resections. J Vasc Surg. 2012;56(4):979–89. https://doi.org/10.1016/j.jvs.2012.03.037.

61. Nazari I, Aarabi Moghaddam F, Zamani MM, Salimi J. Clinical characteristics and remedies in 45 Iranians with carotid body tumors. Acta Med Iran. 2012;50(5):339–43.

62. Zeitler DM, Glick J, Har-El G. Preoperative embolization in carotid body tumor surgery: is it required? Ann Otol Rhinol Laryngol. 2010;119(5):279–83.

63. Dardik A, Eisele DW, Williams GM, Perler BA. A contemporary assessment of carotid body tumor surgery. Vasc Endovasc Surg. 2002;36(4):277–83. https://doi.org/10.1177/153857440203600405.

64. Ozay B, Kurc E, Orhan G, et al. Surgery of carotid body tumour: 14 cases in 7 years. Acta Chir Belg. 2008;108(1):107–11.

65. Bercin S, Muderris T, Sevil E, Gul F, Kilicarslan A, Kiris M. Efficiency of preoperative embolization of carotid body tumor. Auris Nasus Larynx. 2015;42(3):226–30. https://doi.org/10.1016/j.anl.2014.10.013.

66. Fruhwirth J, Koch G, Hauser H, Gutschi S, Beham A, Kainz J. Paragangliomas of the carotid bifurcation: oncological aspects of vascular surgery. Eur J Surg Oncol. 1996;22(1):88–92.

67. Zhang T, Jiang W, Li Y, Li B, Yamakawa T. Perioperative approach in the surgical management of carotid body tumors. Ann Vasc Surg. 2012;26(6):775–82. https://doi.org/10.1016/j.avsg.2012.01.020.

68. Zhang J, Fan X, Zhen Y, et al. Impact of preoperative transarterial embolization of carotid body tumor: a single center retrospective cohort experience. Int J Surg. 2018;54(Pt A):48–52. https://doi.org/10.1016/j.ijsu.2018.04.032.

69. Ward PH, Liu C, Vinuela F, Bentson JR. Embolization: an adjunctive measure for removal of carotid body tumors. Laryngoscope. 1988;98(12):1287–91. https://doi.org/10.1288/00005537-198812000-00002.

70. Tikkakoski T, Luotonen J, Leinonen S, et al. Preoperative embolization in the management of neck paragangliomas. Laryngoscope. 1997;107(6):821–6.

71. Liapis CD, Evangelidakis EL, Papavassiliou VG, et al. Role of malignancy and preoperative embolization in the management of carotid body tumors. World J Surg. 2000;24(12):1526–30.

72. Kasper GC, Welling RE, Wladis AR, et al. A multidisciplinary approach to carotid paragangliomas. Vasc Endovasc Surg. 2006;40(6):467–74. https://doi.org/10.1177/1538574406290254.

73. Liu D, Ma X, Li B, Zhang J. Clinical study of preoperative angiography and embolization of hypervascular neoplasms in the oral and maxillofacial region. Oral Surg Oral Med Oral Pathol Oral Radiol Endod. 2006;101(1):102–9. https://doi.org/10.1016/j.tripleo.2005.05.062.

74. Ikeda A, Shiga K, Katagiri K, et al. Multi-institutional survey of carotid body tumors in Japan. Oncol Lett. 2018;15(4):5318–24. https://doi.org/10.3892/ol.2018.7925.

75. Texakalidis P, Charisis N, Giannopoulos S, et al. Role of preoperative embolization in carotid body tumor surgery: a systematic review and meta-analysis. In: World Neurosurg, vol. 129; 2019. p. 503–513.e2. https://doi.org/10.1016/j.wneu.2019.05.209.

76. Jackson RS, Myhill JA, Padhya TA, McCaffrey JC, McCaffrey TV, Mhaskar RS. The effects of preoperative embolization on carotid body Paraganglioma surgery: a systematic review and meta-analysis. Otolaryngol Head Neck Surg. 2015;153(6):943–50. https://doi.org/10.1177/0194599815605323.

77. Abu-Ghanem S, Yehuda M, Carmel NN, Abergel A, Fliss DM. Impact of preoperative embolization on the outcomes of carotid body tumor surgery: a meta-analysis and review of the literature. Head Neck. 2016;38(Suppl 1):E2386–94. https://doi.org/10.1002/hed.24381.

78. Casasco A, Herbreteau D, Houdart E, et al. Devascularization of craniofacial tumors by percutaneous tumor puncture. AJNR Am J Neuroradiol. 1994;15(7):1233–9.

79. Chaloupka JC, Mangla S, Huddle DC, et al. Evolving experience with direct puncture therapeutic embolization for adjunctive and palliative management of head and neck hypervascular neoplasms. Laryngoscope. 1999;109(11):1864–72. https://doi.org/10.1097/00005537-199911000-00028.

80. Harman M, Etlik O, Unal O. Direct percutaneous embolization of a carotid body tumor with n-butyl cyanoacrylate: an alternative method to endovascular embolization. Acta Radiol. 2004;45(6):646–8.

81. Ozyer U, Harman A, Yildirim E, Aytekin C, Akay TH, Boyvat F. Devascularization of head and neck paragangliomas by direct percutaneous embolization. Cardiovasc Intervent Radiol. 2010;33(5):967–75. https://doi.org/10.1007/s00270-010-9803-4.

82. Elhammady MS, Peterson EC, Johnson JN, Aziz-Sultan MA. Preoperative onyx embolization of vascular head and neck tumors by direct puncture. World Neurosurg. 2012;77(5–6):725–30. https://doi.org/10.1016/j.wneu.2011.02.033.

83. Shah HM, Gemmete JJ, Chaudhary N, Pandey AS, Ansari SA. Preliminary experience with the percutaneous embolization of paragangliomas at the carotid bifurcation using only ethylene vinyl alcohol copolymer (EVOH) Onyx. J Neurointerv Surg. 2012;4(2):125–9. https://doi.org/10.1136/jnis.2010.003970.

84. Gemmete JJ, Chaudhary N, Pandey A, et al. Usefulness of percutaneously injected ethylene-

vinyl alcohol copolymer in conjunction with standard endovascular embolization techniques for preoperative devascularization of hypervascular head and neck tumors: technique, initial experience, and correlation with surgical observations. AJNR Am J Neuroradiol. 2010;31(5):961–6. https://doi.org/10.3174/ajnr.A1936.

85. Scanlon JM, Lustgarten JJ, Karr SB, Cahan JI. Successful devascularization of carotid body tumors by covered stent placement in the external carotid artery. J Vasc Surg. 2008;48(5):1322–4. https://doi.org/10.1016/j.jvs.2008.05.031.

86. San Norberto EM, Taylor JH, Carrera S, Vaquero C. Intraoperative embolization with poloxamer 407 during surgical resection of a carotid body tumor. J Vasc Surg. 2012;56(6):1782–5. https://doi.org/10.1016/j.jvs.2012.06.106.

87. Lybeert ML, van Andel JG, Eijkenboom WM, de Jong PC, Knegt P. Radiotherapy of paragangliomas. Clin Otolaryngol Allied Sci. 1984;9(2):105–9.

88. Mitchell DC, Clyne CA. Chemodectomas of the neck: the response to radiotherapy. Br J Surg. 1985;72(11):903–5. https://doi.org/10.1002/bjs.1800721119.

89. Evenson LJ, Mendenhall WM, Parsons JT, Cassisi NJ. Radiotherapy in the management of chemodectomas of the carotid body and glomus vagale. Head Neck. 1998;20(7):609–13.

90. Verniers DA, Keus RB, Schouwenburg PF, Bartelink H. Radiation therapy, an important mode of treatment for head and neck chemodectomas. Eur J Cancer. 1992;28A(6–7):1028–33. https://doi.org/10.1016/0959-8049(92)90448-b.

91. Sheehan JP, Tanaka S, Link MJ, et al. Gamma knife surgery for the management of glomus tumors: a multicenter study. J Neurosurg. 2012;117(2):246–54. https://doi.org/10.3171/2012.4.JNS11214.

92. Tse V, Sillanpaa J, Minn AY, et al. Glomus tumors treated with stereotactic radiosurgery: a retrospective study. J Radiosurg SBRT. 2017;5(1):73–81.

93. Gottfried ON, Liu JK, Couldwell WT. Comparison of radiosurgery and conventional surgery for the treatment of glomus jugulare tumors. Neurosurg Focus. 2004;17(2):E4.

94. Ivan ME, Sughrue ME, Clark AJ, et al. A meta-analysis of tumor control rates and treatment-related morbidity for patients with glomus jugulare tumors. J Neurosurg. 2011;114(5):1299–305. https://doi.org/10.3171/2010.9.JNS10699.

95. Karaman E, Isildak H, Yilmaz M, et al. Management of paragangliomas in otolaryngology practice: review of a 7-year experience. J Craniofac Surg. 2009;20(4):1294–7. https://doi.org/10.1097/SCS.0b013e3181ae213b.

96. Suarez C, Rodrigo JP, Mendenhall WM, et al. Carotid body paragangliomas: a systematic study on management with surgery and radiotherapy. Eur Arch Otorhinolaryngol. 2014;271(1):23–34. https://doi.org/10.1007/s00405-013-2384-5.

第 18 章

颈动脉体瘤的手术治疗与病例解析

Robert T. Wicks, Cody Smith, Peter Nakaji

引言

颈动脉体瘤(CBT)是颈动脉分叉部背侧周围的化学感受器的病变[1,2]。虽然 CBT 是头颈部最常见的神经外胚层肿瘤,但根据荷兰国家癌症登记处的数据,其总发病率在高加索人群中约为 1/1 000 000[3]。尽管根据美国全国住院患者样本数据库得出了类似的发病率[1],但对其他人群的研究还是很有限。然而,并非所有肿瘤都需要立即手术切除,因此,实际发病率可能高达 1/30 000[4]。CBT 大多数的表现是良性的, 约5%是恶性的,只因检查出远处转移时才被发现[5,6]。平均发病年龄约为 50 岁,但在家族性发病中年龄可能更小[7]。大多数系列研究显示,散发性 CBT 有轻微的女性倾向性[8,9]。在 10%的病例中,CBT 可以是双侧的,并且 30%的双侧肿瘤患者具有遗传性。

CBT 常分为散发性、遗传性、增生性[6]。最常见的形式是散发性,占 70%~85%[10]。遗传性 CBT 多发生于年轻患者中, 更可能是恶性。增生性 CBT 在暴露于慢性缺氧的患者中更为常见。其危险因素包括生活在高海拔地区(海拔 5000 英尺以上,1 英尺 = 0.3048 米)、慢性阻塞性肺疾病(COPD)或发绀型心脏病。

Jansen 等回顾了 26 例有 48 个头颈部副神经节瘤的患者,这些患者在无干预情况下进行了连续影像学检查[11]。60%的副神经节瘤的体积增长大于 20%,而其余 40%的副神经节瘤显示增长极小, 平均随访时间为 4.2 年。中位生长速度为 1.0mm/年, 肿瘤平均倍增时间为 4.2 年。由于这种缓慢的生长速度,CBT 可以多年无症状。从首次出现症状到确诊的时间间隔 4~7 年并不罕见。

最常见的临床表现是紧贴舌骨外侧的无症状可触及的颈部肿块,有时也可突出于口咽外侧[9]。由于其与颈部血管的粘连和固有血管的关系,常可呈搏动性。随着肿瘤的进一步增大, 可出现脑神经或交感神经干的压迫症状,包括霍纳综合征、声音嘶哑、吞咽困难及由于脊副神经压迫引起的肩部下垂等[12]。

治疗方案选择:手术与非手术

虽然 CBT 的生长可能是缓慢的, 但是 CBT 具有持续增大的自然特征,最终会包裹邻近的神经血管结构。因此,在大多数情况下,建议早期治疗[13]。CBT 的主要治疗方案是手术切除或放射治疗(RT)。考虑到解剖位置,CBT 的手术治疗可能与显著的并发症相关。其中包括脑神经损伤(Ⅸ、Ⅹ、Ⅺ、Ⅻ)、颈动脉旁路手术或静脉移植血管搭桥、脑卒中和死亡风险[10]。大于 5cm 的 CBT 的术后死亡率为 1%~3%[6]。

尽管有这些风险,但除了高龄和有明显禁忌证的患者外,建议进行手术干预。目前的系列研究显示,术后脑血管并发症的发生率≤5%,手术导致的永久性脑神经缺损发生率≤20%[8]。并发症的发生率在很大程度上取决于 CBT 的大小和位置。对于高龄、预期寿命有限或患有多种其他内科合并症的无症状患者,可考虑只进行观察[14]。

颈动脉体的外科解剖学

颈动脉体是颈总动脉分叉部背侧外膜层内的浅棕色结构。颈动脉体是重要的副神经节器官,其功能是通过刺激延髓来调节人体对缺氧的反应,通过调节脉管系统来调节心率和血压,通过刺激肋间外肌和膈肌来增加呼吸的频率和深度[10]。初级神经支配来自咽神经的颈动脉感觉支,称为 Hering 神经,该神经以奥地利生理学家的名字命名[15]。颈动脉体由 3 种细胞类型组成(图 18.1):Ⅰ型细胞即主细胞,产生儿茶酚胺,呈簇状排列,称为 zellballen 细胞;Ⅱ型细胞称为支持细胞,位于Ⅰ型细胞周围提供支持,类似于 schwann 细胞;Ⅲ型细胞是感觉神经末梢,作为化学感受器反射的传入支。

该部位的肿瘤往往血运丰富,主要由咽升动脉供血。Shamblin 等报道了一种可以帮助预测肿瘤切除难度的外科分型方案[16]。Ⅰ型:肿瘤局限于颈内动脉和颈外动脉之间的间隙,一般容易从周围结构中剥离。Ⅱ型:肿瘤部分包绕血管系统,并与血管外膜粘连。Ⅲ型:肿瘤将颈内动脉包裹并侵入外膜进入

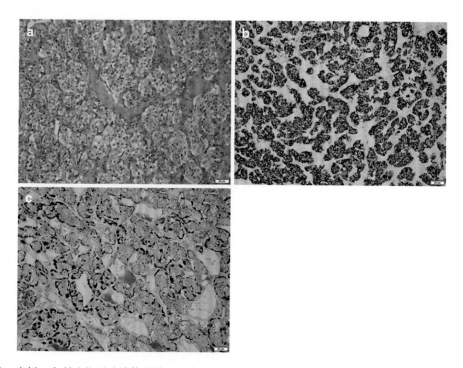

图 18.1　病例 1 中所述的颈动脉体副神经节瘤的代表性病理图像。(a)高倍显微镜下苏木精和伊红(H&E)染色显示 zellballen 细胞生长模式;(b)突触小泡蛋白免疫组化显示Ⅰ型细胞(即主细胞);(c)S100 免疫组化显示Ⅱ型细胞(即支持细胞)。

肌层,以至于在不进入血管腔的情况下通常无法从血管中切除肿瘤。喉上神经和舌下神经也可能横穿肿瘤。

在讨论颈动脉体区肿瘤时,有时还包括类似的肿瘤,即迷走神经球瘤,其通常起源于颈动脉分叉部和颈静脉孔之间,可有相似的颈动脉侵犯、颅底破坏和脑神经病变[17]。Browne 等提出的迷走神经球瘤分型系统为:Ⅰ型肿瘤完全位于咽旁间隙内,不侵犯颈静脉孔;Ⅱ型肿瘤侵犯颈静脉孔,但不伴有骨质破坏;Ⅲ型肿瘤深侵颈静脉孔和中耳,伴有骨质破坏,可能累及颈动脉管。

术前管理

当进行手术干预时,适当的术前计划可以显著降低围术期的发病率和死亡率。对于任何考虑手术干预的患者,都应考虑进行初步的内分泌评估,特别是有血压升高或心动过速症状的患者[18]。CBT 有潜在合并嗜铬细胞瘤的可能性,一些颈动脉体瘤也可分泌儿茶酚胺类物质[19]。术前应进行尿甲氧基肾上腺素检查。在儿茶酚胺分泌过多的情况下使用 β 受体阻滞剂作为唯一的初始干预措施可能导致致命的心血管衰竭并发症。术前约 2 周应诱导 α 肾上腺素能阻滞。一旦诱发了 α 阻滞,就可以建立 β 阻滞,减少围术期的手术风险。

涉及多学科治疗头颈部副神经节瘤,考虑术前肿瘤栓塞尤为重要[20]。目标包括减少术中失血和早期肿瘤坏死,以便更受控地切除,从而减少对脑神经的损害。有些机构在术前 6 天进行栓塞。但是根据我们的经验,手术切除前 48 小时内进行栓塞获益最大[21]。Liu 等报道了一组 58 例 Shamblin Ⅱ型和Ⅲ型颈动脉体瘤患者[22]。31 例患者在手术切除肿瘤前 48 小时内接受了肿瘤供血动脉栓塞。其余 27 例患者未进行术前栓塞。在接受

术前栓塞的患者中,平均手术时间减少了 77 分钟,平均失血量减少了约 250mL,总并发症的发生率从 33.3% 降低到 9.7%,且有统计学意义。

然而,术前栓塞仍然存在争议。Cobb 等最近的一篇论文利用"医疗成本与使用项目国家住院患者数据库"(共 547 例患者)对 2006—2013 年间 5 个州的所有 CBT 切除术患者进行了分析,发现术前进行栓塞与未进行栓塞,患者死亡率、脑神经缺损症状、术中失血量均无显著性差异[23]。作者认为,其获益可能仅限于那些符合 Shamblin Ⅱ型和Ⅲ型标准的较大肿瘤,或因其他解剖原因而预计术中分离复杂的肿瘤。值得注意的是,咽升动脉通常位于肿瘤的深部,并在顶部上方进入肿瘤。对于那些顶部非常高的病例,这部分的血管内栓塞阻断供血可能有利于手术切除不易到达区域的肿瘤。

对于大的肿瘤,尤其是 Shamblin Ⅲ型肿瘤,如果考虑到手术中需要长时间阻断颈动脉,或进行前壁补片移植重建,或者预计要牺牲颈动脉,则应考虑进行血管内球囊闭塞试验(BTO)[24]。BTO 也将有助于预测术中是否需要转流。对于那些 BTO 失败的 Shamblin Ⅲ型肿瘤患者,可以考虑在术前栓塞时进行颈动脉支架置入。颈动脉支架可以改善颈动脉壁的结构完整性,可能有助于手术解剖平面的建立[25]。

手术入路

较小的 Shamblin Ⅰ型肿瘤通常可以通过皮肤皱褶处小的水平横切口来进行治疗(图 18.2)。较大的肿瘤需要一个与胸锁乳突肌(SCM)前缘一致的较长的切口,以便对更远的颈动脉近端和远端进行控制。在按照皮肤切口切开颈阔肌后,沿胸锁乳突肌的内侧缘进行解剖,直到识别出面总静脉。将面总

静脉切断,然后将颈内静脉与胸锁乳突肌向外侧牵拉,显露出颈动脉鞘内的结构。一旦颈动脉鞘被广泛打开,颈动脉的近端和远端就能被识别出来,用血管吊带在肿物上下绕过血管进行临时控制。如果没被肿瘤包绕,迷走神经和舌下神经也能辨认出来。典型的表现是舌下神经常向上和向后移位。Shamblin Ⅲ型肿瘤可见肿瘤包绕颈动脉,因此,需要慢慢地、仔细地分离解剖。然后用双极电凝和超锋利精细组织剪刀将肿瘤从颈内动脉和颈外动脉松解下来。一旦血供被完全阻断,就能从肿瘤根部断离而切除肿瘤。

放射治疗

CBT 的放射治疗并非没有风险,而且在文献中一直存在大量争议。一般来说,患者身体状况良好、肿瘤大小有限、预计可切除、预期风险率最低的患者,应考虑手术切除。对于那些有多种合并症或晚期肿瘤、手术需要大量牺牲神经血管结构的患者,可以考虑进行放射治疗[26]。

对于适合选择接受放射治疗的患者,治疗的目标是减少或阻止肿瘤的生长。尽管治疗后仍可能残存无症状残留物,但只要肿瘤不再进展,这仍被认为是一种有效的治疗方法[27]。良性副神经节瘤的最佳分次剂量是45Gy,分 25 次[14,26]。表现为转移性淋巴结肿大或远处转移的恶性肿瘤需要更高剂量。对那些小于 3cm 的副神经节瘤,可以考虑采用立体定向放射治疗。

Mendenhall 等最近报道了单中心回顾性系列研究,有 149 例接受放射治疗的头颈部良性副神经节瘤患者,其中 44 例患有颈动脉体瘤[14]。中位随访时间为 10 年。在 5 年、

10 年和 15 年的随访中,局部控制率分别为99%、96% 和 95%。特定原因存活率分别为98%、98% 和 98%。未发现良性副神经节瘤恶变的患者。19 例副神经节瘤行肿瘤次全切除,但并未发现其可以提高局部控制的可能性,也不会增加治疗的总体发病率。因此,如果感到在手术时无法完成全切除,不建议进行次全切除后进行放射治疗的方式。Krych 等报道了 1967—1994 年间接受放射治疗的 33 例头颈部副神经节瘤患者的单中心回顾性研究。这组患者包括 4 例颈动脉体瘤患者。中位随访时间为 13 年。10 年肿瘤控制率为 92%,在最后一次已知的随访中未发现任何患者发生放射治疗辐射诱发的恶性肿瘤。

其他针对接受放射治疗的 CBT 的较小病例系列研究报道了相似的结果。例如,Guedea 等报道了 6 例接受放射治疗的病例,包括 CBT(n=5)和迷走神经球瘤(n=1)[28]。在这 6 例患者中,1 例完全复发,2 例部分复发,2 例保持稳定(无进展)。1 例患者在另一家机构接受了大量的治疗后,于再照射后 5年死于局部复发性疾病。Evenson 等发表了15 例患者的 23 个副神经节瘤的治疗结果,包括颈动脉体瘤和迷走神经球瘤[29]。对于22 例既往未接受放射治疗的病变,其 10 年局部控制率为 100%[18]。

随着调强放射治疗(IMRT)和立体定向放射外科手术的使用,在可能的情况下,放射治疗的急性毒性很低。出现严重并发症(如辐射诱发的恶性肿瘤等)的风险似乎非常低。此外,必须权衡迟发的放射治疗辐射并发症的风险与良性副神经节瘤生长缓慢之间的利弊,还要权衡手术切除后可能出现永性久脑神经功能缺损的风险。

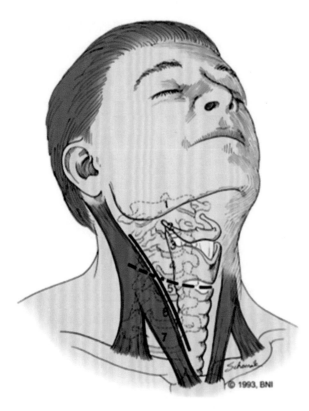

© 1993, BNI

图 18.2　颈动脉体瘤切口选择的代表性图解。较小的 Shamblin Ⅰ 型肿瘤的切口通常是位于明显的皮肤皱褶内的水平切口(用虚线表示)，切口的外侧边界接近胸锁乳突肌的内侧缘。Shamblin Ⅱ 型和 Ⅲ 型肿瘤通常需要沿胸锁乳突肌内侧缘做较长的切口，以获得颈动脉近端和远端的充分控制(用实线表示)。(Used with permission from Barrow Neurological Institute, Phoenix, AZ)

病例解析

病例 1：左侧颈动脉体瘤

一例 71 岁的女性检查发现左臂麻木、左侧面部下垂、失语等症状，发现其患有左侧颈动脉体瘤。患者的短暂性脑缺血发作(TIA)样症状在 30 分钟内缓解，并接受了高血压危象治疗。CT 血管造影显示颈动脉分叉部有一个 1.8cm×1.6cm 的强化肿块，向上方突出，将左侧颈内动脉和颈外动脉推挤开(图 18.3a)。内分泌学检查结果为阴性。医生认为其健康状况良好，并向其提供了观察或手术切除的选择。患者希望进行切除手术。

鉴于肿瘤完全位于颈内动脉和颈外动脉之间，而不包绕血管，将其分为 Shamblin Ⅰ 型。在这种情况下，可断定术前肿瘤栓塞的益处是有限的。于胸锁乳突肌内侧缘一明显的皮纹内做一水平切口。术中进行躯体感

觉诱发电位(SSEP)神经监测，此外还通过气管内导管对第 Ⅸ 和第 Ⅹ 脑神经进行肌电图监测。沿切口切开颈阔肌，并在颈阔肌下解剖分离。缝合结扎并切断面总静脉，显露颈动脉鞘。然后打开颈动脉鞘，显露颈动脉分叉部和肿瘤(图 18.3b)。颈总动脉用血管吊带绕过进行临时控制。分离肿瘤四周进行切除，没有发现颈外动脉或颈内动脉的血管外膜受侵(图 18.3c)。肿瘤被整块全切除(图 18.3d)。止血完成后逐层关闭切口。患者恢复良好，术后无神经功能缺损。

病例 2：左侧迷走神经球瘤

一例 57 岁的女性，既往患有卵巢癌病史，因急性发作的短暂性头晕、视力模糊和言语困难而到急诊室就医。3 小时后症状消失。由于患者担心 TIA 发作，进行了 CTA 检查。CTA 显示在左侧颈内动脉和颈内静脉之间 C1–C3 水平处有一个 2cm×2cm 大小的肿块，没有颈动脉闭塞或狭窄(图 18.4a 和图

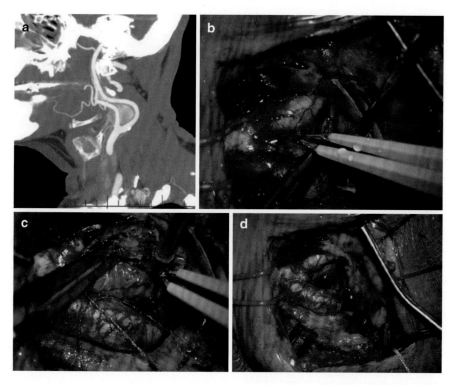

图 18.3　(a)CT 血管造影斜位重建显示病例 1 中左侧颈动脉体瘤的位置。(b)打开颈动脉鞘后颈动脉分叉部和颈动脉体瘤的术中照片。血管吊带绕过颈总动脉进行临时控制。(c)分离颈动脉体瘤四周进行切除。(d)颈动脉体瘤全切除后颈动脉分叉部的照片。位于下颌骨下方约 2 指宽的皮肤皱褶内的水平皮肤切口也被显示出来。

18.4b）。该肿块位于颈动脉分叉部的后上方。据称其卵巢癌在接受化疗和放射治疗后已经缓解了 15 年。

　　术前准备包括尿液和血清甲氧基肾上腺素的实验室评估。患者开始服用苯氧苄胺进行预防性 α 阻滞，直到上述实验室结果为阴性。考虑到肿瘤的大小和位置，决定由血管内手术团队评估是否进行术前栓塞，手术前约 48 小时进行了术前栓塞（图 18.4c）。

　　手术时，患者全身麻醉并取仰卧位，头部转向右侧。选择下颌骨下方约 1 横指宽处的明显皮肤皱褶，切开皮肤，显露颈阔肌，结扎面总静脉并离断。充分显露后打开颈动脉鞘，环绕颈总动脉放置血管吊带。由于颈动脉分叉部没有被撑开，因此，该肿瘤被认为更像迷走神经球瘤的变异型。肿瘤位于分叉部的后上方，并使颈内静脉向外侧移位。鉴

于术前已栓塞，肿瘤大部分血供被阻断，从而可以从肿瘤四周分离后全切。用手持式刺激器刺激第 X 和第 XII 脑神经，显示正常反应。反复冲洗、止血，术后未发现并发症。

病例 3：双侧颈动脉体瘤

　　一例男性患者，58 岁，右侧颈部可触及肿块 6 个月。患者进行了影像学检查，发现双侧颈动脉体瘤。患者否认有任何吞咽困难、不适或疼痛症状。患者也否认有任何面部潮红、焦虑的症状或高血压病史。CT 血管造影显示双侧颈动脉体瘤。右侧肿块大小为 2cm×3cm，左侧肿块大小为 1cm×1.6cm（图 18.5c）。

　　决定首先对较小的左侧肿瘤进行手术切除，以最大限度地降低脑神经损伤的风险。如果患者声带和吞咽功能没有表现出神

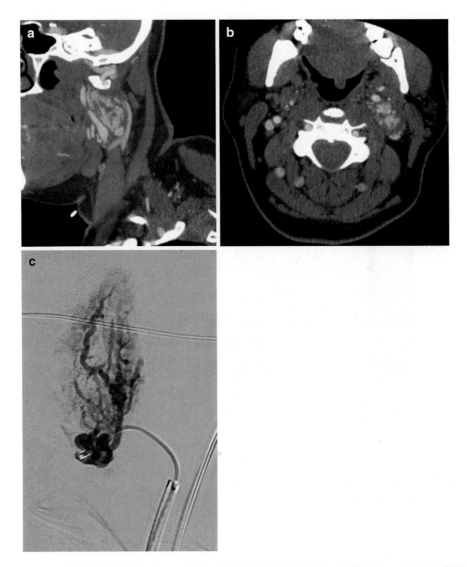

图 18.4 (a)CT 血管造影的斜位重建显示病例 2 中所述的左侧迷走神经球瘤的大小。(b)CT 血管造影轴位图显示迷走神经球瘤位于左侧颈内动脉附近，没有血管狭窄的迹象。(c)DSA 侧位图，在栓塞前选择性肿瘤造影。

经功能缺损，则随后将进行右侧颈动脉体瘤的栓塞和手术切除。头向右转，颈部稍微伸展。取胸锁乳突肌的内侧缘做切口。然后沿胸锁乳突肌进行解剖，直到发现颈动脉鞘。打开颈动脉鞘，可以在颈动脉分叉部看到肿瘤。从颈动脉分叉部和血管壁上分离切除肿瘤。在解剖时，除了在二腹肌后腹区的第 XI 脑神经外，还要辨认并保护第 X 和第 XII 脑神经。患者对手术的耐受性很好，没有吞咽或

说话困难。最终病理显示副神经节瘤。

约 1 个月后，患者接受了右侧颈动脉体瘤切除术。手术切除前 24 小时进行术前栓塞(图 18.5d 和图 18.5e)。患者取仰卧位，头部转向左侧，颈部略微伸展。沿胸锁乳突肌的内侧缘切开。一旦确定了颈动脉分叉部，就绕过颈总动脉放置血管吊带。辨认肿块远端的颈内动脉和颈外动脉。辨认肿瘤和分叉部之间的界面。然后，术者可以围绕肿瘤进

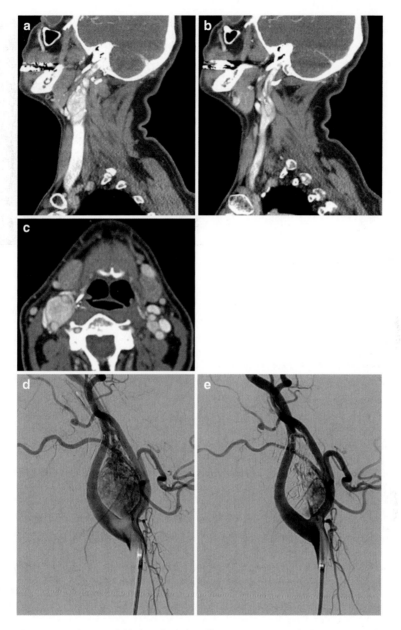

图 18.5　病例 3 中显示的双侧颈动脉体瘤的代表性图像。(a)右侧颈动脉分叉的 CT 血管造影斜位重建显示右侧颈动脉体瘤。(b)左侧颈动脉分叉部的 CT 血管造影斜位重建显示左侧较小的颈动脉体瘤。(c)显示颈内动脉和颈外动脉的双侧颈动脉体瘤的 CT 血管造影轴位图。(d)在选择性栓塞右侧颈动脉体瘤期间,DSA 显示栓塞前的颈动脉分叉部。(e)完成右侧颈动脉体瘤选择性栓塞术后,DSA 显示的右侧颈动脉分叉部。

行周边解剖。第Ⅻ脑神经位于肿瘤上方并予以保护。电凝和切断所有肿瘤供血动脉。第Ⅹ和第Ⅺ脑神经也被保护。整块切除肿瘤。患者对手术过程的耐受性很好。值得注意的是,患者在术前栓塞后出现声音嘶哑,这种

情况在术后 6 周的随访中有所改善,但没有完全恢复。在第二个肿瘤的手术切除后,患者还有过几次晕厥和近晕厥发作,随访 6 周完全恢复。

结论

CBT 可能给外科医生带来巨大的治疗和手术挑战。由于其生长速度常常很缓慢，对于那些无症状的老年患者或有多种内科合并症的患者，可以通过一系列影像学检查进行观察而不进行外科干预，以免干预带来不必要的风险。除此以外，大多数患者应考虑外科手术干预。对于符合 Shamblin Ⅱ 型或 Ⅲ 型的患者，应考虑术前栓塞。符合 Shamblin Ⅲ 型的患者，应考虑仔细评估是否进行 BTO。尽管有关颈动脉体瘤直接进行放射治疗的证据有限，但对于某些手术切除风险极高的患者来说，这似乎是一个可行的选择。

致谢：感谢 Jennifer Eschbacher 博士为获得图 18.1 所示的代表性病理图像所提供的帮助。

参考文献

1. Dua A, Spees TS, Hernandez FC, Igbadumhe AA, Algodi M, Desai SS. Trends in the incidence of carotid body tumors in the United States from 1998 to 2011. Vasc Dis Manage. 2014;11(12):E298–302.
2. Unlu Y, Becit N, Ceviz M, Kocak H. Management of carotid body tumors and familial paragangliomas: review of 30 years' experience. Ann Vasc Surg. 2009;23(5):616–20.
3. Oosterwijk JC, Jansen JC, van Schothorst EM, Oosterhof AW, Devilee P, Bakker E, et al. First experiences with genetic counselling based on predictive DNA diagnosis in hereditary glomus tumours (paragangliomas). J Med Genet. 1996;33(5):379–83.
4. Robertson V, Poli F, Hobson B, Saratzis A, Ross Naylor A. A systematic review and meta-analysis of the presentation and surgical management of patients with carotid body tumours. Eur J Vasc Endovasc Surg. 2019;57(4):477–86.
5. Davila VJ, Chang JM, Stone WM, Fowl RJ, Bower TC, Hinni ML, et al. Current surgical management of carotid body tumors. J Vasc Surg. 2016;64(6):1703–10.
6. Sajid MS, Hamilton G, Baker DM, Joint Vascular Research Group. A multicenter review of carotid body tumour management. Eur J Vasc Endovasc Surg. 2007;34(2):127–30.
7. Hallett JW Jr, Nora JD, Hollier LH, Cherry KJ Jr, Pairolero PC. Trends in neurovascular complications of surgical management for carotid body and cervical paragangliomas: a fifty-year experience with 153 tumors. J Vasc Surg. 1988;7(2):284–91.
8. van der Mey AG, Jansen JC, van Baalen JM. Management of carotid body tumors. Otolaryngol Clin N Am. 2001;34(5):907–24.vi.
9. Ikeda A, Shiga K, Katagiri K, Saito D, Miyaguchi J, Oikawa SI, et al. Multi-institutional survey of carotid body tumors in Japan. Oncol Lett. 2018;15(4):5318–24.
10. Janda PH, Veerappan V, McKenzie ME, Dhudshia NV. Carotid body tumor as a reversible cause of syncope. J Am Osteopath Assoc. 2011;111(11):638–44.
11. Jansen JC, van den Berg R, Kuiper A, van der Mey AG, Zwinderman AH, Cornelisse CJ. Estimation of growth rate in patients with head and neck paragangliomas influences the treatment proposal. Cancer. 2000;88(12):2811–6.
12. Isik AC, Imamoglu M, Erem C, Sari A. Paragangliomas of the head and neck. Med Princ Pract. 2007;16(3):209–14.
13. Economopoulos KP, Tzani A, Reifsnyder T. Adjunct endovascular interventions in carotid body tumors. J Vasc Surg. 2015;61(4):1081–91.e2.
14. Mendenhall WM, Morris CG, Amdur RJ, Hitchcock KE, Silver NL, Dziegielewski PT. Radiotherapy for benign head and neck paragangliomas. Head Neck. 2019;41(7):2107–10.
15. Shoja MM, Rai R, Lachkar S, Iboroma Akobo S, Yilmaz E, Loukas M, et al. The carotid sinus nerve and the first English translation of Hering's original research on this nerve. Cureus. 2019;11(1):e3898.
16. Shamblin WR, ReMine WH, Sheps SG, Harrison EG Jr. Carotid body tumor (chemodectoma). Clinicopathologic analysis of ninety cases. Am J Surg. 1971;122(6):732–9.
17. Browne JD, Fisch U, Valavanis A. Surgical therapy of glomus vagale tumors. Skull Base Surg. 1993;3(4):182–92.
18. Alexander MJ, Moftakhar P. Chapter 353: nonatherosclerotic carotid lesions. In: Winn HR, editor. Youmans neurological surgery, vol. 4. 6th ed. Philadelphia: Elsevier; 2011.

19. MacGillivray DC, Perry MO, Selfe RW, Nydick I. Carotid body tumor: atypical angiogram of a functional tumor. J Vasc Surg. 1987;5(3):462–8.
20. Rangel-Castilla L, Shah AH, Klucznik RP, Diaz OM. Preoperative Onyx embolization of hypervascular head, neck, and spinal tumors: experience with 100 consecutive cases from a single tertiary center. J Neurointerv Surg. 2014;6(1):51–6.
21. Litle VR, Reilly LM, Ramos TK. Preoperative embolization of carotid body tumors: when is it appropriate? Ann Vasc Surg. 1996;10(5):464–8.
22. Liu J, Li Y, Yang L, Cai H. Surgical resection of carotid body tumors with versus without pre-operative embolization: retrospective case-control study. Head Neck. 2018;40(12):2590–5.
23. Cobb AN, Barkat A, Daungjaiboon W, Halandras P, Crisostomo P, Kuo PC, et al. Carotid body tumor resection: just as safe without preoperative embolization. Ann Vasc Surg. 2018;46:54–9.
24. Kojya S, Itokazu T, Oowa T, Noda Y, Toda T, Sadi al M, et al. A case report of carotid body tumor. Auris Nasus Larynx. 1997;24(2):211–6.
25. Ong HS, Fan XD, Ji T. Radical resection of a Shamblin type III carotid body tumour without cerebro-neurological deficit: improved technique with preoperative embolization and carotid stenting. Int J Oral Maxillofac Surg. 2014;43(12):1427–30.
26. Hinerman RW, Amdur RJ, Morris CG, Kirwan J, Mendenhall WM. Definitive radiotherapy in the management of paragangliomas arising in the head and neck: a 35-year experience. Head Neck. 2008;30(11):1431–8.
27. Gilbo P, Morris CG, Amdur RJ, Werning JW, Dziegielewski PT, Kirwan J, et al. Radiotherapy for benign head and neck paragangliomas: a 45-year experience. Cancer. 2014;120(23):3738–43.
28. Guedea F, Mendenhall WM, Parsons JT, Million RR. Radiotherapy for chemodectoma of the carotid body and ganglion nodosum. Head Neck. 1991;13(6):509–13.
29. Evenson LJ, Mendenhall WM, Parsons JT, Cassisi NJ. Radiotherapy in the management of chemodectomas of the carotid body and glomus vagale. Head Neck. 1998;20(7):609–13.

第 19 章

颈动脉痛

Michael McLaughlin, J. Scott McNally

引言

颈动脉痛的定义是以颈动脉分叉部为中心的沿颈动脉区域的疼痛和压痛。1927年 Fay 等首次描述了该疾病[1]。重要的是,该疾病的诊断必须排除包括血管夹层、甲状腺炎、血管炎、感染、占位或骨性病变(骨折或颈椎病)等其他原因引起的疼痛。在整个 20 世纪,关于这种综合征一直存在着争议。1988 年,在第一次国际头痛疾病分类中,颈动脉痛被归类为特发性颈痛综合征[2]。Biosse 和 Bousser 通过对颈动脉痛的争议点进行描述,在 1994 年宣布既往对颈动脉痛存在着错误的认知[3]。颈动脉痛定义中的两个临床表现并不具有特异性,因此,2004 年该疾病被移除[4]。

在 2017 年一项 47 例患者的多中心队列研究中,Lecler 等的报道表明,在急性颈动脉痛的患者中,有不到 5% 的急性颈动脉痛患者的血管/血管周围影像学表现出现在颈动脉分叉部[5],这一研究具有里程碑意义。他研究建议将这些患者归入一种新的临床放射学分类:短暂性颈动脉血管周围炎症(TIPIC)综合征。

人口统计学/影像学

在 21 世纪早期,随着超声、CTA、MRI[8]、PET/CT[9,10]和其他成像[11]技术的进步,多个病例报告描述了这一综合征[6,7]。影像学显示该疾病患者颈动脉分叉部附近的血管壁增厚,以及血管周围的炎性改变。

大多数患者在 50 岁左右出现单侧颈痛(4% 的患者为双侧),少数患者(17%)有相关的神经症状,如一过性眩晕、复视、对侧感觉或运动障碍及同侧面神经麻痹[5]。

TIPIC 综合征患者的实验室评估是非特异性的,少数患者表现为红细胞沉降率(ESR)升高、C 反应蛋白(CRP)水平升高和血清免疫球蛋白-M 抗体(IgM)升高。而大多数患者没有表现出全身炎症标志物的升高。

与 TIPIC 综合征发展相关的危险因素主要包括血管危险因素和自身免疫性疾病病史,前者主要包括高血压、血脂异常、糖尿病和吸烟,而后者包括强直性脊柱炎、自身免疫性甲状腺疾病、干燥病、系统性红斑狼疮和类风湿性关节炎等多种疾病。

提示存在 TIPIC 综合征的影像学特征包括如下:

血管周围炎症,定义为颈动脉旁的脂肪被柔软的无定形组织取代,出现血管迂曲或脂肪界面模糊[5]。大多数患者在影像学上表现为血管周围炎症,最常见的部位是后外侧。与之相对应的是,18-FDG PET/CT 成像中可出现颈动脉鞘内放射性示踪剂摄取的增加[12]。

不到 50% 的患者在影像学上显示颈动脉分叉部有软性内膜斑块,血管腔轻度狭窄。一些随访病例的影像学检查显示了软性斑块的消退。MRI 检查发现,患者均未出现同侧缺血性脑卒中,因此,颈动脉症状和影像学表现与同侧脑供血区的神经系统症状之间的联系尚不清楚。

一些报道中也发现了同侧淋巴结肿大和周围咽部或喉部的炎症。

病例报告显示了可能与颈动脉痛相关的其他影像学表现,如颈动脉斑块内出血[13](图 19.1)。

临床症状缓解后,影像学异常可能持续存在,这可能是因为伴有低级别慢性活动性炎症的纤维化发展[14]。

治疗/预后

所有出现 TIPIC 综合征临床和影像学表现的患者均完全临床康复,中位痊愈时间约为 2 周。

大多数患者使用了抗炎药物(非甾体抗炎药或大剂量阿司匹林)治疗,少数患者使用了类固醇、氯吡格雷[9]或不予治疗[8]。

大约 20% 的患者在首次出现症状后 6 个月内出现临床复发,复发时的症状和影像学结果与以前相同。自身免疫性疾病的存在是临床复发最常见的危险因素,这类患者中的大多数除了颈动脉痛外,还伴有自身免疫性症状的急性加重。

TIPIC 诊断标准

TIPIC 综合征的诊断有以下 4 个主要标准[5]:

- 颈动脉的急性疼痛,可向头部放射。
- 影像学(超声、CT 或 MRI)可见偏心

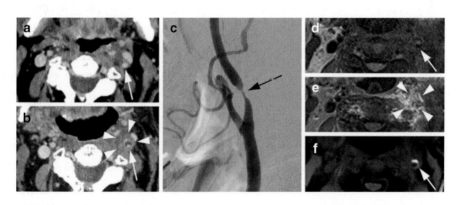

图 19.1 85 岁男性,1 年前接受鳞状细胞癌放射治疗的 CTA(a)及现在出现急性左侧颈动脉疼痛(b)的 CTA。在两次检查之间颈内动脉狭窄发生进展(箭头所示),CT 显示有活动性炎症,血管周围迂曲,脂肪平面不清(三角箭头所示)。行 DSA(c)证实左侧颈内动脉近端重度狭窄(箭头所示)。血管壁 MRI 增强前(d)和增强后(e)T1 加权像的血流抑制图像显示左侧颈内动脉周围脂肪平面不清(d,箭头所示),外膜周围强化明显(e,三角箭头所示),造影剂渗入周围软组织。MPRAGE(f)显示 T1-高信号的斑块内出血(箭头所示)。

性血管周围炎症。

- 影像学排除其他血管或非血管原因。
- 在 2 周内可通过抗感染治疗改善，或

自发改善。

次要诊断标准为自限性的软性内膜斑块。

参考文献

1. Fay T. Atypical neuralgia. Arch Neurol Psychiatr. 1927;18:309–15.
2. Classification and diagnostic criteria for headache disorders, cranial neuralgias and facial pain: Headache Classification Committee of the International Headache Society. Cephalalgia. 1988;8(suppl 7):1–96.
3. Biousse V, Bousser MG. The myth of carotidynia. Neurology. 1994;44:993–5.
4. Headache Classification Subcommittee of the International Headache Society: The International Classification of Headache Disorders—2nd edition. Cephalalgia. 2004;24(suppl 1):9–160.
5. Lecler A, Obadia M, Savatovsky J, et al. TIPIC syndrome: beyond the myth of Carotidynia, a new distinct unclassified entity. AJNR Am J Neuroradiol. 2017;38(7):1391–8.
6. Behar T, Menjot N, Laroche J-P, et al. Comparative evolution of carotidynia on ultrasound and magnetic resonance imaging. J Mal Vasc. 2015;40:395–8.
7. Arning C. Ultrasonography of carotidynia. AJNR Am J Neuroradiol. 2005;26:201–2.
8. Burton BS, Syms MJ, Petermann GW, et al. MR imaging of patients with carotidynia. AJNR Am J Neuroradiol. 2000;21:766–9.
9. Amaravadi RR, Behr SC, Kousoubris PD, et al. [18F] fluorodeoxyglucose positron-emission tomography-CT imaging of carotidynia. AJNR Am J Neuroradiol. 2008;29:1197–9.
10. Hafner F, Hackl G, Haas E, et al. Idiopathic carotidynia. Vasa. 2014;43:287–92.
11. Kosaka N, Sagoh T, Uematsu H, et al. Imaging by multiple modalities of patients with a carotidynia syndrome. Eur Radiol. 2007;17:2430–3.
12. Berzaczy D, Domenig CM, Beitzke D, et al. Imaging of a case of benign carotidynia with ultrasound, MRI and PET-CT. Wien Klin Wochenschr. 2013;125:719–20.
13. Peckham M, Mallik A, Kinikini D, et al. Carotidynia in the setting of intraplaque hemorrhage.
14. Upton PD, Smith JG, Charnock DR. Histologic confirmation of carotidynia. Otolaryngol Head Neck Surg. 2003;129:443–4.

索　引

A

阿司匹林　45
阿托伐他汀　41

B

半暗带　90
薄破裂纤维帽　30
鼻咽癌　78
壁内血肿　109
搏动性耳鸣　21

C

彩色多普勒超声　141
超声诊断　109
陈旧性机化血栓　37
串联性病变　90
床突段　15
创伤性颈动脉夹层　108
磁共振血管成像　28,142
磁敏感加权成像　37

D

大动脉炎　158
代谢综合征　61
丹佛分级量表　110
低分子肝素　45
低密度脂蛋白　41
碘化造影剂　28
蝶腭动脉　10
动静脉瘘　2
动脉粥样硬化斑块　2
短暂性脑缺血发作　1,78
对侧偏瘫　1
多普勒超声　24

E

儿茶酚胺　186
耳后动脉　8

F

放射性血管狭窄　78
风湿性多肌痛　151,152
缝合线断裂　59
复发性脑卒中　86
副神经节瘤　6
富脂质坏死核　30
覆膜支架修复　130

G

钙通道阻滞剂　43
肝素　45
感觉功能障碍　86
感觉障碍　1
高血压　143

H

海绵窦段　12
海绵状血管瘤　78
核心梗死区　90
颌内动脉　8
颌内动脉血管炎　12
喉返神经　60
喉上神经　60
后交通动脉　12
后颅窝硬脑膜　8
华法林　45
霍纳综合征　111,167

J

肌肉毒性　41

肌纤维发育不良　13

急性闭塞　70

急性颈动脉闭塞　86

脊髓损伤　111

甲状腺上动脉　7

甲状腺上叶　7

假性动脉瘤　119

肩胛舌骨肌　5

检耳镜　21

剪切力　6

降压药物　43

交感神经　5

交感神经丛　5

交通段　17

近端保护装置　68

近全闭塞　98

茎突舌骨肌　7

经肱动脉入路　67

经股动脉入路　67

经皮穿刺肿瘤内栓塞　177

经皮动脉入路　68

经桡动脉入路　67

颈动脉爆裂综合征　129

颈动脉闭塞　86

颈动脉闭塞手术研究　61

颈动脉分叉部疾病　2

颈动脉夹层　107

颈动脉间隙　168

颈动脉内膜剥脱术　49

颈动脉内膜切除术　49

颈动脉鞘　5

颈动脉球外壁　6

颈动脉体瘤　167,170

颈动脉体瘤的手术治疗　184

颈动脉体瘤切口选择　187

颈动脉痛　194

颈动脉血管成形术　89,92

颈动脉支架置入术　65

颈内动脉　7,10

颈外动脉　7

颈总动脉　7

静脉内溶栓治疗　59

巨噬细胞　31

巨细胞动脉炎　150

K

抗血小板药物　45

抗血小板药物时间　70

可逆性脑血管收缩综合征　140

溃疡性颈动脉斑块　37

L

类固醇治疗　154

颅颈交接部　19

颅内大血管闭塞　87

颅内动脉瘤　139

颅内血管狭窄　79

颅内循环　86

颅外段颈动脉　119

颅外段颈动脉瘤　119

颅外段颈动脉瘤分型　120

颅外-颅内搭桥　125

裸金属支架　69

M

慢性颈动脉闭塞　98

迷走神经　60

迷走右锁骨下动脉　7

面动脉　7

面神经下颌支　60

N

脑灌注减少　86

脑膜中动脉　7

颞骨岩部　13

颞浅动静脉瘘　11

颞浅动脉　8

颞下窝　170

P

偏头痛　142

破裂孔段　12

Q

七氟醚　57

腔内血栓　37

球囊导管　68

S

舌动脉　7

舌下神经　60

舌下神经管　19

舌咽神经　60

神经脑膜支　7

视觉丧失　153

嗜铬细胞瘤　167

数字减影血管造影　23

栓子脱落　53

双抗治疗　44

T

他汀类药物　41

糖化血红蛋白　43

梯度回波　37

头臂干　7

W

外膜新生血管功能障碍　31

完全颈动脉闭塞　98

微导丝　79

围术期脑卒中　50

X

下颌运动障碍　150

纤维肌发育不良　135

线性回归分析　79

心房颤动　86

心肌梗死　50

心脏瓣膜疾病　86

新发性脑卒中　86

胸骨甲状肌　5

胸骨舌骨肌　5

血管紧张素转换酶抑制剂　43

血管内介入治疗　113

血管内栓塞　130

血管内治疗　104,125

血栓栓塞　111

血栓形成　2

血运重建　49

血脂异常　45

Y

咽鼓管　8

咽旁间隙　168

咽升动脉　7

眼动脉　12

眼段　15

氧化酶活性　6

氧自由基　6

药物耐受性　41

药物涂层球囊血管成形术　72

乙酰胆碱　5

异常发作的麻木　1

翼管　7

硬脑膜动静脉瘘　11

永存镫骨动脉　20

永存三叉动脉　19

永存听动脉　19

永久性视觉损失　151

远端保护装置　68

Z

再灌注损伤　79

真性动脉瘤　119

枕动脉　7

症状性颈动脉狭窄　65

肿瘤颈部淋巴结清扫术　120

蛛网膜下隙出血　139

主动脉瓣反流　159

主动脉弓　7

椎动脉　78

椎前筋膜　5

紫杉醇　69

自发性颈动脉夹层　108

自膨胀式支架　93

其他

Willis 环　1